차라투스트라는 이렇게 아팠다

차라투스트라는 이렇게 아팠다

초판 1쇄	2023년 9월 22일		
지은이	이찬휘·허두영·강지희		
출판책임	박성규	펴낸이	이정원
편집주간	선우미정	펴낸곳	도서출판 들녘
기획이사	이지윤	등록일자	1987년 12월 12일
디자인진행	하민우	등록번호	10-156
편집	이동하·이수연·김혜민	주소	경기도 파주시 회동길 198
디자인	고유단	전화	031-955-7374 (대표)
마케팅	전병우		031-955-7381 (편집)
경영지원	김은주·나수정	팩스	031-955-7393
제작관리	구법모	이메일	dulnyouk@dulnyouk.co.kr
물류관리	엄철용		
ISBN	979-11-5925-810-7 (03510)		

* 이 책은 관훈클럽정신영기금의 도움을 받아 저술·출판되었습니다.

* 값은 뒤표지에 있습니다. 파본은 구입하신 곳에서 바꿔드립니다.

차라투스트라는 이렇게 아팠다

위인들의 질환은 세계를 어떻게 바꾸었나

이찬휘·허두영·강지희 지음

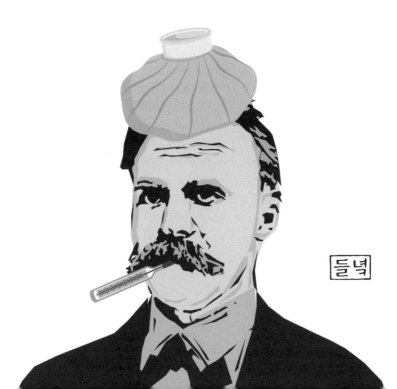

들녘

일러두기

1. 단행본은 겹낫표((『 』)로, 시와 단편소설, 단행본 안에 수록된 글은 홑낫표(「 」)로, 영화, 그림, 오페라, 악곡, 노래, 신문은 홑꺽쇠표(〈 〉)로 표기했다.
2. 본문에 등장하는 인물들의 사인(死因)으로 밝혀졌거나 그들에게 고통을 안겨준 질병이 겹치는 경우에도 이를 반복하여 실었다.
3. 병명은 한글, 영어, 한자 순으로 표기했다.
4. 각 챕터에 등장하는 인물은 최근 사망한 순서대로 실었다. 1장(울었다)에서는 질병 때문에 억울하게 죽었다는 느낌이 강한 사람들을, 2장(이겼다)에서는 질병을 극복하거나 질병에도 성과를 낸 사람들을, 3장(떠났다)에서는 죽는 모습이나 죽음에 대한 태도가 특별했던 사람들을 소개했다.
5. 등장 인물에 대한 추가 사진 자료를 확인하고 싶은 독자는 네이버 블로그 〈생로사〉(https://blog.naver.com/medup0125/223175864635)를 방문해보면 좋을 것이다. 관련 자료는 계속 업데이트 될 예정이다.

6. 각 인물 사진은 위키미디어 퍼블릭 도메인을 사용했다.

어디가 아픈지 알면
어떤 사람인지 알 수 있다
(Tell me what you suffer from and I tell you what you are)

태어나서 늙고 병들고 죽는 생로병사(生老病死)는 사람이 반드시 겪게 되는, 불교에서 말하는 네 가지 고통이다. 어차피 겪을 수밖에 없지만 노력하면 피할 수 있는 고통이 있다. '병'(病)이다. 태어나는 것과, 늙는 것과, 죽는 것은 절대 피할 수 없지만, 병드는 것은 사람마다 다르다. 정말 많이 다르다. 어떤 사람은 태어날 때부터 골골대지만, 또 어떤 사람은 평생 건강을 만끽한다. 어떻게 하면 생로병사에서 '병'을 뺀 '생로사'의 삶을 즐길 수 있을까? 완전히 뺄 수 없다면, 작게 줄인 '생로병사'는 가능하지 않을까?

건강에 관심이 부쩍 늘어난 건 좋은 일이다. 자신이나 가족이 앓거나 앓을 것 같은 병을 알아두는 건 정말 바람직한 일이다. 하지만 병에만 집중하다 보니 병이 너무 커져버렸다. 포털사이트나 유튜브엔 병에 관한 온갖 콘텐츠가 넘쳐난다. 온갖 좋다는 영양 레시피와 운동처방을 비롯해서 별스러운 건강기능식품과 건강용품이 '좋아요'와 '구독'을 강요한다. 아뿔싸! 늘어난 건 건강에 대한 관심이 아니라 병에 대한 불안이다. 병을 줄이려다

외려 더 커지는 건 아닐까? '생로병사'가 아니라 '생로병사'가 될 것 같다.

병을 알려면 사람부터 봐야 한다. 그 사람의 생로사를 모르는 채, 어찌 병만 알 수 있을까? 포털 사이트와 유튜브엔 온통 사람 없는 병만 '상품'처럼 전시되어 있다. 무얼 팔고 싶은 걸까? 요란한 '병팔이'(병을 팔아 돈을 버는 돌팔이)들의 호들갑에 뭔가를 사지 않으면 건강에서 밀려날까 불안하고 불편해진다. 바로 그 '편하지 않은 상태'가 곧 '질병'(dis-ease)이다. 병에 대한 온갖 불안이 '혹시나' 하는 순박한 사람들의 걱정을 갉아먹으며 '병균'처럼 증식하고 있다. '환자중심'(Patient-centered)이라는데, 환자는 보이지 않고 병만 보인다. '질병 중심'(Disease-centered)을 걱정해야 할 판이다. '아는 게 병'이다. 차라리 '모르는 게 약'일 것이다.

병원의 '3분 진료'는 그야말로 병만 볼 수밖에 없는 구조다. 의사가 어찌 3분만에 환자의 삶(생로사)을 파악할 수 있으랴. 의사의 '3분 진료'를 탓하기보다, 더 짧은 나의 자가진료를 꾸짖어야 할 것이다. 내가 왜 이 병에 걸렸을까? 이 아픔은 어디서 오는 걸까? 어떻게 피할 수 있을까, 피하는 게 과연 옳을까? 어떻게 하면 이 아픔을 두 번 다시 겪지 않을 수 있을까? 내가 앓는 병과 내가 먹는 약으로, 나의 생로병사를 성찰해야 한다. 나를 알아가는 굉장히 중요한 방법이다. 알지 못하면 앓게 될 것이다.

'동병상련'(同病相憐. Misery loves company)이라 했다. '같은 병을 앓는 사람'(Patient Like Me)끼리 서로 불쌍히 여긴다는 뜻이다. 누가 이 아픔을 알아줄까? 아무리 아파도 잠시나마 그에게서 위안을 받고, 그 아픔에서 벗어나는 방법을 찾을 수 있지 않을까? 내가 먼저, 다른 사람의 아픔을 알고 공감하고 또 달래줄 수 있어야 한다. 그들은 얼마나 아팠을까? 왜 그렇게 아팠을까? 그 고통을 어떻게 받아들였을까? 또 어떻게 굴복하거나, 어떻게 극복했을까? 그 생로병사를 들으면서 나의 해결방법을 찾을 수 있지 않을까?

세계사의 위인들이 앓은 질환에 돋보기를 갖다 대고 그들의 생로병사를 들여다보자. 위인전은 거의 대부분 위인들의 남다른 재능과 끈질긴 노력과 위대한 성취를 그리고 있다. 그들이 앓은 질환과 묻힌 죽음은 낡고 찢어진 뒷페이지에 숨어 좀처럼 보이지 않는다. 본인의 자서전과 주치의의 기록과 당시의 주변 자료를 헤집고, 현대 의학자들이 파헤친 최신 논문까지 훑어야 한다. 정말 신기하게도 위인의 위대한 성취는 거의 대부분 그가 앓은 질환의 원인이거나 결과다. 그래서 '차라투스트라는 이렇게 아팠다'(고 결론을 내릴 수 있었다.)

'병'은 '사'로 가는 '노'의 과정이다. 폴 세잔이 그린 사과는 왜 쓸쓸한 단맛이 날까? 슈베르트의 '겨울나그네'는 왜 그리 침울할까? 메리 셸리는 왜 그렇게 섬뜩한 '프랑켄슈타인'을 낳았을까? 이중섭의 '황소'는 왜 그리 섦게 말라갈까? 마크 트웨인은 왜 그리도 성격이 까칠했을까? 아돌프 히틀러는 왜 애완견까지 죽였을까? 에바 페론은 왜 아르헨티나에게 울지 말라고 했을까? 존 내시는 조현병과 벌인 '게임'에서 어떻게 이겼을까? 스티브 잡스는 왜 '어리석게'(Stay Foolish) '굶주려'(Stay Hungery) 죽었을까? 저마다 앓은 질환의 원인이거나 결과로 보인다.

'병'은 '사'를 성찰하게 해준다. '어떻게 죽을 것인가?'(How to die)다. 버지니아 울프는 결국 강물 깊숙이 보이지 않는 '자기만의 방'으로 들어갔다. 지그문트 프로이트는 담배를 물고 죽는 장면을 연출했다. 바뤼흐 스피노자는 자신의 죽음마저 명쾌한 기하학적 논리로 증명했다. 루트비히 비트겐슈타인은 죽음을 정면으로 마주하고 싶어 했다. 샤를 보들레르는 구더기더러 자신의 삶을 증언해 달라고 당부했다. 엘리자베스 테일러는 도도한 자신을 각인하는 즐거운 장례식을 기획했다. 찰스 린드버그는 저승으로 날아가는 홀가분한 단독 비행을 준비했다. 표도르 도스토옙스키는 '마지막 5분'을 어떻게 쓸 것인지 항상 생각했다. 어떻게 하면 가장 나답게 앓고, 가장 나답게 죽을 수 있을까?

'차라투스트라는 이렇게 말했다'. "신은 죽었다"(Gott ist tot). 인간이 스스로 삶의 주체로 살지 못하게 가로막는, 낡은 관념으로서의 신은 죽었다는 것이다. 그렇다면 현대의학도 죽었다. 인간이 스스로 건강의 주체로 살도록 이끌지 못하는 현대의학은 의미 없는 연명의료처럼 환자의 숨만 조금 더 오래 붙여줄 뿐이다. 고장 난 컴퓨터나 부서진 자동차를 고치듯, 지극히 환원주의적인 진단과 처방에 골몰하는 현대의학은 환자가 자신의 병을 성찰할 기회마저 빼앗아버린다. 약 몇 알과 주사 한 방으로 어떤 병이든 낫게 해줄 것 같은 병원은, 기도하는 척하고 헌금만 내면 어떤 죄라도 용서해줄 것 같은 교회와 뭐가 다른가? '신은 죽었다'던 차라투스트라가 '현대의학도 죽었다'고 진단할 참이다.

죄가 죄인의 것이라면, 병은 환자의 것이다. 교회가 죄인을 진정한 회개로 인도하듯, 병원도 환자를 건강한 성찰로 이끌 수 있어야 한다. 죄인이 죄를 고백하듯, 환자도 질환에 승복할 수 있어야 한다. 유방암을 앓은 잉그리드 버그만은 '승복하는 것도 삶의 일부'(Submission is part of life)라고 했다. 알지도 못한 채 받아들이는 건 '승복'이 아니라 '항복'이다. 나의 질병(Disease)과 그들의 질환(Illness)에 대해 알아야 한다. 그래서 '차라투스트라는 이렇게 아팠다'와 '차라투스트라는 이렇게 아프다'가 필요하다.

'먹는 음식을 알면 어떤 사람인지 알 수 있다'(Tell me what you eat and I tell you what you are)고 했다. 바꿔 말하면 '음식은 곧 나'(I am what I eat)다. 그렇다면 '어디가 아픈지 알면 어떤 사람인지 알 수 있다'(Tell me what you suffer from and I tell you what you are)도 성립한다. '고통이 곧 나'(I am what I suffer from)다. 생로병사에서 아무리 피하고 싶은 '병'도, 결국 내가 누려야 할 나의 삶이다.

프리드리히 니체만큼 차원이 다른 질병의 고통을 '즐긴' 위인은 없을 것이다. 건강은 의학적 치료와 함께 철학적 치유로 얻는 행복이라 생각했기 때문이다. 지독한 근시에 소화장애와 편두통과 신경매독과 뇌종양, 늘그막엔 정신질환으로 평생 고통에 시달린 니체는 인간을 아예 '앓는 동

그래서 차라투스트라는 이렇게 아팠다

물'(Man is the sick animal)로 정의했다. '나를 죽일 수 없는 고통은 나를 강하게 만든다'(Whatever does not kill me makes me stronger)고 했던가! 그렇게도 아팠던 차라투스트라는 이렇게 말했다. "아모르 파티"(Amor Fati. 운명을 사랑하라!).

2023년 가을 초입
이찬휘, 허두영

차 례

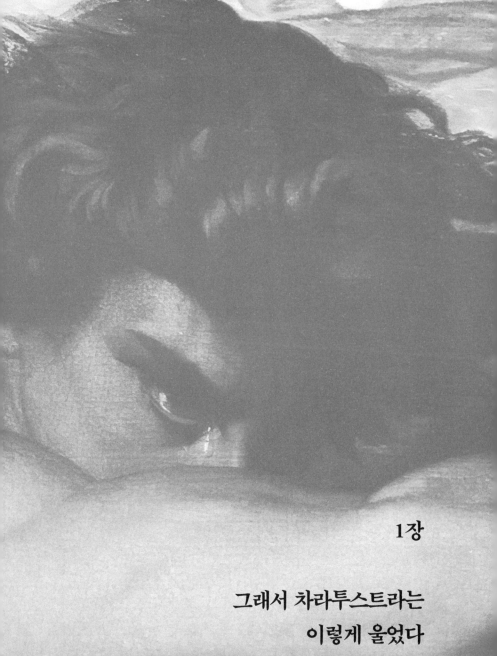

1장

그래서 차라투스트라는
이렇게 울었다

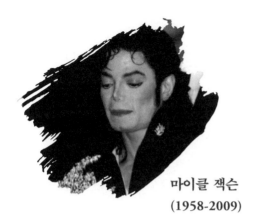

얼굴이 하얘질수록
가슴이 문드러진
마이클 잭슨

마이클 잭슨
(1958-2009)

실패한 딴따라였던 잡일꾼은 소아마비로 다리를 저는 가정부와 결혼해서 아홉 남매를 낳았다. 마이클 잭슨의 아버지와 어머니다. 도무지 가난에서 헤어나질 못하자, 아버지는 돈을 벌 요량으로 음악에 재능 있는 아들들을 앞세웠다. 열 살이 갓 넘은 큰 아들부터 다섯을 골라 보이밴드 '잭슨 파이브'(Jackson Five)를 꾸린 것이다. 일곱째인 마이클은 다섯 살에 활동을 시작했다.

아버지는 아들들을 서커스단의 짐승처럼 조련했다. 매일 5시간 넘게 훈련시키면서 욕하고 차고 때리고 밀치고 채찍질했다. 재능이 많은 마이클은 형들이 맞은 것을 다 합친 것보다 더 많이 맞았다. 리드싱어였기 때문이다. 마이클이 활동한 8년 남짓한 기간 동안 확인된 공연만 500번이 넘는다. 10대 안팎의 아이들은 스트립댄서가 춤추는 야릇한 성인클럽에서도 노래를 불러야 했다.

코가 두툼하게 퍼졌다고 아버지는 '왕코'(Big Nose)라고 빈정댔다. 공연하다 부러진 코뼈를 세우기 위해 수술도 했지만, 마이클은 평생 코에 대한 콤플렉스에 시달렸다. 괴물 가면을 쓴 아버지는 밤중에 창 밖에서 괴성을 지르며 방으로 '침입'했다. 잘 때 창문을 열어놓지 말라는 장난이지만, 어린 아들은 침실에서 괴물에게 납치되는 악몽에 시달렸다. 아버지는 그야말로 '스릴러'(Thriller)였다.

그래서 차라투스트라는 이렇게 울었다

아버지의 학대와 주변의 멸시는 평생 지울 수 없는 상처로 남았다. 마이클이 서른일곱 살에 흐느끼는 듯한 목소리로 부른 '어린 시절'(Childhood)을 들어보자. '날 판단하기 전에 날 사랑하도록 노력해 봐요. 내가 겪었던 고통스러운 어린 시절, 내 어린 시절을 본 적이 있나요?'(Before you judge me / Try hard to love me. / The Painful youth I've had / Have you seen my childhood?)

나이 스물이 넘자 아버지의 횡포는 전혀 다른 방향에서 시작됐다. 살갗에 허연 얼룩이 번지는 백반증(白斑症)이다. 아버지 쪽에서 유전된 것으로 보이는 자가면역질환이다. 햇빛이 증상을 악화시키기 때문에 선글라스를 쓰고, 장갑을 끼고, 중절모도 쓰고, 양산으로 가렸다. 공연할 때 드러내는 얼굴은 어쩔 수 없이 하얀 메이크업으로 얼룩덜룩한 반점들을 덮었다.

점점 하얘지는 얼굴을 보고 또 다른 '스릴러'들이 좀비처럼 달려들었다. 마이클이 성형수술로 살갗을 희게 만들었다는 것이다. 백인이 되고 싶어 온몸을 표백하고 박피까지 하고 있단다. 늙지 않기 위해 숨어서 신비한 산소를 마시고, 어린이들을 꾀어 몰래 성추행 했단다. 얼굴이 하얘질수록 가슴은 시커멓게 타 들었을 것이다. '검든 희든'(Black or White)을 그렇게 외쳤는데도 말이다.

'팝의 황제'는 계속 부인했다. '빌리 진은 내 연인이 아냐'(Billie Jean is not my lover), '내가 바로 그 사람이라고 말하지만, 그 아이는 내 아들이 아니야'(She says I am the one, but the kid is not my son).

학대와 누명에 지칠 대로 지친 마이클은 끝내 약물에 젖어 들었다. 프로포폴과 벤조디아제핀 중독이다. 둘 다 마약 성분은 없지만, 주치의가 잘못 처방하는 바람에 2009년 6월 약물 과다 복용으로 인한 심장마비로 이승의 무대를 떠났다. 향년 50세.

어릴 때 뒷골목 패싸움에 휘말리기 싫어했던 마이클은 '그냥 떠났다'. 문워크(Moonwalk)로 뒷걸음치며 그냥 떠났다. 앞으로 가는 것처럼 보이는 뒷걸음으로, 삶의 무대도 그냥 떠나버렸다. '빗잇'(Beat It)이다. '누가 옳고

틀린지 따윈 별로 중요하지 않아 / 그냥 떠나, 그냥 떠나, 그냥 떠나, 그냥 떠나'(It doesn't matter who's wrong or right / Just beat it, just beat it, just beat it, just beat it).

[백반증] Vitiligo. 白斑症

색소세포가 망가져 살갗에 흰 반점이 나타나면서 점점 커지는 질환이다. 손발, 무릎, 팔꿈치처럼 뼈가 튀어나온 부위와 눈이나 입 같은 구멍 주위에 잘 생긴다. 가려움 같은 증상은 없지만 미용상의 이유로 속을 썩힌다. 정확한 원인은 밝혀지지 않았지만, 유전적인 요인의 자가면역 때문인 것으로 보인다. 회복되는 경우는 거의 없고, 망막 색소 이상, 갑상선 기능저하증, 원형 탈모증 같은 질환이 따라올 수 있다.

그래서 차라투스트라는 이렇게 울었다

두려움을 이기려
바람을 따라간
장국영

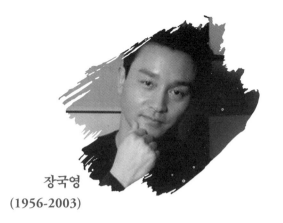

장국영
(1956-2003)

고소공포증 환자가 가장 높은 곳에 올라가 떨어져 죽었다. 2003년 만우절 저녁, 정체를 알 수 없는 이상한 전염병(SARS)이 들끓던 흉흉한 홍콩에서 세계적인 톱스타 장국영(張國榮)이 만다린오리엔탈 호텔에서 투신자살했다. 25층짜리 건물의 24층에서 뛰어내린 것이다. 향년 46세. 언론은 우울증이 원인일 것이라고 추정했다.

처음엔 만우절 장난 치곤 좀 심하다고 여겼다. 사망 소식을 확인하자 다들 경악했다. 하루 만에 홍콩에서 그의 팬 9명이 투신해서 6명이 죽었다. 좋아하는 유명한 사람의 죽음에 충격을 받아 감정적으로 동조해서 자살을 모방하는 '베르테르 효과'다. 이전에 장국영은 '죽고 싶으면 뛰어내리는 게 가장 빠른 방법'이라며 자살을 암시했고, 넉 달 전에도 자살을 시도했었다.

그는 고소공포증이 심했다. 영화를 찍거나 알리려고 세계 각국을 두루 다닐 때 비행기 타는 것을 두려워했다. 자살 전에 통화할 만큼 친했던 동료 매염방(梅艶芳)은 그를 편안하게 재우기 위해 스스로 비행기 바닥에서 자고, 어둠을 두려워하는 매염방을 위해 그는 호텔에서 바로 옆 방을 잡아 그녀를 안심시켜주곤 했다.

비행기 정도는 약과다. 불과 2~3층 높이의 건물 옥상이나 바닷가 바위에서 촬영하는 것도 힘들어 했다. 끈적한 홍콩의 도심에서 도망-추격 장면을 촬영할 때는 다닥다닥 붙어 있는 낡은 지붕 위를 초인적인 의지로 정말 죽자사자 달리기도 했다. 그런 고소공포증 환자가 굳이 왜 가장 높은 곳을 찾아 올라가 뛰어내리는 극단적인 방법을 택했을까?

'세상 모든 건 다 변해도 내 얼굴은 변하지 않을 것'이라고 농담할 만큼 잘 생긴 동안(童顏)을 시기했을까? 그는 양성애자로 놀림 받았다. "어떤 사람이 나를 좋아하고 나도 그를 좋아한다면, 그 사람이 남자인지 여자인지는 중요하지 않다. 만일 남녀 모두 OK라면, 기회는 두 배가 되는데 뭐가 안 좋다는 건가?" 그는 자유분방한 발언과 행동이 낳은 뜻밖의 구설수로 괴로워했다.

톱스타 배우들이 그랬듯이, 장국영도 자신의 영화를 만들고 싶어 했다. 투자자의 비리로 300억 원이 날아가고 수십 명이 구속되면서, 2002년 해맑던 장국영 '감독'은 우울증이 심해졌다. "난 잘못한 게 없는데, 세상은 왜 이럴까?" 우울증에 이끌려 올라갔을까, 우울증을 이기러 올라갔을까? 고소공포증이 심한 그를 24층까지 올라가게 만든 절망은 얼마나 무거웠을까?

그는 바람을 무척 좋아했다. 영화 〈종횡사해〉(縱橫四海)에서 '풍계속취'(風繼續吹. 바람이 자꾸 부는데)를 불러 스타가 됐고, 고별콘서트에서 '풍재기시'(風再起時. 바람이 다시 불면)로 은퇴를 발표했다. 작업하던 〈일절수풍〉(一切隨風. 모두 바람을 따라)은 유작으로 남았다. 팬들은 그를 기리기 위해 '수풍불서'(隨風不逝. 바람은 사라지지 않는다)라는 전시회를 열었다. 높은 곳은 바람이 심한 법이다.

영화 〈아비정전〉(阿飛正傳)에서 주인공 아비(阿飛)의 삶은 계속 외롭고 사랑은 자꾸 어긋난다. 장국영은 평소에 아비가 '자신과 가장 닮은 배역'이라고 말하곤 했다. 아비가 독백처럼 속삭였다. "발 없는 새가 있지. 날아가다가 지치면 바람 속에서 쉰대. 평생 딱 한 번 땅에 내려앉을 때가 있는데 그건 죽을 때지."

[고소공포증] Acrophobia. 高所恐怖症

높은 곳에 가면 굉장히 심한 불안과 공포로 떨다가 극심해지면 공황발작까지 일으키는 특정공포증이다. 높은 곳에 가거나 갈 것으로 예상할 때, 이해할 수 없을 정도로 지나친 두려움을 보인다. 과도하거나 비합리적인 공포라는 걸 스스로도 잘 인식하고 있다. 유전적인 공포증 소인에 계속되는 스트레스로 두뇌의 편도체가 지나치게 흥분하는 게 원인으로 알려져 있다. 청소년과 청년에 잘 나타나지만, 나이가 들면서 증상이 약화되는 편이다.

장국영

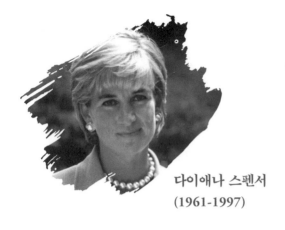

식탁의 인형처럼, 먹지 못한 다이애나 스펜서

다이애나 스펜서
(1961-1997)

왕자와 약혼한 신데렐라는 일주일 만에 폭식증에 걸렸다. 걷잡을 수 없이 많이 먹고 바로 토하기를 반복하는 증상이다. "여기가 좀 통통해 보이지 않나요, 그렇죠?" 결혼 전에 왕자가 신데렐라의 허리에 손을 얹고 통명스레 던진 한마디에 신데렐라는 속에서 뭔가 끓어올랐다. 왕실에 들어간다는 설렘이나 긴장 같은 것이었을까?

나중에 고백했듯이, 신데렐라는 '아무것도 아닌 것으로 쪼그라들었다'. '통통해 보였던' 허리는 웨딩드레스를 맞추는 날 29인치에서 결혼식 날 23.5인치로 줄었다. 다섯 달 만에 5.5인치나 '쪼그라든' 것이다. 결혼 하루 전 날, '매우 심한 폭식증'을 겪은 신데렐라는 정말 가여운 '앵무새처럼 아팠다'.

'결혼식은 상당히 붐볐다'. 신데렐라는 '세 사람이 함께한 결혼'이니 당연하지 않냐고 자조했다. 왕자가 다른 여인과 오랜 불륜을 이어갔기 때문이다. 사랑을 확인하고 싶은 아내의 질문에도, 결혼식 날 '아내를 사랑하겠습니까?' 묻는 주교의 질문에도 왕자의 대답은 겉돌았다. "사랑합니다. 그게 어떤 의미든 간에 말이죠."

왕자는 괜한 걸 트집잡는다며 신데렐라를 몰아 붙였고, 여왕은 아들이 '구제불능'이라며 더 이상 말문을 잇지 않았다. 카메라 앞에 행복한 '쇼윈도 부부'로 찍히기 위해 왕실은 그녀의 말 한 마디와 걸음 한 발짝마다 고집스런 전통을 요구했고, 신데렐라는 그들이 '왕세자비 자리에 어울리는 인형'을 골랐다는 현실을 깨달았다.

공식 만찬이 열릴 때마다 신데렐라는 왕실이 정해준 드레스를 입고 인형처럼 앉아 있다가 남몰래 화장실을 찾아 변기에 고개를 파묻었다. 아무것도 먹지 못하고, 먹어도 바로 게워내는 그녀를 보고 왕자가 질책했다. "요리사들을 생각해서 토하지 마세요." 하지만 신데렐라에게 구토는 잠시나마 왕실의 긴장과 압박을 후련하게 게워내는 해방감을 선사했다.

"정말 도움이 필요해서 울고불고 자해까지 했는데 돌아오는 답은 죄다 원하지 않는 것이라 생각해보세요. 다들 내가 관심 받고 싶어서 양치기소년처럼 거짓말을 한다고 여겼죠. 하지만 빨리 건강해져 아내로, 엄마로, 왕세자비로 역할과 의무를 다하기 위해 난 정말 울부짖고 있었어요." 신데렐라는 왕실을 떠났다.

폭식증에서 벗어나는 데 10년 남짓 걸렸을까? 왕세자비라는 옥죄는 옷을 벗어 버린 신데렐라는 금세 세계적인 명사가 됐다. AIDS 환자를 돕고, 지뢰를 제거하는 봉사활동으로 공감을 얻은 것은 물론 당당한 사랑을 꿈꾸는 아름다운 여인으로 거듭났다. 전세는 역전됐다. '다이애나 왕세자비의 남편 찰스'보다, '찰스 왕세자의 비 다이애나'가 아닌 다이애나 스펜서가 더 유명해졌다.

신데렐라의 아버지 스펜서 백작은 셋째 딸을 낳자 '다이애나'라는 이름을 주었다. 대를 이을 아들이 간절했던 아버지는 로마 신화에 나오는 용맹한 사냥의 여신 '다이애나'(Diana)를 고른 것이다. 현실은 신화와 달랐다. 정말 어처구니 없게도 '사냥의 여신'은 파파라치들이 가장 노리는 '사냥감'이 됐다. 카메라에 쫓기기만 하던 '사냥의 여신'은 1997년 뜻밖의 교통사고로 세상을 떠났다. 향년 36세.

[식이장애] Eating Disorder. 食餌障礙

신경계통 이상으로 음식을 먹고 싶은 욕구가 없거나(식욕부진), 많이 먹고 토하거나(폭식증), 아예 먹지도 못해(거식증) 일상 생활에 상당한 지장을 받는 질환이다. 몸무게가 늘거나 살이 찌는 게 싫어 식사를 줄이거나 굶으면서 가끔 충동적인 폭식과 구토를 반복한다. 사회적인 요인과 심리적인 요인도 크지만, 생물학적인 원인은 뇌에서 렙틴과 관련 조직의 문제로 추정되고 있다. 스스로 부정적으로 평가하고 여러 합병증과 함께 기분장애나 충동조절장애가 따라와 대인관계가 나빠지기도 한다.

그래서 차라투스트라는 이렇게 울었다

블랙잭처럼
의술을 베풀고 싶었던
데즈카 오사무

데즈카 오사무
(1928-1989)

1936년 일본 오사카의 한 소학교에서 키가 작고 약해 보이는 곱슬머리 학생이 '안경쟁이 꼬마'로 놀림 받으며 따돌림 당했다. 지방사투리를 잘못 알아들었기 때문이다. 어느 날 '안경쟁이 꼬마'가 그린 첫 만화 '펑펑 세이쨩'을 본 친구들은 물론 교사들마저 깜짝 놀랐다. '안경쟁이 꼬마'는 금세 학교의 스타가 됐고, 친구들은 다투어 그의 집에 놀러오고 싶어 했다.

5년 뒤 진학한 중학교(고등학교)에서도 비슷한 상황이 이어졌다. 당시 일본은 진주만 공습을 개시하면서 태평양전쟁이 극단으로 치닫던 시기였다. 군국주의로 찌든 교실에서 만화를 그리다 들켜 교관에게 얻어맞고, 3년 뒤엔 몸이 약하다는 이유로 강제수련소로 끌려가 강제노동을 하기도 했다. 하지만 쉬는 시간 틈틈이 숨어서 그린 만화는 친구들에게서 격려를 받았다.

데즈카 오사무[手塚 治]는 서양문물을 일찍 만난 부유한 가정에서 태어났다. 카메라와 영사기에 빠진 아버지, 찰리 채플린의 코메디와 디즈니 애니메이션을 즐기는 어머니 덕에 오사무는 눈으로 보여주는 상상의 세계에 일찌감치 눈을 떴다. 시계가게 아들과 사귀면서 기계, 곤충, 우주에 빠져들었다. 얼마나 벌레를 좋아했으면, 필명으로 이름 뒤에 벌레 '蟲'(충)을 넣은 오사무[治蟲]를 썼을까?

'만화의 신' 오사무는 엄청난 업적을 남겼다. 기획과 작화를 분담하고 영상기법을 도입한 스토리 만화 『신보물섬』(新寶島. 1947), 소녀를 주인공으로 하는 『리본의 기사』(사파이어 왕자. 1953), TV 애니메이션 〈무쇠팔 아톰〉(우주소년 아톰. 1963)은 굵직굵직한 이정표다. 프레임 수를 바꾸는 리미티드 기법, 한 캐릭터가 여러 작품에 등장하는 스타시스템, 문하생에게 작업을 맡기는 어시스턴트 시스템도 그가 처음 시도했다.

의사를 그만두고 만화가의 길을 걷는 것은 좀처럼 쉬운 결정이 아니다. 오사무는 1945년 오사카 의대에 입학했다. 전쟁에 필요한 군의관을 서둘러 양성하기 위해 일본 정부가 문을 넓혔다. 1952년 의사시험에 합격해서 의사가 됐지만, 유별난 어머니는 만화가를 권했다. 당시 〈정글대제〉(밀림의 왕자 레오)와 〈우주소년 아톰〉 제작으로 바빴던 그는 큰 고민 없이 의사의 길을 포기했다.

오사무가 품었던 의사의 꿈은 '블랙잭'에 통쾌하게 반영됐다. 놀라운 수술 실력을 가진 무면허 천재 의사가 부자에게 엄청난 치료비를 받아내면서, 가난한 환자는 한 푼도 받지 않는다. 의사 '로빈후드'인 셈이다. 의사협회는 면허를 따고 정해진 치료비만 받을 것을 권하지만, 블랙잭은 의사협회를 비웃으며 부자나 범죄자들에게 터무니 없는 대가를 부른다. 생명의 소중함을 깨달아라는 메시지다. 아톰이 일본판 슈퍼맨이라면, 블랙잭은 일본판 배트맨이다.

1988년 급격한 복통으로 쓰러진 오사무는 병원에서 위의 3/4을 잘라내는 수술을 받았다. 하지만 이미 경화성 위암 4기로, 암세포가 간과 복막까지 전이된 상태였다. 하지만 오사무에게는 위궤양으로 통보됐다. 당시 의사나 보호자들은 암 환자에게는 그대로 알리지 않았기 때문이다. 하지만 오사무는 병실에서 남긴 유작 '네오 파우스트'에서 한 환자가 위암인 줄 알고 죽는다는 줄거리를 그렸다.

블랙잭이 얼마나 부러웠을까? 괴한에게 습격 당한 블랙잭은 본인의 상처도 스스로 수술했지만, 말기 암으로 드러누운 오사무는 아무것도 할 수가 없다. 블랙잭은 스스로 메스와 바늘을 쥐었지만, 오사무는 연필과 종이 조차 부탁해야 했다. 1989년 2월 그의 병실에서 연필과 종이가 사라졌다. 향년 60세. 그 전까지 오사무는 가족과 친구와 간호사에게 계속계속 부탁 했다. "제발, 연필 좀 줘".

[위암] Stomach Cancer. 胃癌

위장의 점막에 생긴 악성 종양이 점막을 뚫고 자라는 질환이다. 입맛이 없어지고 윗배가 불편하고 소화불량과 함께 구토를 자주 느낀다. 헬리코박터균에 감염되거나, 짜고 신선하지 않은 음식을 조심해야 한다. 점막을 지나 림프절을 타거나 위벽을 뚫고 다른 조직으로 빠르게 전이될 수 있다.

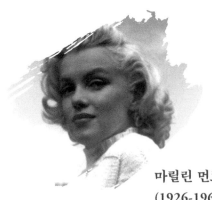

'내가 아닌 모습으로
사랑받은'
마릴린 먼로

마릴린 먼로
(1926-1962)

　1962년 8월 5일 아침, 출동한 경찰은 침대에서 한 손에 전화기를 쥐고 벌거벗은 채 엎드린 상태로 숨진 그녀를 발견했다. 현장에는 수면제 약통들이 널브러져 있었다. 혈액검사 결과, 클로랄하이드레이트와 펜토바르비탈 성분이 나왔다. 당시엔 진통제와 수면제로 썼지만, 지금은 안락사용으로 쓰는 위험한 약물이다. 사인은 약물 과다복용. 향년 36세.

　마릴린 먼로는 정신장애가 있는 어머니와 누군지도 모르는 아버지 사이에서 태어났다. 고아원과 의붓가정을 오가며 성적으로 학대 받고 겁에 질려 발작을 일으키기도 했다. 요염한 백치미를 강요하는 할리우드에 시달려 약물에 빠져들었고, 남편의 폭행에 질려 수면장애까지 생겼다. 한 남자를 사랑하고 싶었지만 세 번이나 이혼했고, 아기를 갖고 싶었지만 유산만 되풀이했다.

　스스로 누구인지 모르고 보호해줄 가족도 없는 금발 소녀는 자신의 역할이 무엇인지 몰랐다. 끔찍한 고아원에 돌아가기 싫어 동네 오빠와 열여섯 살에 결혼했고, 생계를 유지하기 위해 핀업(Pin-up) 걸이나 누드모델로 카메라 앞에 섰다. 감독이 시키는 대로 아리땁게 화장하고 선정적인 옷을 입고 요염하게 걸었다. 천부적인 재능과 굶주렸던 열정은 그녀를 금세 스타로 띄워 올렸다.

　배역은 거의 항상 비서나 모델, 아니면 코러스걸이었다. 카메라는 '모래

시계 몸매'의 곡선 실루엣이 잘 드러나도록, 엉덩이를 흔들며 걷는 '먼로 걸음'(Monroe Walk)과 펄럭이는 치마를 다급하게 부여잡는 '지하철 환풍구 장면'(Subway Grate Scene)을 찍어냈다. 〈신사는 금발을 좋아해〉 〈7년만의 외출〉 〈뜨거운 것이 좋아〉 같은 영화들이 잇달아 성공하면서 그녀는 '백치미'를 지닌 섹시 심벌로 선명하게 각인됐다.

사실, '멍청한 금발 미인'(Dumb Blonde)은 매우 똑똑했다. 대중이 원하는 모습을 정확하게 알고, 그 자리에 맞게 행동하는 법을 계산했으며 감쪽같은 백치미를 연기했을 정도다. 사교 모임에서 당시 지성인과 두루 교류하는 한편, 무시당하는 여성과 흑인의 권리는 물론 동물보호에도 두루 관심을 가질 정도로 선하고 진보적인 면모를 보였다.

남성의 시선을 위한 야릇한 연기만 요구하는 할리우드에 '멍청한 금발 미인'은 분노했다. 법적 소송을 몇 번이나 겪고 나서 1954년 아예 독립 영화제작사 MMP(Marilyn Monroe Productions)를 차렸다. 스물여덟 살 때다. 여성 배우가 처음으로 영화제작에 진출한 것이다. 진지한 배역을 소화하기 위해 연기 아카데미에 다니며, 배역에 몰입하는 메소드 연기(Method Acting)를 배우기도 했다.

'멍청한 금발'은 세 번째 결혼 상대로 자신을 이해해주는 최고의 지성을 선택했다. 〈세일즈맨의 죽음〉으로 유명한 작가 아서 밀러와의 결혼을 두고 언론은 '최고의 지성과 최고의 육체의 만남'이라고 써 댔다. 하지만 자녀를 원하는 '최고의 지성'과 고루한 여성관에 절망한 '최고의 육체'는 마지막으로 찍은 영화제목처럼 '어울리지 않는 사람들'이 됐다.

추락하는 새는 날개가 없을까? 가장 혐오하는 배역을 강요 받으면서 무대공포증이 커지고, 케네디 대통령을 비롯한 여러 유명인사와 엮인 스캔들에 시달렸다. 우울증과 수면장애로 알코올 중독과 약물 중독의 늪으로 급격하게 빨려 든 '멍청한 금발'이 몽롱한 목소리로 속삭였다.

"사람들은 나를 보는 게 아니라 나를 통해 자신들의 음란한 생각을 본다. 나를 사랑한다고 하지만 내가 아닌 누군가를 사랑하면서 나를 멋대로 지어낸다. 그러고는 자기들의 환상이 깨지면 내 탓으로 돌린다. 내가 자기들을 속였다는 것이다."

[인격장애] Personality Disorder. 人格障礙

인격이 지나치게 한 쪽으로 치우친 상태로 굳어져 사회나 직장에 적응하지 못하는 기간이 길어지면서 일상 생활에 상당한 지장을 받는 질환이다. 이상하고 별나거나, 지나치게 변덕스럽거나, 불안하고 겁이 많은 증상으로 나타난다. 여러 원인 가운데 유전적인 요인과 어릴 때 학대나 무시를 당한 경험이 알려져 있다. 자신을 믿어주는 보호자가 사라지거나(사별, 이혼) 안정적인 생활이 깨지는(퇴사) 경우 더 심해진다.

난소암 때문에
노벨상에 초대받지
못한 로절린드

로절린드 프랭클린
(1922-1958)

"증명하세요"(Prove it). 똘망똘망한 꼬마 소녀는 뭔가를 가르쳐주면, 항상 왜 그런지 증명을 요구했다. 어릴 때부터 수학과 과학을 좋아한 소녀는 논리적이거나 정확하지 않은 것은 잘 참지 못했다. 영어는 물론 프랑스어, 이탈리아어, 독일어까지 능통하고, 편지 쓰기와 스포츠도 상당히 즐겼다. 음악은 증명이 어려웠을까? 노래엔 젬병이었다. 열심히 노력해도 간신히 가락을 맞출 정도였다.

과학자를 꿈꾸는 딸이 케임브리지 대학에 합격했지만, 아버지는 선뜻 학비 대기를 주저했고, 졸업한 뒤에도 전쟁을 위한 연구를 하는 걸 썩 내키지 않아 했다. 전문직 여성도 대학이나 연구소에서도 식사나 모임을 남성과 따로 할 만큼 차별이 심했기 때문이다. 로절린드 프랭클린은 그런 차별에 별로 신경 쓰지 않고 자신의 연구만 들여다보았다. 실력만 '증명'하면 되지 않는가!

로절린드는 '재투성이 아가씨'의 길을 갔다. 주변 시선에 아랑곳 않고 거뭇거뭇한 석탄 가득한 '아궁이'(연구실)만 들여다본 것이다. 2차 대전이 길어지자 여성과학자는 군수 관련 작업에 동원되거나, 전쟁에 필요한 연구를 수행해야 했다. 로절린드는 석탄(coal) 연구를 선택했다. 석탄의 미세 구조에 따라 어떤 용매에 잘 스며드는지, 얼마나 잘 타는지, 어떤 재가 남는지를 밝히는 연구다.

사진만큼 확실한 '증명'도 없다. X선 회절장치로 집요하게 사진을 찍어대는 '재투성이 아가씨' 앞에서 석탄은 금세 정체를 드러냈다. 석탄은 분자 차원에서 미세한 구멍을 갖고 있으며, 가열하면 탄소 함량에 따라 구멍의 크기가 달라진다. 탄소의 조성, 밀도, 구조에 따라 여러 종류로 분류된 석탄은 품질별로 다양한 용도로 활용할 수 있게 됐다.

전쟁이 끝나자 로절린드의 X선 촬영실력을 탐낸 킹스칼리지에서 DNA 촬영을 제안했다. 1952년 로절린드가 51번째 찍은 사진은 X선이 DNA 섬유에서 산란되는 3차원 구조를 뚜렷하게 암시했다. 동료 모리스 윌킨스는 로절린드 몰래 사진을 제임스 왓슨과 프랜시스 크릭에게 보여줬고, 영감을 얻은 왓슨과 크릭은 이듬해 그 유명한 논문 '핵산의 분자구조: 디옥시리보핵산의 구조'를 발표했다.

왓슨과 크릭과 모리스는 DNA의 구조를 밝힌 공로로 1962년 노벨 생리의학상을 받았다. 그들은 로절린드가 찍은 51번 사진에 대해 언급하지 않았다. 주변 사람들이 데이터가 일치한다고 의심하자, 킹스칼리지 차원에서 정보를 얻었다고 '외교적으로' 인정했을 뿐이다. 심지어는 로절린드를 비꼬는 발언까지 내뱉기도 했다. 하지만 '이미' 로절린드는 항의한 적이 없다.

1956년 미국 출장 길에 오른 로절린드는 치마 지퍼를 올리기 불편했다. 아랫배가 불룩 나왔기 때문이다. 주치의가 물었다. "임신 안 했어요?" 그녀가 톡 쏘아붙였다. "임신했으면 좋겠어요?" 수술을 받은 결과 큼지막한 종양이 2개나 나왔다. 난소암이다. '증명'하고 싶어 찍어 댔던 그 많은 X선이 범인이었을 것이다. 평생 '재투성이'처럼 그들에 가리웠던 로절린드는 2년 뒤 한 줌의 재로 돌아갔다. 향년 37세.

'재투성이 아가씨'는 '궁전'에서 열리는 '잔치'(노벨상)에 초대받지 못했다. 죽은 사람은 초청하지 않기 때문이다. '왕자'들은 자기들끼리 키득거렸다. 어쩌면 로절린드는 '그들만의 잔치'에서 '신데렐라'가 되고 싶은 생각이 전혀 없었을 것이다. "나는 저 세상을 믿지 말아야 이 세상이 완벽하게 가능하다고 믿는다"(I maintain that faith in this world is perfectly possible without faith in another world).

[난소암] Ovarian Cancer. 卵巢癌

난소에 악성 종양이 생겨 퍼져나가는 질환이다. 월경이 불규칙하고, 배에 딱딱한 것이 만져지면서 속이 더부룩하고 배가 아프다. 아기를 낳거나 젖을 먹인 경험이 적은 여성, 초경이 이르거나 폐경이 늦어 생리를 오래 한 여성, 특정 유전자를 가진 여성은 특히 조심해야 한다. 유방암과 연관성이 높다. 복막과 림프절에 전이되기 쉬워 복수가 차고 헛배가 부르게 되면서 온몸으로 퍼져 나간다.

로절린드 프랭클린

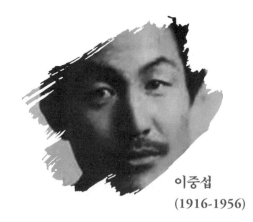

거식증으로
'황소'와 함께
점점 말라간 이중섭

이중섭
(1916-1956)

초라한 방 한쪽 벽에 글과 그림이 뒤섞인 종이들이 더덕더덕 붙어있다. 마릴린 먼로가 나온 영화 〈돌아오지 않는 강〉(River of No Return) 포스터를 실은 흑백 신문광고가 한눈에 띈다. 눈에 잘 띄라고 일부러 굵은 색깔로 테두리까지 둘러놓았다. 그 아래, 아내가 보낸 편지가 여러 장 붙어있다. 몇 장은 뜯어보지도 않았다. 강마른 화가는 무슨 말을 하고 싶었을까?

1955년 말부터 서울 정릉 친구 집에 얹혀 살던 화가는 영화 제목을 빌린 그림 네 점을 그렸다. 화가가 남긴 마지막 작품이다. 저 멀리 광주리를 이고 다가오는 여인은 전쟁으로 헤어진 어머니일까, 만날 수 없는 일본의 아내일까? 검은 네모 창 안에서 턱을 괴고 하염없이 기다리던 소년은 어느새 얼굴이 지워져버렸다. '돌아오지 않는 강'을 건너버린 걸까?

화가 부부는 한국과 일본을 가르는 근대사의 격랑을 몇 번이나 건넜다. 일본에서 유학하다가 잠시 귀국한 뒤 돌아오지 못하는 이중섭을 만나기 위해 야마모토 마사코[山本方子]는 전쟁이 막바지로 치닫던 1945년 연락선을 타고 미군의 포탄이 쏟아지는 대한해협을 한사코 건넜다. 한 달 뒤 결혼하면서 남편은 아내에게 '이남덕'(李南德) 이라는 이름을 지어주었다. '남쪽에서 온 덕이 있는 여인'이다.

'아고리'(이중섭의 애칭)와 '발가락군'(이남덕의 애칭)의 알콩달콩한 생활은 너무 짧았다. 한국전쟁이 터지자 부부는 원산에서 배를 타고 피란길에 올라 부산과 제주를 떠돌았다. 그림으로 먹고살 수 없는 뜨내기 생활로 아내는 폐결핵에, 두 아들은 영양실조에 걸렸다. 화가는 생활고와 일본인에 대한 편견 때문에 1952년 장인의 죽음을 계기로 아내와 아들을 '잠시' 일본으로 보냈다.

교활한 사기가 아내를 좇아가고, 징그러운 가난이 화가에게 눌어붙었다. 화가의 후배 마영일이 사기를 치는 바람에 아내는 일본에서 더 궁핍해졌다. 화가는 가족을 만나기 위해 막노동과 교사로 일하며 틈나는 대로 그림을 그렸다. 첫 전시회를 열어 작품을 제법 팔았지만, 정작 돈을 제대로 받지 못했다. 가난과 사기가 들끓던 시절이다. '황소'처럼 버티던 화가가 점점 의기소침해졌다.

'돌아오지 않는 강' 앞에 선 걸까? 궁지에 몰린 화가는 밥을 먹질 못했다. 물만 마셔도 토했다. 한때 '타잔'처럼 건장했던 그의 몸에 영양실조에 거식증(拒食症)까지 두껍게 두껍게 칠해졌다. 친구에게 끌려간 청량리 정신병원에서 황달과 간염까지 덧칠됐다. 정신병이 아니라고 진단받았지만 어찌 할거나. 가까스로 옮긴 서대문 적십자병원 병실에는 병원비 독촉장이 차곡차곡 쌓였다.

그림 속의 소들도 마르고 비틀대기 시작했다. 〈소와 새와 게〉(1954)를 보면 이빨 빠진 소가 기진맥진해 축 늘어졌다. 건방진 새가 날아와 뿔을 떼어가려 하고, 까부는 게가 기어와 '거시기'를 잘라가려 한다. 얼마나 지났을까? 머리에 난 상처로 〈피 흘리는 소〉(1955)는 최후의 반격을 시도하지만, 〈싸우는 소〉(1955)에서 애처롭도록 깡마른 소가 결국 피를 흘리며 무참하게 짓밟혔다.

1956년 9월 어느 캄캄한 밤, 붉은 '황소'가 굵고 낮은 외마디 울음을 섧게 울었다. 왜 아무도 듣지 못했을까? 밤새 '돌아오지 않는 강'을 건너버린 화가를 친구들은 사흘 뒤에야 발견했다. 향년 40세. 며칠 전, 화가는 마지막 엽서를 아내에게 부쳤다. "정말 외롭구려. 소처럼 무거운 걸음을 옮기며 안간힘을 다해 그림을 그리고 있소."

[신경성 식욕부진증] Anorexia Nervosa. 神經性 食慾不振症

음식과 몸무게에 대한 불안 때문에 음식을 거의 먹지 않거나 한꺼번에 많이 먹는 대표적인 식이장애 질환이다. 거식증(拒食症)이라고도 한다. 함께 식사하는 걸 꺼려하며, 몰래 폭식한 뒤 토하거나 약을 먹고 설사하기도 한다. 음식을 곳곳에 숨기거나 운동을 지나치게 많이 한다. 암이나 결핵 같은 질환에 걸린 뒤 나타나거나, 우울증 같은 정신질환으로 생길 수 있다. 합병증으로 사망할 수도 있다.

그래서 차라투스트라는 이렇게 울었다

신데렐라에서 '잠자는 미녀'로 변한 에바 페론

에바 페론
(1919-1952)

퍼스트레이디가 쓰러졌다. 1950년 1월 아르헨티나의 후안 페론 대통령의 부인 에바 페론(애칭 에비타)은 공식 석상에서 복통을 참고 참다가 결국 실신했다. 나이 서른의 젊은 영부인 에비타는 사흘 뒤 '수술'을 받았다. 언론에는 충수염(맹장염) 수술로 알려졌지만, 사실은 자궁경부암 초기로 진단받았다. 문제는 에비타가 진단 결과를 전혀 몰랐다는 사실이다. 죽을 때까지!

대통령은 부인과 질환이라는 이유와 재선을 앞둔 정치적인 이유로, 부인의 병을 비밀에 부쳤다. 에비타는 점점 쇠약해지고 하혈이 잦아졌다. 몸무게가 30kg대로 떨어졌다. 대통령은 대중적인 인기가 매우 높은 에비타를 쉽게 내버려두지 않았다. 몸을 가누지 못할 정도가 돼도 모피코트 속 받침대에 세워 유세 현장에 끌고 다녔다. 이듬해 에비타는 결국 자궁절제 수술을 받았다.

에비타는 1919년 부유한 농장주의 사생아로 태어나 아버지에게서 버림받고 찢어지게 가난하게 살았다. 연예인을 꿈꾸던 에비타는 눈에 띄는 용모와 호소력 짙은 목소리로 20대 초반에 라디오 DJ로 인기를 끌었다. 1944년 8천 명의 생명을 앗아간 규모 7.4의 대지진에서 구호기금을 마련하던 에비타는 당시 노동부 장관 후안 페론을 만나 이듬해 결혼해서 퍼스트레이디가 됐다. 최고의 현실판 신데렐라 스토리다.

자신의 삶과 겹치는 여성과 노동자와 빈민을 위한 정책을 펼치면서 에비타는 '슈퍼스타' 급의 폭발적인 인기를 누렸다. 국내는 물론 국외에서도 그녀의 행보는 바로바로 뉴스에 올라 대통령보다 더 유명한 퍼스트레이디가 됐다. 상류층과 군부는 대중적인 인기를 좇는 위험한 포퓰리즘을 견제했고, 음습한 세력은 그녀의 숨은 이력에 돋보기를 대고 '꽃뱀'의 그림자를 찾으려 했다.

아뿔싸! 대통령의 첫 번째 부인도 28살에 자궁경부암으로 죽었다. 바람둥이 남편에게서 자궁경부암을 일으키는 바이러스를 옮겨 받은 걸까? 사람유두종 바이러스(HPV)는 성교로 옮아 자궁경부암을 일으킬 수 있기 때문이다. 성병처럼 상대를 자주 바꿀수록 감염확률이 높아진다. 바이러스는 24살이나 차이 나는 대통령에게서 온 걸까, '꽃뱀' 같은 에비타의 숨은 파트너에게서 온 걸까?

'슈퍼스타'를 활용한 덕에 승승장구하는 대통령과 달리, 병세가 깊어지는 에비타는 갈수록 사위어 들었다. 1951년 재선에 성공한 대통령의 성대한 취임식에서 퍼스트레이디는 모르핀을 맞고 마네킹처럼 서야 했다. 대통령은 '슈퍼스타'의 건재를 알리기 위해 석고와 철사로 지지대를 만들어, 무게 36kg의 바싹 마른 '마네킹'이 쓰러지지 않도록 세심하게 '배려'했다.

'마네킹'의 무게는 깃털처럼 가벼워졌다. 32kg! 자신을 죽음으로 끌고 가는 질병의 정체도 모르고 어떤 치료를 받았는지도 모른 채, '마네킹'은 1952년 7월 버림받은 인형처럼 가련한 유언을 남겼다. "에바는 떠나요."(Eva is leaving). 향년 33세. 택시노조는 죽은 에바의 영혼이 '아르헨티나 사람들에게 그녀를 애도하지 말라'고 달래는 내용으로 묘비를 세웠다. 'Don't cry for me, Argentina'.

대통령은 '마네킹'을 미라로 만들어 유리로 짠 관에 넣었다. 왜 그랬을까? 장례기간 13일 동안 85만 명이 몰려 들어 'Santa Evita'를 외치며 관에 매달려 입을 맞추고 울부짖었다. 에비타가 '성녀'(聖女)로 '시성'(諡聖)되는 순간이다. '재투성이 아가씨'는 왕자와 결혼해서 신데렐라처럼 살다가 죽어서는 '잠자는 미녀'로 전시됐다. 그런데 왜 아르헨티나는 그녀를 위해 울지 말아야 할까?

[자궁경부암] Cervical Cancer. 子宮頸部癌

자궁의 입구에 악성 종양이 생겨 퍼져나가는 질환이다. 초기에는 증상이 거의 없다가 질에서 출혈이 잦아지고 냄새 나는 분비물이 나오며, 허리나 골반이 아프고 몸무게가 빠르게 줄어든다. 사람유두종 바이러스(Human Papilloma Virus, HPV) 감염이 가장 흔한 원인이다. 어릴 때 백신을 맞으면 예방 가능성이 굉장히 높아진다.

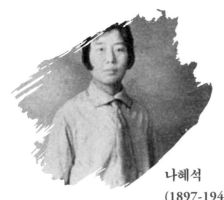

관습의 '탯줄'을 끊어
영양실조에 걸린
나혜석

나혜석
(1897-1948)

"자식은 모체의 살점을 뜯어먹는 악마다". 프랑스 실존주의 철학자이자 페미니스트의 어머니로 꼽히는 시몬 드 보부아르가 쏘았을 법한 명언이다. 1923년 첫 딸을 낳은 나혜석은 출산 경험을 담은 수필 「모母된 감상기」를 발표해 사회를 충격에 빠뜨렸다. '여성은 태어나는 게 아니라 만들어지는 것이다'던 보부아르의 '제2의 성'보다 26년이나 앞섰다. 그것도 남존여비(男尊女卑)가 선명했던 일제강점기에….

한국의 첫 신여성(新女性)은 당시 엄격하게 '금지된 것'을 줄곧 외쳤다. '현모양처는 이상을 정할 것도, 반드시 가져야 할 바도 아니다. 여자를 노예로 만들기 위하여 부덕(婦德)을 장려한 것이다'는 정도는 점잖은 편이다. "조선 남성은 정조 관념이 없으면서 여자에게 정조를 요구합니다"라고 하면서 "정조는 도덕도 법률도 아무것도 아니오, 오직 취미"라고 선언해버렸다.

일제강점기의 가부장적인 사회에서 현모양처의 '탯줄'을 끊고 태어난 첫 신여성(新女性)은 당시 여성해방의 빛나는 아이콘이었다. 군수였던 아버지는 딸에게 신교육을 받게 했고, 오빠의 권유로 일본 유학도 다녀왔다. 결혼해서는 변호사 남편과 함께 16개월 동안 유럽을 여행하면서 그림을 배우기도 했다. 여성해방의 불을 당긴, 헨리크 입센의 희곡 「인형의 집」도 이때 읽은 것으로 보인다.

당시 보통 여인네는 감히 꿈도 꾸지 못하는 삶의 궤적이다. 신여성의 활동은 어느 한 분야에 국한되지 않는다. '최초'라는 타이틀도 많다. 그림도 그리고, 판화도 만들고, 시도 짓고, 소설도 쓰고, 책도 펴내고, 조각도 만들었다. 3·1운동에 여학생의 참여를 모의하다 붙잡혀 옥살이도 하고, 항일 독립운동 단체인 의열단을 지원했으며, 여성해방을 외치는 진보적인 여성 운동에 누구보다 앞장섰다.

관습의 '탯줄'을 너무 일찍 끊고 나온 대가는 혹독했다. '불륜'과 '아동학대'와 '집안 망신'으로, 남편에게 이혼당하고 자녀에게 외면 받고 가족에게 냉대받았다. 자유분방했지만 절제를 몰랐던 그녀는 불륜을 들켜 남편 김우영과 34세에 이혼한 뒤, 파리에서 만난 불륜 상대인 최린과는 '정조 유린' 죄로 떠들썩하게 소송을 벌이기도 했다.

신여성은 '나혜석'이라는 자신의 이름에 대단한 애착을 보였다. 태어날 때 받은 아명 '나아기'(나참판댁 아기씨)가 열네 살까지 따라다녔다. 진명여고보에 입학할 때 비로소 얻은 이름 '나명순'을 고집스레 우겨 졸업할 때 '나혜석'이라는 이름을 기어코 받아냈다. 오빠처럼 항렬의 돌림자 석(錫)을 이름에 넣게 된 것이다. 그런 나혜석이 자신의 이름을 숨겼다는 것은 무슨 의미일까?

늘그막에 갈 곳이 없어진 신여성은 기독교 신자이면서 불교에 귀의하려 했고, 이름과 나이를 속이고 변두리 절과 양로원으로 숨어 떠돌았다. 나이 48세에 서울의 한 양로원에 들어가면서 61세 '심영덕'이라 적었다. 나이가 그리 들어 보였을까? 심씨 성이 익숙하지 않자 '나고근'으로 바꿔 적기도 했다. 하도 비난에 시달려 우울증과 대인기피증이 생긴 탓이다. 중풍과 파킨슨병으로 몸도 성치 않았다.

갑자기 탯줄을 자르면 영양을 공급받기 어렵다는 걸 왜 몰랐을까? 낡은 관습의 탯줄을 생각할 겨를 없이 왜 단박에 다 끊어버리려 했을까? 1948년 늦은 겨울, 서울 원효로 길거리를 서성거리던 초라한 노파가 쓰러졌다. 행

려병자로 처리된 주검을 서울시립자제원 무연고자 병동에서 수소문해서
확인한 이름은 '나혜석'. 향년 52세. 사인은 영양실조였다.

[영양실조] Malnutrition. 營養失調
들어오는 에너지보다 나가는 에너지가 더 많을 때 생기는 질환이다. 흉년이
나 전쟁으로 제대로 먹지 못해 집단으로 발생하기도 하고, 개인의 질환 때
문에 영양결핍으로 생기기도 한다. 몸무게가 크게 줄어들면서, 팔다리가 마
르고, 머리카락, 살갗, 손톱이 약해진다. 상처가 잘 낫지 않고 회복도 더뎌
진다. 주로 단백질이나 기본 열량이 부족한 경우와, 비타민C 같은 미량원
소가 모자라는 경우로 나뉜다. 내버려 두면, 팔다리 근육과 내장에서 하루
150g 이상 빠지면서 3주 이내에 몸에 있는 단백질의 절반이 빠져나간다.

그래서 차라투스트라는 이렇게 읊었다

안네 프랑크가
일기로 남길 수 없었던
발진티푸스

안네 프랑크
(1929-1945)

예쁜 분홍 줄무늬 헝겊을 입은 키티는 사춘기 소녀 안네 프랑크를 정확하게 기억하고 있었다. 1942년 6월부터 안네가 은신처에 숨었다가 강제수용소로 끌려가기 직전까지 2년 2개월의 기간이다. 예를 들면, 오랜 격리 생활에 지친 안네가 어머니의 잔소리에 빈정댔다가 후회하는 장면이나, 음식을 많이 먹는 사람에게 불평하는 모습이나, 세 살 터울 페터와 어색한 키스를 나누는 순간이다.

안네는 열세 살 생일선물로 받은 분홍 줄무늬가 예쁜 공책에 '키티'(Kitty)라고 이름 붙이고, 매일매일 일기로 대화를 나눴다. 키티는 안네를 만난 지 한 달도 되기 전에 안네와 함께 그 아버지의 사무실에 숨어야 했다. 나치가 유대인을 마구 잡아갔기 때문이다. 그렇게 키티는 안네와 함께 25개월을 숨어 살다가 1944년 8월 비밀경찰(게슈타포)이 갑자기 들이닥치면서 안네와 헤어졌다.

더러운 기차 가축 칸에 바글바글 실린 유대인 1,019명 속에서 안네는 사흘을 견뎠다. 아우슈비츠 수용소에 도착하자 아버지는 남자수용소로 격리됐다. 노동을 하기 어려운 어린이와 노약자 549명이 가스실로 끌려갔다. 어린이의 기준은 열다섯 살. 불과 석 달 전에 열다섯 살을 넘긴 안네는 벌거벗긴 채 소독을 당하고, 치렁치렁한 머리카락을 깎이고, 가녀린 팔뚝에 흉측한 수감번호 문신이 찍혔다.

그나마 어머니, 언니와 함께 있어 다행이라 여겼다. 세 모녀는 낮에는 땅을 파고 돌을 나르고, 밤에는 한숨과 신음이 끊이지 않는 빽빽한 막사에 갇혔다. 영민하고 붙임성 있는 안네는 식사 배급을 잘 받아내 어머니와 언니에게 나눠줬다. 한 번은 물과 채소를 살짝 빼돌려 몰래 스프를 끓이려고 하다 언니가 말리는 바람에 포기하기도 했다.

세 모녀의 '행복'(?)은 채 두 달도 가지 않았다. 언니와 안네에게 옴이 붙었다. 옴 진드기다. 둘은 쥐가 들끓는, 어둠침침한 의무실로 격리됐다. 어머니는 배급 받은 빵을 먹지 않고, 딸에게 주려고 의무실 벽 틈에 몰래 숨겼다. 하지만 아우슈비츠에 수용인원이 넘치면서, 두 딸은 곧 다른 수용소로 분리됐다. 절망한 어머니는 곡기를 끊고 질병에 신음하다 두 달 만에 죽었다. 향년 44세.

옮긴 수용소는 물도 적고 배급도 줄었으며, 위생은 더 열악했다. 잠자는 곳과 볼 일 보는 곳이 바로 붙어 있는데다, 씻을 수도 없어 악취가 코를 찔렀다. 신나는 파리는 여기저기 알을 까고, 눈치 없는 쥐들은 아무 때나 들락거리고, 살찐 이가 스멀스멀 기어 나왔다. 전염병이 돌았다. '사람들이 파리처럼 죽었다!' 당시 17,000명이 발진티푸스로 죽었다. 언니와 안네도 발진티푸스에 걸렸다.

실낱같은 희망으로 하루하루 버텨내기가 얼마나 힘들었을까! 1945년 2월인가 3월인가, 언니가 4층 침대에서 짐짝처럼 툭 떨어졌다. 어머니가 죽은 지 거의 두 달쯤 되었을 때다. 향년 19세. 세 모녀의 인연은 그리도 질겼을까? 바로 다음 날 앙상하게 마른 안네도 언니를 따라갔다. 향년 16세. 한 달쯤만 더 버텼더라면…. 1945년 4월 독일이 패퇴하면서 나치가 가두었던 6만 명이 풀려났다.

당시 네덜란드에서 추방된 유대인 10,700명 중에서 5천 명이 살아남았다. 은신처에 숨었던 여덟 명 가운데 아버지만 살아남았다. 은신을 도와줬던 비서는 눈물을 흘리며 오랫동안 숨겨뒀던 키티를 아버지에게 건넸다.

안네가 키티에게 남긴 한 구절이 눈에 띄었다. '종이는 인간보다 더 잘 참고 견딘다'(Paper is more patient than man).『안네의 일기』다.

[옴] Scabies. 疥癬

옴 진드기가 옮기는 전염성 피부 질환이다. 옴 진드기는 밤에 살갗 각질에 굴을 뚫고 낮엔 쉬면서 알을 낳는다. 밤에 굴을 파면서 배설한 똥이 알레르기 반응으로 가려움을 일으킨다. 그래서 밤이 되면 매우 가렵다. 좀처럼 낫지 않고 재발하기 쉽기 때문에, '재수 옴붙었다'는 표현까지 나왔다. 내버려두면 세균에 2차 감염되어 화농성 피부병이나 종기나 고름궤양으로 악화된다.

[티푸스] Typhus Fever. 發疹티푸스

이가 옮기는 리케치아 균에 감염되어 생기는 급성 열성 질환이다. 비교적 추운 지방에 이가 많이 들끓는 더러운 환경에서, 특히 흉년이나 전쟁으로 위생 상태가 나빠질 때 유행한다. 털에 사는 이가 똥을 누면, 가려워 긁게 되는데, 그 상처로 균이 들어가 몸에 붉은 발진을 일으킨다. 그래서 '발진티푸스'(Epidemic Typhus)라고도 한다. 높은 열과 함께 춥고 떨리면서 토하게 되며 온몸 근육이 쑤시다가 조직이 썩어 들게 된다. 몸이 약한 어린이와 노인의 사망률이 높은 편이다.

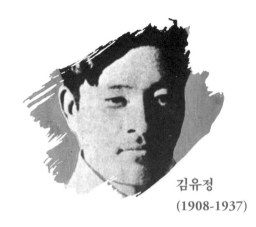

정말 똥구멍이 찢어지도록 가난했던 김유정

김유정
(1908-1937)

'당신이 무슨 상감이나 된 듯이 그렇게 고고한 척하는 거요. 보료 위에 앉아서 나를 마치 어린애 취급하듯 한 것을 생각하면 지금도 분하오. 그러나 나는 끝까지 당신을 사랑할 것이오. 당신이 사랑을 버린다면 내 손에 죽을 줄 아시오.' 열여덟 김유정이 세 살 많은 명창 박녹주에게 보낸 연애편지다.

이태가 넘도록 걸핏하면 혈서를 보내고 졸졸 따라다니면서 죽이겠다고 협박까지 했던 집요한 짝사랑은 순진한 열혈청년의 애정행각을 넘어 거의 범죄 수준으로 넘어갔다. 2남 6녀의 일곱째로 태어나 일곱 살에 어머니를 여의고 시집간 누나들을 그리워하면서 생긴 애정결핍이 평생 연상의 여인에게 맹목적으로 집착하게 만든 것이다.

몸이 약한 김유정은 자주 횟배를 앓았다. 그럴 때마다 아버지는 어린 아들에게 담배를 피우게 했다. 담배연기가 몸 안에 있는 회충을 죽인다는 것이다. 일찌감치 늑막염과 폐결핵이 그의 몸에 자리를 잡았다. 아버지마저 돌아가시면서 아홉 살 소년은 시집간 누나 집을 전전하며 건달 같은 매형을 피해 눈칫밥을 먹었다. 소심한 성격에 말을 더듬는 증세까지 생겼다.

첫사랑은 열정이 치열한 만큼 그 상처도 치명적일까? 마음의 상처가 처절한 그대로 몸으로 옮아왔기 때문이다. 늑막염과 폐결핵, 변비와 치루가 짝을 이뤄 실연의 아픔으로 드러누운 그를 괴롭히기 시작했다. 가산을 탕

그래서 차라투스트라는 이렇게 울었다

진하고 숨어버린 형에게 따지러 춘천에 갔다가 건강이 완전히 망가졌다. 낙망한 그는 나이 많은 들병이(술을 병에 담아 파는 여인)들과 어울려 술에 빠져 살았다.

순수문학을 추구하는 아홉 작가의 모임 구인회(九人會)에서 만난 이상(김해경)이 동반자살을 제안했다. 가난과 질병으로 피를 토하던 이상이 같은 처지의 김유정에게 '신성불가침의 찬란한 정사'를 함께하자고 권한 것이다. 김유정은 정말 글을 쓰고 싶었다. 그는 다섯째 누나의 단칸방에서 촛불 앞에서 앉아 자신에게도 제발 '봄'이 오게 도와달라는 편지를 썼다.

'나는 날로 몸이 꺼진다. 그 병을 위하여 무리를 하지 않으면 안 되는 나의 몸이다. 돈이 생기면 우선 닭 30마리를 고아 먹겠다. 그리고 땅꾼을 들여 살모사, 구렁이를 10여 마리 먹어보겠다. 그래야 내가 다시 살아날 것이다. 그리고 궁둥이가 쏙쏙구리 돈을 잡아먹는다. 돈, 돈, 슬픈 일이다. 나는 지금 막다른 골목에 맞닥뜨렸다. 너의 팔에 의지하여 광명을 찾게 하여 다오.'

똥구멍이 찢어지도록 가난한 소설가는 결국 똥구멍이 미어터졌다. 어떡하다 '궁둥이가 쏙쏙구리 돈을 잡아' 먹을 지경이 됐을까? 어릴 때 갑자기 들이닥친 가난에 끼니를 초근목피(草根木皮)로 때우면서, 앉아서 줄곧 글만 쓰다 보니 변비가 생기고 변비는 치루로 악화됐다. 게다가 늑막염이 폐결핵으로 커지면서 그야말로 '막다른 골목'에 맞닥뜨린 것이다.

늦은 겨울에 태어난 김유정은 유별스레 봄을 좋아했다.「봄, 봄」이나「동백꽃」에서 보듯, 절망적인 현실을 달래며 노란 '동백꽃'이 필 봄을 필사적으로 기다렸다. 하지만 치루와 폐결핵이 몰아치는 겨울은 너무 길었다. 1937년 친구에게 유언 같은 마지막 편지를 보낸 11일 뒤, 노란 '동백꽃'이 필 무렵인 3월 말 그는 채 서른도 되지 않은 나이에 더 이상 봄을 기다릴 수 없게 됐다.

[치루] Anal Fistula. 痔瘻

똥구멍 안쪽에 생긴 염증이 깊어져 생긴 구멍으로 분비물이 새어 나오는 질환이다. 고름 같은 끈적한 액체가 속옷에 묻어 나오고, 똥구멍 주변이 아프거나 불편하다. 염증 구멍이 막히면 열이 나고 붓게 된다. '항문누공'이라고도 한다. 조직이 밀려나는 치핵(痔核), 조직이 찢어지는 치열(痔裂)과 함께 치질(痔疾)에 포함된다. 똥구멍 주변에 염증이 깊어지거나 치열 때문에 생기기도 한다. 그대로 두면 짓무르면서 항문암으로 악화될 수 있다.

신을 창조한
러브크래프트를
쓰러뜨린 소장암

하워드 러브크래프트
(1890-1937)

신은 인간에게 아무 관심도 없다. 크툴루(Cthulhu) 신화의 세계관이다. 엘더갓(Elder Gods. 늙은 신들)이나 아우터갓(Outer Gods. 바깥 신들)은 인간의 존재를 알지도 못한다. 인간도 개미의 생활 따위엔 아무 관심이 없지 않은가? 개미는 인간이라는 초월적인 존재 앞에서 무력하게 압도당할 수밖에 없다. 하워드 러브크래프트가 만들어낸 '우주적인 공포'(Cosmic Horror)의 세계다.

크툴루 신화를 창조한 러브크래프트도 인간에게 관심이 없었다. 사람이 만나기 싫어 은둔형 외톨이로 꼭꼭 숨어 살았다. 말은 거의 하지 않았다. 그래서 그의 소설은 대화가 빈약하고 어눌하다. 카메라 앞에 서기를 꺼려 본인은 물론 같이 찍은 사진도 몇 장 없다. 편지로 소통했기 때문에 이름은 알아도 얼굴을 아는 사람이 거의 없을 정도다. 평생 쓴 편지가 10만 통이나 된다!

친한 여성이라고는 어머니와 이모 외에 딱 한 사람뿐이다. 그는 아내에게 달달한 연애편지는 20쪽 넘게 잘 써줬으면서 정작 '사랑해'라는 한마디는 하지 않았다. 그래서일까? 아내는 금세 떠나버렸다. 인간 자체가 두려우니 백인도 싫은데, 다른 인종은 아예 대놓고 혐오하고 배척했다. 흑인은 '깜둥이', 동양인은 '원숭이'로 불렀다. 작품에서도 유색인종은 악마의 세력으로 설정됐다.

사랑(Love)에 기교(Craft)를 더한 달짝지근한 이름과는 정반대로, 왜 그리 사랑에 서툴렀을까? 어릴 때 부모가 같은 정신병원에서 죽고, 외할아버지에게서 괴담을 자주 들은 탓일까? 무엇을 사랑하는가가 아니라, 무엇을 두려워하는가가 더 중요했다. "인간의 가장 오래되고 강력한 감정은 두려움이다. 그리고 가장 오래되고 강력한 두려움은 미지의 것에 대한 공포다."

어찌 할거나! 공포 때문에 그는 자기 자신에게조차 관심이 없었다. 하루 한 끼 먹을 만한 돈 50센트(현재 한화 기준 7~8천 원)로 세 끼를 때웠다. 우편요금을 내려고 끼니를 자주 거르고, 유통기한이 3년이나 지난 통조림 하나를 사흘 동안 파먹었다. 돈이 좀 생기면 도넛과 치즈, 아이스크림과 초콜릿처럼 달고 값싼 주전부리를 사먹었다. 지금으로 치면 싸구려 편의점 음식만 먹은 셈이다.

극도의 무관심에 그의 소화계가 '공포'를 일으켰다. 작은 창자에 악성종양이 생긴 것이다. 오랫동안 궁핍하게 쪼들린 편식은 소장암으로 이어졌다. 돈이 없어서 그랬을까, 의사를 만나기 싫어서 그랬을까? 1937년 러브크래프트는 죽기 한 달 전까지 병원을 찾지 않다가, 입원한 지 닷새 만에 부랴부랴 '우주적인 무관심'의 세계로 떠났다. 향년 46세.

거의 모든 신화에서는 아득한 과거에 신이 인간을 창조한다. 크툴루 신화는 그 반대다. 가장 최근에 인간이 신을 만든 신화다. 다른 신화는 신이 인간을 사랑하거나 혐오하지만, 크툴루 신화는 신이 인간에게 아무 관심도 없다. 그래서 더 공포스럽다.

희한한 일이다. 인간에 무관심한 '창조주'가 떠나자, 사람들이 '창조주'에게 관심을 쏟기 시작했다. '우주적인 공포'의 신화가 때마침 2차 세계대전으로 만연했던 허무주의와 맞물리면서, 꿈도 희망도 없는 줄거리가 폭발적인 공감을 얻게 된 것이다. 소설 '얼음과 불의 노래'(드라마 '왕좌의 게임')처럼 최근 세계적으로 인기를 끈 공포물은 거의 모두 크툴루 신화를 따르고 있다.

추종자들은 스스로 '러브크래프티안'(Lovecraftian)이라 내세운다. '창조주'에 대한 오마주다. 그들은 '신을 창조한 인간'을 기리는 묘비를 세우고, 그가 자주 되뇌던 문장을 새겼다. 'I am Providence'. 무슨 뜻일까? '나는 섭리다'라는 '창조주'의 '선언'일까, '나는 프로비던스 출신이다'고 지연(地緣)을 알리는 걸까? 그의 고향은 미국 로드아일랜드의 프로비던스(Providence)다.

[소장암] Small Bowel Neoplasm. 小腸癌

소장의 점막에 악성 종양이 생겨 퍼져나가는 질환이다. 매우 드물고 특별한 증상이 없기 때문에 거의 대부분 늦게 발견된다. 종양이 커져서 막힐 정도가 돼야 배가 불편하고 구토가 난다. 위나 장에 출혈이 생기기도 한다. 수술로 종양을 떼어낼 수 있지만, 수술을 받아도 재발이나 전이가 발생하기 쉽다.

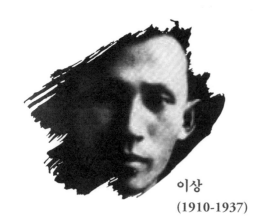

이상
(1910-1937)

폐결핵으로 '박제가 되어버린 천재' 이상

'박제가 되어버린 천재를 아시오? 나는 유쾌하오. 이런 연애까지가 유쾌하오. 육신이 흐느적흐느적 하도록 피로했을 때만 정신이 은화처럼 맑소. 니코틴이 내 회배 앓는 뱃속으로 스미면 머릿속에 으레 백지가 준비되는 법이오. 그 위에다 나는 위트와 패러독스를 바둑 포석처럼 늘어놓소. 가증할 상식의 병이오.'(「날개」)

배 속의 회충을 죽이겠다고 어린이에게도 담배를 피우게 하던 시절이다. '이상'이라는 필명이 더 유명한 김해경에게 니코틴은 회충보다 그의 청춘을 부풀리던 허파를 썩어 문드러지게 만들었다. 너무 일찍 배운 담배는 일찌감치 폐결핵을 키웠다. 그 해악도 모른 채, '머릿속에 백지를 준비'하기 위해 담배를 하루에 50개비씩 호기롭게 피워 대던 '초현실주의' 시절의 자화상이다.

자신의 X선 사진에서 뭉게뭉게 핀 허연 '구름꽃'을 보았을 때 스물한 살의 청년은 어떤 느낌이 들었을까? 사형선고 같은 진단은 지구를 아프게 만들었다. '사과한알이떨어졌다. 지구는부서질정도로아팠다.'(최후) 그렇게 아픈 자신에게 아무것도 해줄 수 없는 무력한 거울 앞에서 얼마나 좌절했을까? '지금나는거울속의나를근심하고진찰할수없으니퍽섭섭하오.'(「거울」)

도대체 얼마나 앓았길래, 그의 작품은 온통 검붉은 폐결핵의 고통으로 끊임없이 신음한다. '각혈의 아침'마다 '달력의 숫자는 차츰차츰 줄어든다'고 서글퍼 했다. '스물세 살이오—삼월이오—각혈이다. 여섯 달 잘 기른 수염을 하루 면도칼로 다듬어 코밑에 다만 나비만큼 남겨가지고 약 한 제 지어 들고 B라는 신개지 한적한 온천으로 갔다. 게서 나는 죽어도 좋았다.'(「봉별기」)

온천에서 만난 기생 금홍이마저 집을 나가자, 이상은 다방 '제비'를 닫고 '날자. 날자'를 외치며 일본으로 떠났다. 하지만, 도쿄에 도착하자마자 폐결핵이 도지는 바람에, 그의 가슴처럼 한 조각 햇빛도 들지 않는 싸구려 방 깊숙이 움츠러들었다. 의심스러운 불령선인(不逞鮮人)으로 붙잡혀 한 달 옥살이를 하다 갈수록 심해지는 폐결핵 덕(?)에 풀려났다.

아내 변동림은 12시간 기차를 타고 8시간 연락선을 타고 또 24시간 기차를 타고서야, 다다미가 깔린 도쿄대학 부속병원 입원실에 닿았다. 남편은 가느다란 목소리로 멜론이 먹고 싶다고 했다. 먹지도 못한 멜론 향기에 엷게 미소 짓던 남편은 잠깐 감은 눈을 다신 뜨지 않았다. 의사는 '폐가 형체도 없다'고 혀를 끌끌 찼다.

'가증할 상식의 병'을 앓던 '천재'는 1937년 스물일곱 살로 '박제'가 되었다. 결혼한 지 채 1년도 되지 않는 아내가 수습해서 미아리 공동묘지에 묻은 유골도 한국 동란을 겪고 난 혼란의 시기에 덧없이 유실됐다. '날자. 날자. 한번만 더 날자꾸나'고 외쳤던 겨드랑이에는 더 이상 '날개'가 돋지 않았다. 그토록 기다리던 '아침'도 끝내 밝지 않았다.

'캄캄한공기를마시면폐에해롭다. 폐벽에끄름이앉는다. 밤새도록나는몸살을앓는다. 밤은참많기도하더라. 실어내가기도하고실어들여오기도하고하다가잊어버리고새벽이된다. 폐에도아침이켜진다. 밤사이에무엇이없어졌나살펴본다. 습관이도로와있다. 다만내치사한책이여러장찢겼다. 초췌한결론위에아침햇살이자세히적힌다. 영원히그코없는밤은오지않을듯이.'(「아침」)

[폐결핵] Pulmonary Tuberculosis. 肺結核

결핵 균이 허파에 들어와 일으키는 전염병이다. 결핵 균은 허파, 콩팥, 신경, 뼈, 뇌 등 대부분의 조직을 파괴할 수 있지만, 허파에 생기는 폐결핵이 가장 흔하다. 기운이 없고, 입맛이 떨어지며, 몸무게가 줄어든다. 기침이나 가래가 심해지다가 피가 섞여 나온다. 결핵 균은 잠복했다가 오랜 시간이 지난 뒤에 발병하거나, 매우 천천히 증식하면서 영양분을 가로채고 조직을 파괴하기 때문에 알아차리기가 쉽지 않다. 환자가 말을 하거나 기침, 재채기를 할 때 퍼져나간 결핵 균이 공기에 떠다니다가 다른 사람의 호흡기로 들어가 감염을 일으킨다.

그래서 차라투스트라는 이렇게 울었다

피터팬처럼
네버랜드에서
날아다닌 제임스 배리

제임스 매슈 배리
(1860-1937)

"너니?"(Is that you?) 침울한 방에서 엄마의 생기있는 목소리가 들렸다. 엄마 방을 기웃거리던 제임스는 숨이 멎는 것 같았다. 대답 없는 문 밖을 향해 엄마가 초조하게 다시 물었다. "너지?" 애타는 목소리가 가슴을 찔렀다. 겁먹은 목소리로 답했다. "아뇨, 형이 아니라 저예요"(No, it's no' him, it's just me). 몇 달째 침대에서 나오지 못하는 엄마는 얼굴을 감싸고 울면서 돌아누웠다.

여덟 살 터울의 형 데이비드는 아이스스케이트 경기에서 친구가 밀치는 바람에 머리를 부딪는 사고로 죽었다. 열네 살 생일 하루 전이다. 쓰러진 엄마는 드러누워 죽은 아들만 찾았다. 열 남매의 아홉째였던 꼬마는 엄마의 관심을 끌기 위해 형의 옷을 입고 형의 목소리와 걸음걸이를 흉내 냈다. 엄마의 기억 속에 영원히 멈춘 열네 살 소년의 역할이다. 제임스 배리가 여섯 살 때의 기억이다.

그 덕분일까? 배리는 어려서부터 스토리도 잘 엮고 연기도 잘 했다. 그야말로 동화의 세계에 빠져 살았다. 급기야 자신이 만든 연극에 출연한 여주인공과 사랑에 빠져 결혼까지 했다. 하지만 결혼은 동화처럼 멋진 왕자와 아름다운 공주의 해피엔딩으로 이어지지 않았다. 어른이 되지 않는 '어린' 왕자는 둘만의 침대를 싫어했고, 답답한 공주는 결국 다른 왕자를 만났다.

‘어린’ 왕자가 사랑한 대상은 공주가 아니라 어린이였다. 런던 켄싱턴 공원을 산책하던 배리는 르웰린 가족을 만났다. 젊은 부모와 함께 나온 조지, 존 형제는 배리가 데리고 나온 커다란 개(포르토스. Portos)를 쓰다듬었다. 배리는 조지와 존에게 요정가루(Pixie Dust)를 뿌리면 하늘을 날 수 있으며, 하늘을 날던 새가 엄마 품에 들어와 동생으로 태어난다는 이야기를 들려주었다.

　‘새’들이 자꾸 그 엄마 품으로 들어왔다. 피터, 마이클, 니콜라스가 태어났다. 어린 피터는 가족과 함께 담소를 즐기는 배리 앞에 놓인 과자를 집어먹었다. 엄마가 ‘과자만 먹는 어린애’라고 야단치자, 피터는 맹랑하게 ‘과자만 먹고 어린애로 남겠다’고 대꾸했다. 배리는 10파운드를 걸고 이 이야기를 동화로 만들겠다고 장담했다. 1904년 ‘피터팬: 자라지 않는 아이’(Peter Pan: the Boy Who Wouldn't Grow Up)가 탄생했다.

　정말 ‘어린’ 왕자는 성장을 멈춘 걸까? 배리는 다 커서도 키가 161cm로 무척 작았다. 목소리도 어린이 같았다. 몸도 연약하고 성격도 수줍었다. 제법 오랫동안 어린이로 대접받아 반값 요금으로 기차를 타기도 했다. 그는 어른보다 어린이와 노는 걸 더 즐거워했다. ‘심리적 왜소증’(Psychogenic Dwarfism), 곧 피터팬 증후군(Peter Pan Syndrome)이다.

　배리와 다섯 형제는 해적놀이를 즐겼다. 동화 ‘피터팬’의 배경이자, ‘네버랜드’(Neverland)의 현장이다. ‘네버랜드’에 갇혔을까? ‘피터팬’의 등장인물이었던 형제들은 행복하지 못했다. 조지는 1차 대전에서 전사했고(22살), 마이클은 친구와 동반자살했다(21살). 평생 피터팬이라 놀림받던 피터는 알코올중독으로 전철에 몸을 던졌다(63살). 존은 아버지 자리에 슬쩍 끼어든 배리를 싫어했고, 막내 니콜라스만 그를 아버지처럼 따랐다.

　‘어린’ 왕자는 ‘어린’ 상태로 오래 살았다. 가족이 없어 홀로 지내던 그는 1937년 폐렴에 걸려 ‘없는 나라’(Neverland)로 떠났다. ‘오른쪽에서 두 번째 모퉁이를 돌아 아침이 올 때까지 똑바로 가면 나타나는 곳’이다. 향년 77세. 마지막 남긴 말은 "잠이 안 와"(I can't sleep)다. 잠들지 않고 몰래 요정가루를 뿌리고 하늘로 날아갈 준비를 하고 있었을 것이다.

[피터팬 증후군] Peter Pan Syndrome.

몸은 어른이지만 어른의 세계에 끼지 못하는 '어른아이'가 늘어나는 사회현상을 반영한 심리학 용어다. 정식 질환은 아니다. 발달 시기에 성숙을 위해 필요한 힘을 기르지 못해, 발달이 정지한 '고착'(fixation) 상태를 말한다. 원하지 않은 현실은 부정하고, 불안하면 어린이처럼 행동하며, 자기만의 생각으로 합리화한다. 스스로를 유명한 사람과 동일시하고, 백일몽으로 좌절된 욕구를 메우며, 엉뚱한 사람에게 화풀이를 한다.

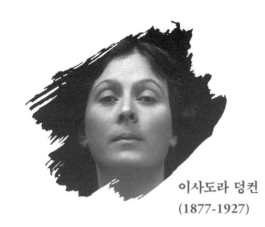

빨간 스카프와 함께
나비처럼 사라진
이사도라 덩컨

이사도라 덩컨
(1877-1927)

　1913년 폭우가 퍼붓는 프랑스 파리의 봄날, 공연을 앞둔 엄마는 무용을 연습하기 위해 도중에 내리면서 아이들을 집에 데려다 달라고 부탁했다. 자동차는 센강을 따라 돌다 엔진이 꺼져버렸다. 운전사가 밖으로 나와 차를 살피는데, 자동차가 스르륵 굴러 강물에 처박혔다. 끌어올린 자동차에서 나온 세 살 아들은 숨을 쉬지 않았고, 일곱 살 딸은 곧바로 동생을 따라갔다.

　하릴없이 센강에 나와, 죽은 오누이를 목 놓아 울부짖던 엄마는 몇 달 뒤부터 나타나지 않았다. 본인이 교통사고로 크게 다쳤기 때문이다. 그 엄마는 자동차와 얼마나 질긴 악연으로 얽혔을까? 자녀를 잃은 것은 물론 본인도 큰 사고를 자주 당했다. 소련 레닌그라드에서 충돌사고로 정신을 잃기도 하고, 프랑스 니스에서 자동차가 물에 처박히는 사고에서 간신히 빠져나오기도 했다.

　자유분방한 영혼이 본능적으로 기계를 거부했을지도 모른다. 이사도라 덩컨은 사람을 춤추게 하는 것은 기교가 아니라 영혼이라고 했다. 그녀는 팔을 들어올렸다 내리는 우아한 동작만으로도 꽃봉오리가 피어나는 듯한 모습을 보여줬다. 발레는 몸을 뒤틀리게 하는 곡예라며 발레리나의 토슈즈(Toe shoes)와 튀튀(Tutu)를 벗고, 무대 위를 나비처럼 날아다녔다. 사람들은 그녀를 '맨발의 이사도라'라 불렀다.

아버지가 파산하면서 어머니는 뜨개질을 했다. 어린 이사도라는 어머니가 짠 빨간 망토를 두르고 빨간 모자를 쓰고, 어머니가 밤새 뜨개질한 예쁜 편물을 팔러 다녔다. 1차 대전에 독일이 프랑스를 침략하자, 빨간 옷을 입고 공연하면서 프랑스의 저항을 격려했다. 공연에서 자주 두르던 빨간 스카프는 자연스럽게 그녀의 상징이 됐다. "이것은 빨강이다! 바로 나다!"(This is red! So am I!).

1927년 쌀쌀한 프랑스 니스의 가을 밤, 이사도라는 젊은 연인이 몰고온 아밀카(Amilcar)의 스포츠카 '그랑스포르'(Gran Sport)에 올랐다. 부르릉거리는 쌈박한 신차에서 흥겨운 재즈 신곡 'Bye Bye Blackbird'가 흘러나왔다. 배웅 나온 친구가 추울 거라며 비단 스카프를 둘러줬다. 가벼운 설렘을 즐기려 느긋하게 뒤로 기댔다. 센 바닷바람에 긴 스카프 자락이 붉게 펄럭거렸다.

젊은 연인이 패기 있게 오픈카를 급가속하는 순간, 바람에 풀린 스카프가 뒷바퀴에 말려들었다. 그녀는 바로 차 밖으로 뽑혀 나가 길바닥에 내동댕이쳐졌다. 순식간에 목이 졸리고 목뼈가 부러지고 목동맥 파열이 일어났다. 이렇게 황당한 비명횡사(非命橫死)가 어디 있을까? 무대에서 나비처럼 날아다니던 그녀는 차가운 도로에서 죽은 나비처럼 움직이지 않았다. 향년 49세.

불행의 고리는 기이하게 거슬러 올라간다. 이사도라는 2년 전에 우울증으로 죽은 남편의 그림자에서 막 헤어나려던 중이었다. 열여덟 연하의 남편은 묘하게도, 센강에 빠져 죽은 아들 패트릭을 닮았다. 모성애를 불러 일으키는 작고 갸냘픈 몸에, 쓰다듬고 싶은 금발과 애잔한 눈빛의 남편은 장밋빛 스카프를 좋아했다. 이사도라는 패트릭 때문에 빨간 스카프에 집착했을까?

시인이었던 남편은 '예정된 이별은 미래의 만남을 약속한다'고 했다. 이사도라는 남편을 만나고 싶었을까, 아들을 보고 싶었을까? 위대한 무용수는 춤을 출 때 '춤추는 사람은 사라지고 춤만 남는다'고 했던가? '맨발의 이사도라'가 나비처럼 홀연히 사라졌다. 비극으로 끝난 니스의 밤에 펄럭인 빨간 스카프는 그녀의 마지막 춤사위였을까? 이사도라가 말했다.

"내 영혼이 가장 사랑스러운 존재가 될 때까지 이 세상을 떠나지 않을 것이다."

[목뼈 골절] Fracture of Cervical Spine. 頸椎骨折

목뼈(경추)가 구부러지거나 깨지거나 눌리거나 어긋나는 질환이다. 위로 머리뼈(두개골), 아래로 가슴뼈(흉추)와 연결된 목뼈는 7개 마디로 되어 있다. 목뼈는 뇌와 몸을 연결하는 척수와 신경이 지나기 때문에 골절이 생기면 운동기능과 감각기능에 심각한 문제가 생기게 된다. 교통사고나 추락사고 같은 크고 갑작스러운 충격이 원인이다. 서둘러 대응하지 않으면 바로 사망하거나 팔다리가 마비될 수 있다.

그래서 차라투스트라는 이렇게 울었다

관절염 때문에
건축에서 뼈를 드러낸
가우디

안토니 가우디
(1852-1926)

1926년 6월 스페인 바르셀로나, 성당에서 미사를 마치고 나와 길을 건너던 노인이 30번 전차에 치였다. 옷차림이 지저분하고 신분증도 없어 운전수는 노숙자라 여기고 바로 뺑소니쳤다. 주변 사람들이 잡으려던 택시도 세 번이나 거절당하고, 찾아간 병원도 두 곳이나 퇴짜를 맞았다. 네 번째 택시를 잡아타고 세 번째 들어간 빈민 병원에서 노인은 사흘 만에 죽었다. 향년 74세.

'하느님이 땅에 머물 유일한 거처'라 불릴 만큼 웅장한 사그라다 파밀리아(La Sagrada Familia) 대성당을 설계한 안토니 가우디는 가난한 사람들을 돌보던 초라한 빈민 병원에서 행려병자처럼 불쌍하게 죽었다. 옷맵시가 좀 말쑥했더라면 그의 운명이 달라졌을까 '하느님이 보낸 건축가'(God's Architect)는 왜 거지처럼 보잘것없는 차림새로 다녔을까?

할아버지에 이어 아버지까지 구리 기술자(Copper Smith)인 집안의 막내로 태어난 가우디는 여섯 살에 폐렴을 앓고 나서 갑자기 두 발목이 아파 걷기가 힘들어졌다. 특발성 소아 류마티스 관절염이다. 지팡이를 짚고 다니기도 어려워 한 살 많은 형에게 업혀 학교를 다녔다. 친구와 어울릴 수 없어 주로 집에 머물며 아버지 일을 도왔고, 혼자 나가야 할 땐 나귀를 타곤 했다.

어릴 때부터 몸이 약한 그는 건강에 매우 예민했다. 류마티스에 걸리자

민간요법인 동종요법(同種療法)에 빠져 올리브 기름과 견과류를 뿌린 상추를 먹는 엄격한 채식을 고집했다. 또 물로 병을 낫게 한다는 수치료법에 따라 물을 많이 마시고 찜질도 자주 했다. 인위적인 것이 싫어 의학적인 접근을 거부했다. 자연의 섭리에 따른 소박한 생활에 집착하다 보니 옷은 해질 때까지 입는 게 당연했다.

발은 특별하게 관리했다. 아픈 발목을 보호하기 위해 양말을 두 장씩 겹쳐 신고, 발등 덮개가 가볍고 부드러운 신발 에스파드리유(Espadrille)만 골라 신었다. 옷과 마찬가지로 신발도 다 떨어질 때까지 신고 다니다 보니 행색이 거지꼴일 수밖에 없다. 위대한 건축가가 교통사고를 당하고도 제대로 도움을 받을 수 없어 어처구니없게 죽게 된 이유다.

구리는 쇠보다 물러 다루기 쉽다. 집에서 보내는 시간이 많다 보니 아버지가 구리를 길게 뽑거나 얇게 펴서 예쁘게 세공하는 장면이 어릴 때부터 익숙했을 터다. 가우디는 건물을 구리처럼 자유자재로 다룬 듯하다. 그의 작품은 자연스러운 곡선을 강조한다. '직선은 인간의 선이고, 곡선은 하느님의 선'이라는 것이다.

집에 처박혀 있기 뭣해 바람 쐬러 혼자 나귀를 타고 가는 곳은 숲속의 오두막이다. 자연에서 우두커니 관찰한 동물과 식물은 그가 건축으로 표현하고 싶은 모습을 그대로 닮았다. '자연은 창조주의 탁월한 작품'이기 때문이다. 가우디는 산업화와 기계화에 대한 반발로 탄생한 '새로운 예술' 아르누보(Art Nouveau)의 대표주자로 떠올랐다.

관절염 때문에 생긴, 뼈에 대한 콤플렉스일까, 가우디의 건축에서 뼈를 쉽게 발견할 수 있다. 카사바트요(Casa Batlló)는 발코니가 해골처럼 보이고 기둥이 관절처럼 보여 '뼈로 지은 집'이라 불린다. 사그리다 파밀리아는 고딕 양식의 공중부벽이 '목발'처럼 딱하게 보여 설계를 변경했다. 인간의 뼈는 허약하지만, 하느님의 뼈는 강건하다는 것을 보여주려 했을까?

[류마티스 관절염] Rheumatoid Arthritis

손과 발, 손목과 발목 같은 여러 뼈마디에 염증이 나타나 생활을 불편하게 만드는 만성 질환이다. 아침에 뼈마디가 뻣뻣했다가 풀리는 증상을 보였다가 뼈마디가 점점 아파 움직이기 어려워진다. 피부 아래 딱딱한 덩이가 생기거나, 빈혈을 일으키거나, 장기에 문제를 일으키기도 한다. 아직 원인이 밝혀지지 않은 가운데, 면역세포가 자기 몸을 공격하는 자가면역이 주요 기전으로 알려져 있다. 좀처럼 회복하기 어렵지만, 제때 치료하지 않으면 2년 이내에 돌이킬 수 없는 손상을 일으킬 수도 있다.

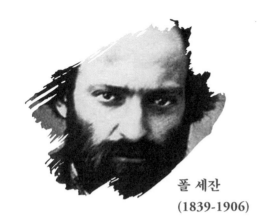

단맛 짙은 사과를 그리다가 당뇨에 걸린 폴 세잔

폴 세잔
(1839-1906)

1852년 프랑스 남부 엑상프로방스에서 지독한 근시에 몸도 약한 학생이 친구들의 괴롭힘에 자주 시달렸다. 어느 날 힘세고 덩치 큰 친구가 다가와 못된 놈들을 말려줬다. 고마움에 에밀 졸라는 폴 세잔에게 사과를 건네곤 했다. 그 사과를 얼마나 들여다보았을까? 세잔이 사과를 많이 그린 배경 중의 하나다. 졸라는 세잔의 그림을 격려했고, 세잔은 졸라의 글에 감탄했다.

가난한 세잔은 그림을 그리는 속도가 느렸다. 정물화가 딱이다. 생명이 없는 사물보다 움직이지 않는 식물이 좋다. 금세 시드는 꽃보다 금방 썩지 않는 사과가 좋다. 어쩌다 돈을 주고 부른 모델에게도 '사과 같은 수준의 인내'를 요구했다. 모델의 자태나 감정을 묘사하기보다, 모델에 대한 감각을 깨닫고 싶었기 때문이다(Painting from nature is not copying the object; it is realizing one's sensations).

그 감각을 깨닫기 위해 사과 앞에서 얼마나 많은 시간을 보냈을까? 세잔은 사과를 명상하듯 관찰했다. 탁자에 놓인 '정물'이 붉으락푸르락 빛이 바래다가 문드러져서 서서히 말라 쪼그라들 때까지, 화가도 정물처럼 앉아 있었을까? 서거나 앉은 위치에 따라 관점도 달라졌다. 화가는 시간과 관점에 따라 달라지는 사과의 변화를 적분(積分)하듯 그림 한 장에 담으려 했다. "사과 하나로 파리를 놀라게 하겠다"(With an Apple I Will Astonish

Paris).

인상파는 빛에 따라 달라지는 형태와 색깔을 붙잡으려 했지만, 세잔은 변하지 않는 사물의 본질을 그리고 싶었다. 어느덧 그 방법을 깨달았다. 자연은 가장 단순한 형태인 구슬(sphere), 원뿔(cone), 원통(cylinder) 세 가지로 표현할 수 있다는 것이다. 소실점이 보이는 원근법도 무너뜨렸다. 거리가 가깝거나 먼 정도를 색으로 구분했다. 그렇다. 가까울수록 붉고 멀수록 파랗다.

탁자 위에 놓인 정물은 정말 아무것도 달라지지 않는 걸까? 세잔의 눈엔 사과도, 설탕그릇도, 심지어 탁자마저 매일 바뀌었다. '사람들은 설탕그릇이 관상도 영혼도 없다고 여기지만, 매일 바뀐다'(People think how a sugar basin has no physiognomy, no soul. But it changes every day). 왜 하필 설탕그릇이었을까? 그의 탁자 위에는 사과와 함께 설탕그릇이 자주 등장한다.

사과는 시간이 지날수록 당도가 높아진다. 가지에 달렸든, 가지에서 떨어졌든 말이다. 그 사과의 단맛을 얼마나 오랫동안 눈으로 깨물고, 코로 맡았을까? 쭈글쭈글 말라 비틀어질 때까지 사과를 관찰하고 그리던 화가의 몸도 덩달아 당도가 높아졌다. 화가는 1890년 당뇨로 진단받고, 풍경이 정물화처럼 고요한 시골로 숨어 들었다. 어쩌면, 4년 전에 아버지가 남긴 풍족한 유산이 당뇨에 독이 됐을까?

당뇨로 쇠약해지는 몸이 사과처럼 쪼그라드는 것처럼 느꼈을 것이다. 서서히 짙어지는 죽음의 '단맛'을 직감한 세잔은 해골을 그리기 시작했다. 썩어가는 사과 옆에 '당도'가 짙은 해골이 등장했다가, 사과가 사라지고 해골이 피라미드처럼 쌓였다. 사과의 공간을 해골이 대체하는 걸까? "맹세코, 나는 그리다가 죽을 것이다"(I have sworn to die painting).

1906년 10월, 쇠약한 몸을 끌고 밖으로 나가 그림을 그리다가, 갑자기 불어 닥친 비바람에 갇혔다. 그림도구를 챙겨 서둘러 돌아오다가 폭우 속에 쓰러졌다. 마침 지나던 우편마차에 실려 돌아온 세잔은 저체온증으로 기관지염이 폐렴으로 악화됐다. 왜 그랬을까? 이틀 뒤 또 그림을 그리러 나섰다가 다시 쓰러졌다. 화가는 사라지고 사과만 남았다. 향년 67세.

[당뇨병] Diabetes. 糖尿病

혈액 속의 당(糖)을 세포로 흡수하는 인슐린이 제대로 작동하지 않아 혈당이 지속적으로 높은 질환이다. 몸에서 당을 이용하지 못해 쉽게 피곤해지고, 쓰지 못한 당을 오줌으로 배출하게 된다. 혈당이 지나치게 높은 상태가 오래가면 눈부터 발까지 온몸에 합병증이 생기기 쉽다.

[저체온증] Hypothermia. 低體溫症

몸의 중심 체온이 35℃ 아래로 떨어진 상태를 말한다. 비에 젖거나 바람을 맞거나, 물에 빠진 경우 서둘러 몸을 데우지 않으면 체온이 갑자기 떨어지게 된다. 저혈당, 패혈증, 내분비계 질환으로도 체온이 떨어질 수 있다. 가벼운 경우(33~35℃) 닭살이 돋고 살갗과 입술이 파랗게 질리면서 자꾸 잠이 오고, 심해지면(29~32℃) 심장박동과 호흡이 느려져 의식을 잃게 되며, 악화되면 (28℃ 이하) 눈동자가 풀리고 혈압이 떨어지면서 심장이 멎게 된다.

행동하는 에밀 졸라가
가스중독으로
죽은 이유

에밀 졸라
(1840-1902)

1852년 프랑스 남부 엑상프로방스에서 지독한 근시에 몸도 약한 학생이 친구들의 괴롭힘에 자주 시달렸다. 어느 날 힘세고 덩치 큰 친구가 다가와 못된 놈들을 말려줬다. 고마움에 에밀 졸라는 폴 세잔에게 사과를 건네곤 했다. 그 사과를 얼마나 들여다보았을까? 세잔이 사과를 많이 그린 배경 중의 하나다. 졸라는 세잔의 그림을 격려했고, 세잔은 졸라의 글에 감탄했다.

약자의 고통을 겪어봐서 잘 알 것이다. 졸라는 사회적 약자의 어둡고 질척거리는 현실을 '유전병'에 빗댔다. 『목로주점』의 세탁부 제르베즈와 그 딸 창녀 '나나'는 아무리 일해도 비참한 생활에서 벗어나지 못한다. 졸라는 『루공마카르』(Les Rougon-Macquart) 총서에서 가난을 도저히 극복할 수 없는 유전병처럼 묘사했다. 가난한 등장인물은 하나같이 알코올중독, 폐병, 천연두, 정신병 같은 질환을 운명처럼 앓다가 죽는다.

정치적 약자의 수난도 가만히 지켜보지 않았다. 졸라는 '행동하는 양심'으로 발벗고 나섰다. 1894년 알프레드 드레퓌스 대위가 억울하게 독일의 스파이로 몰려 '악마의 섬'으로 유배당했다. 국가가 개인의 인권을 짓밟은 '드레퓌스 사건'이다. 당대 최고의 지식인으로, 참을 수 없었던 졸라는 대통령에게 보내는 편지, 「나는 고발한다」(J'Accuse…!)는 글을 작은 신문에 기고했다.

드레퓌스 사건을 두고 프랑스는 극단적인 보수와 진보, 양쪽으로 갈라졌다. 군부와 가톨릭교회와 언론은 졸라에게 매국노라는 낙인을 찍었다. 대중은 졸라의 인형을 불태우고 야유하고 협박했다. 1898년 명예훼손으로 유죄 판결을 받자, 폭도를 피해 영국으로 잠시 피신했다가 이듬해 돌아왔지만, 재심에서도 유죄가 선고됐다. 죽은 지 4년 지난 1906년에야 대법원에서 무죄로 판결 받았다.

1902년 9월 말, 아내와 함께 긴 여행에서 돌아온 졸라는 썰렁한 방을 데우기 위해 벽난로를 지폈다. 바깥엔 비가 내려 방 안이 눅눅하고 석탄도 눅진했다. 따뜻해진 방에서 저녁식사를 맛나게 들고 나서 부부는 잠자리에 들었다. 졸라는 잠들기 전에 문을 꼭 잠그고 창문도 확인했다. 드레퓌스 사건을 겪으면서 위협을 자주 받았기 때문에 생긴 습관이다.

메슥거리는 방에서 제대로 잠들지 못한 부부는 한밤중에 어지럼 속에 깨어났다. 머리가 아파 아내가 하녀를 부르려 하자, 사람 좋은 졸라가 비몽사몽 말렸다. 속이 불편한 이유가 소화불량이라 여기고, 하녀를 굳이 깨우지 말라는 것이다. 다음 날 아침, 부부는 쓰러진 채 발견됐다. 졸라는 창을 열려고 일어나다 쓰러진 듯, 얼굴은 바닥에, 다리는 침대에 걸려 있었다. 가스중독이다. 향년 62세.

일산화탄소가 왜 새어 나왔을까? 처음엔 굴뚝으로 이어지는 관의 이음매에 문제가 있는 것으로 여겨졌다. 사실을 밝히는 데 50년도 넘게 걸렸다. 1953년 한 언론에서 졸라의 죽음에 문제를 제기했다. 돈을 받은 굴뚝청소부가 몰래 졸라의 굴뚝을 막았다는 것이다. 평생 죄책감에 시달린 굴뚝청소부가 죽기 직전에 범행을 자백했다는 것. 다시 조사해 보니 이 정황이 상당히 근거가 있는 것으로 받아들여졌다.

앞장서서 사회악을 고발했던 지식인은 왜 가스중독으로 죽었을까? 육체는 중독시킬 수 있어도, 정신은 굴복시킬 수 없었기 때문일까? 일찌감치 졸라가 기도했다. "먹고 마시고 우리의 거친 입맛을 만족시키되, 우리의 영혼은 신성하고 떨어져 있게 하소서"(Let us eat, drink and satisfy our coarse appetites, but let us keep our souls sacred and apart).

[일산화탄소 중독] Carbon Monoxide Poisoning. 一酸化炭素 中毒
물질이 탈 때 산소가 모자라는 불완전연소로 발생하는 일산화탄소에 중독된 상태를 말한다. 일산화탄소는 색도 맛도 냄새도, 자극도 없어 스스로 중독을 깨닫기 어렵다. 처음에는 머리가 아프고 어지럽고 메슥거리다가 심해지면 몹시 졸리거나 의식을 잃게 된다. 피에서 산소를 나르는 헤모글로빈이 산소보다 일산화탄소와 더 잘 결합하기 때문에, 산소를 많이 필요로 하는 뇌, 심장, 근육의 기능이 떨어지게 된다. 심한 경우 뇌세포가 망가지거나 심장에 이상이 생기면서 사망하기도 한다.

에밀 졸라

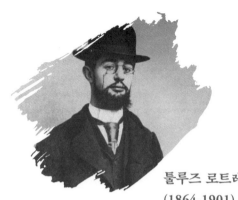

난쟁이 로트레크가 쏘아 올린 슬픈 왜소증

툴루즈 로트레크
(1864-1901)

19세기 말, 파리에 에펠탑이 들어서고 만국박람회가 열리던 벨에포크 (Belle Époque. 아름다운 시대). 한 난쟁이가 극장식 유흥식당에서 쫓겨났다. 빨간 풍차와 캉캉춤으로 유명한 고급 카바레 '물랭루즈'의 '물'을 관리하는 데 방해가 된다는 이유에서다. 작고 못생긴 난쟁이가 앞자리에 앉아 고급 와인과 압생트를 호기롭게 들이키는 모습이 꼴불견이었을 것이다.

난쟁이는 키가 152cm로 눈에 띄게 작았다. 키만 작은 게 아니라 몸도 가분수였다. 상반신은 정상이지만 다리가 무척 짧아 지팡이를 짚고 오리처럼 뒤뚱거리며 다녔다. 몸집이 뚱뚱해 '커피포트'라 불린 난쟁이는 그림을 잘 그렸다. 카바레에서 손님들은 연필로 스케치를 하는 그를 보고 '지팡이로 그림을 그린다'거나, 깜박 연필을 놓고 일어서면 '지팡이를 두고 간다'고 놀려댔다.

이름이 길면 그만큼 주장할 게 많다는 뜻이다. 난쟁이는 '앙리 마리 레이몽 드 툴루즈-로트레크-몽파'라는 긴 이름을 가졌다. 프랑스 남서부의 전설적인 툴루즈 백작 가문은 혈통과 영지를 지키려고 근친결혼을 고수했다. 로트레크의 친할머니와 외할머니는 자매였고, 아버지와 어머니는 이종사촌이었다. 온갖 유전병을 물려받은 로트레크에게 '가문의 영광'은 '가문의 저주'가 됐다.

어린 로트레크는 뼈가 너무 약했다. 열세 살에 의자에서 떨어져 왼쪽 넓적다리가, 이듬해 어머니와 산책하다 넘어져 오른쪽 넓적다리마저 부러졌다. 키는 아예 성장을 멈췄다. 희귀한 왜소증의 하나인 농축이골증(툴루즈 로트레크 증후군. Pycnodysostosis)이다. 뼈를 파괴하는 파골세포에 문제가 생겨 약한 뼈만 남는 유전병이다.

고귀한 백작의 취미인 사냥이나 승마를 즐길 수 없는 로트레크는 아버지의 냉대와 멸시를 피해 그림을 그렸다. 몽마르트르에서 빈센트 반 고흐와 에드가 드가를 만나고, 수잔 발라동에게 그림을 가르치기도 했다. 그림을 잘 그리는 난쟁이에게 '백설공주'들이 모여 들었다. 물랭루즈 주변의 무용수와 매춘부들이다. '난쟁이 백작'이 그들의 슬픈 현실을 아름답게 그려줬기 때문이다.

1889년 만국박람회가 열리면서 몽마르트르에서 '빨간 풍차'가 돌아가기 시작했다. 로트레크는 물랭루즈를 홍보하는 그림을 그렸다. 길거리 포스터의 효시다. 처음 본 포스터를 뜯어가거나 사고팔 정도로 인기를 얻으면서 '난쟁이 백작'은 물랭루즈의 스타로 떠올랐다. 포스터를 그린 대가로 '지정석'에서 원하는 대로 술을 마셨다. 그는 물랭루즈의 떠들썩한 풍경을 사실적으로 묘사하고, 무용수와 매춘부들의 일상을 슬픈 '백설공주'처럼 그려냈다.

어느 날 갑자기 키가 작다고 물랭루즈에서 쫓겨난 로트레크는 술로 홧병을 달랬다. 잦은 폭음으로 알코올중독에 빠지고, '백설공주'와 잠자리를 함께한 탓에 매독까지 얻었다. 요양원과 정신병원을 들락거리던 그는 1901년 더 이상 '백설공주'들을 만날 수 없게 됐다. 향년 36세. 얼마나 사무쳤을까? 유언은 평생 원망하던 아버지에게 남겼쪽. "Le vieux con!"(바보 같은 노인네).

어려서부터 주변 사람들의 눈치를 계속 살핀 탓일 게다. 로트레크는 주변 인물의 표정과 움직임을 관찰하고 그 특징을 '그림일기'처럼 정확하게 그려냈다. 그가 그린 인간은 한결같이 추한 모습이다. "추한 걸 추한 대로 그리는 것. 그뿐입니다." 그렇다. 사람들의 눈엔 '난쟁이가 쏘아올린 공'은 추하게 보였을 것이다. '난쟁이 백작'의 눈에는 다르게 보였다. "인간은 추하지만 인생은 아름답다".

[왜소증] Dwarfism. 矮小症

성인 기준으로 키가 147cm보다 작으면 왜소증이다. 한국에서는 남자 140cm 미만, 여자 135cm 미만일 경우 장애인등록증이 나온다. 대개 몸 자체는 건강하고 아무런 이상이 없는데, 키만 너무 작을 뿐이다. 상반신과 하반신이 균형을 이루는 경우와 그렇지 않은 경우로 나뉜다. 돌연변이로 연골무형성증(Achondraplasia)을 앓거나, 성장호르몬이 제대로 작동하지 않으면 저신장 성장장애로 왜소증이 나타나기 쉽다.

중이염으로
'불행한 왕자'
오스카 와일드

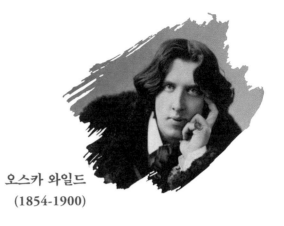

오스카 와일드
(1854-1900)

마을 광장에 우뚝 서 있던 '행복한 왕자'는 따뜻한 남쪽으로 갈 때를 놓친 제비에게서 가난하고 불쌍한 사람들의 이야기를 전해 들었다. 그들을 위해 동상을 장식한 보석을 하나씩 떼어 주다가 결국 초라한 왕자가 됐다. 겨울이 오자 제비는 얼어 죽었고, 흉물스러운 동상은 철거됐다. 하느님의 명을 받은 천사는 제비의 주검과 왕자의 심장을 챙겨 하늘로 가져갔다. '행복한 왕자'는 정말 행복했을까?

오스카 와일드는 '행복한 왕자'처럼 살았다. 아버지는 빅토리아 여왕의 주치의였고, 어머니는 유명한 작가였다. 훤칠한 외모에 옥스퍼드 대학을 나와 20대부터 성공가도를 달렸지만, 40대 들어 동성애로 감옥에 갇히면서 가정이 거덜나고 결국 영국에서 추방당했다. 그는 스스로 자신의 미래를 알고 있었을까? "모두 왕으로 태어나지만, 대부분의 사람은 대부분의 왕처럼 유형지에서 죽어간다".

예의 바른 신사의 나라 영국에서, 그것도 엄격한 빅토리아 시대에 그는 가식적인 도덕보다 순수한 예술을 추구했다. 예술은 아름다움 그 자체가 목적이기 때문에 정치나 종교나 윤리 같은 기준으로 평가해서는 안 된다는 것이다. '예술을 위한 예술'(Art for Art)을 내건 유미주의(唯美主義)다. 자유분방한 그는 공작새처럼 화려하게 입고 다니면서 튀는 발언으로 대중의 시선을 당당하게 즐겼다.

소설 『도리언 그레이의 초상』에서 주인공은 젊음과 아름다움에 병적으로 집착했다. 초상화가 대신 늙어가는 마법으로, 영원한 젊음과 아름다움을 붙잡으려 했다. 희곡 「살로메」는 이룰 수 없는 사랑이라면 죽여서라도 소유하겠다는 팜파탈의 광적인 욕망을 드러낸다. '행복한 왕자'는 과연 그 처절하고 순수한 아름다움을 붙잡을 수 있었을까?

현실은 동화와 달랐다. '행복한 왕자'에게 엉뚱한 '제비'가 다가왔다. 결혼해서 두 아들까지 둔 '행복한 왕자'는 철없고 방탕한 귀족 청년 알프레드 더글라스에게 덧없이 빠져들었다. 당시 동성애는 도저히 용서받을 수 없는 사회적인 범죄였기에, '행복한 왕자'는 사형 바로 아래 최고 형벌을 선고받았다. 2년 동안 감옥에 갇혔다가 프랑스로 추방되면서 다시 돌아오지 못했다.

감옥에서 죄수들도 그를 조롱하고 침을 뱉었다. 낮에는 몇 시간씩 큰 맷돌을 돌리거나 거친 밧줄을 다듬는 중노동을 하고, 밤에는 차갑고 딱딱한 널빤지에서 잠을 청했다. '행복한 왕자'는 'C.3.3'으로 불렸다. C동 3층 3번 방의 죄수다. 『도리언 그레이의 초상』에서처럼, 잘 생긴 청년이 마법이 풀린 어느 날 거울을 보고 갑자기 늙고 추한 노인으로 변해 버린 자신을 발견한 것이다.

아픔과 배고픔에 찌든 '왕자'는 깜박 졸도했다가 귀를 다쳤다. 그 상처로 오른 귀에 중이염이 생겨 진물이 흐르고 난청이 심해졌다. 출소해서 추방당한 뒤엔 고통이 더 심해져 수시로 탄산수로 귀를 씻고 술로 통증을 달래야 했다. 수술을 받았다가 중이염이 뇌수막염으로 악화되면서 '행복한 왕자'는 1900년 늦은 가을, 파리의 한 허름한 호텔에서 불행한 숨을 몰아쉬었다. 향년 46세.

'행복한 왕자'는 도시의 흉물처럼 변했다. 파리의 생제르망 거리를 비렁뱅이처럼 걸으면 행인들이 다가와 욕을 했다. 사람이 두려워 방에 갇힌 '왕자'는 우중충한 벽을 마주 보고 쓴웃음을 지었다. "나는 벽지와 목숨을 건 결투를 벌이고 있다. 둘 중 하나가 죽어야 끝이 나겠군"(My wallpaper and I are fighting a duel to the death. One or the other of us must go). 천사가 그의 심장을 챙겼을까?

> **[중이염]** Tympanitis. 中耳炎
>
> 가운데귀에 생기는 염증이다. 고름이 자주 나고, 소리가 잘 들리지 않는다. 미생물에 감염되거나 유스타키오관에 문제가 생긴 경우에 잘 걸린다. 감염원에 따라 재발과 만성에 영향을 미친다. 치료받지 않으면 염증이 심해져 청력이 떨어지게 된다. 급성은, 특히 어린이는 제때 치료하여 더 이상 진행되지 않도록 해야 한다.

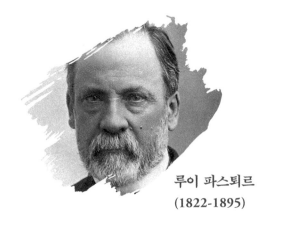

뇌졸중을 앓고도
광견병을 정복한
루이 파스퇴르

루이 파스퇴르
(1822-1895)

1885년 7월 프랑스 파리에서 동쪽으로 400km나 멀리 떨어진 알자스에서 다급한 어머니가 아홉 살 아들을 데리고 왔다. 아들은 이틀 전에 미친 듯 날뛰는 개에게 팔과 다리를 열네 곳이나 물렸다. 동네 의사가 소독하느라 상처를 뜨거운 인두로 지지는 바람에 아들은 신음과 비명을 계속 뱉어냈다. 광견병 치료법이 나왔다는 말을 듣고, 어머니가 그 먼 길을 부랴부랴 달려온 것이다.

아뿔싸! 어머니가 찾은 전문가는 의사가 아니었다. 의사 면허도 없고, 의료 경험도 없는 화학자였다. 루이 파스퇴르는 소아과 의사와 광견병 전문가의 조언을 받고 소년이 백신을 열세 번 맞도록 지휘했다. 광견병에 걸린 토끼의 척수로 만든 백신이다. 의사도 아닌 화학자가 어떻게 광견병 백신 치료를 감행할 수 있었을까?

당시 광견병 백신을 같이 개발한 의사는 백신 접종을 반대했다. 임상시험이 충분하지 않아 위험했기 때문이다. 나중에 밝혀진 파스퇴르의 기록에 따르면, 광견 50마리가 아니라 11마리만 백신을 시험했을 뿐이다. '조작'의 그림자가 어른거린다. 당시 소년을 문 개가 광견병에 걸렸다는 증거도 없다. 어쨌든 개에 물린 소년은 상처가 나았고, 평생 광견병 증상이 나타나지 않았다.

경쟁심에서 그랬을 것이다. 당시 프로이센의 로베르트 코흐가 탄저병,

　그래서 차라투스트라는 이렇게 울었다

결핵, 콜레라를 일으키는 세균을 잇달아 발견했다. 파스퇴르는 겁없이 연구를 밀어붙였다. 원인 균을 찾기 위해 손수 미친 개의 입을 벌려 침을 받아내고, 위험한 광견병 백신 접종도 과감하게 내질렀다. 과학적인 성과를 신기한 마술쇼처럼 과시하길 좋아했다. 그 결과 1887년 파스퇴르연구소를 세워 엄청난 후원을 이끌어냈다.

세상의 모든 세균을 다 잡아낼 듯 덤비던 파스퇴르를 덮친 것은 뇌졸중이다. 1868년 갑자기 말이 어눌해지고 움직임이 이상해졌다. 동료 의사들이 찾아와 귀 뒤에 거머리 16마리를 놓아 피를 뺄도록 처방했다. 왼다리는 상당히 좋아졌지만, 왼팔은 거의 못쓰게 됐다. 그 뒤로도 '작은 뇌졸중'이 몇 번 그를 치고 지나갔다. 다행히, 뇌졸중은 뇌는 건드리지 않았다.

왜 그리 젊은 나이에 뇌졸중에 걸렸을까? 마흔여섯에 처음 뇌졸중을 겪은 파스퇴르는 뚜렷한 가족력을 보인다. 아버지와 어머니, 그리고 여동생까지 뇌졸중을 앓거나 뇌졸중으로 죽었다. 대대로 혈압이 높은 집안이다. 일에 대한 집착으로 거의 쉬지 않았던 것도 '젊은 뇌졸중'의 원인일 것이다. 한편, 파스퇴르는 딸 셋을 열 살 안팎에 장티푸스로 잃기도 했다.

파스퇴르의 업적은 발효와 질환의 원인이 되는 미생물의 존재를 드러내고 퇴치하는 방법을 찾아냈다는 것이다. 저온살균법으로 맥주 산업과 포도주 산업을 살리고, 광견병 백신과 탄저병 백신으로 많은 사람을 구했다. '끝까지 살아남을 존재는 미생물이다'(It is the microbes who will have the last word)던 그는 1895년 미생물보다 먼저 '마지막 말'을 남겼다. '난 할 일 다 했어'(I have done what I could). 향년 73세.

조작과 표절의 연구윤리를 피하고 싶었을까? 파스퇴르는 실험자료를 공개하지 말라는 유언을 남겼다. 하지만, 유족은 70년 뒤 실험자료를 박물관에 기증했고, 20년 뒤 조작과 표절의 연구윤리에서 의심스러운 구석이 여기저기 발견됐다. "과학에는 조국 없지만, 과학자는 조국이 있다". 파스퇴르는 '과학'이나 '조국'이라는 단어를 왜 그리 자주 들먹였을까?

[광견병] Rabies. 狂犬病

광견병 바이러스를 가진 동물에 물려 생기는 질환이다. 열이 나고 힘이 빠지고 입맛이 떨어지다가, 침을 흘리면서 목에 경련이 일어난다. 물을 두려워하기 때문에 공수병(恐水病)이라고도 한다. 개, 고양이, 여우, 너구리, 족제비, 박쥐처럼 광견병 바이러스를 가진 짐승에게 물리는 경우에 걸리기 쉽다. 증상이 빠르게 악화되기 때문에 제때 치료하지 않으면 온몸이 마비되면서 혼수상태에 빠져 사망하게 된다.

[뇌졸중] Stroke. 腦卒中

뇌혈관에 갑자기 장애가 생겨 바로 사망하거나 후유증이 오래 남는 질환이다. 주로 뇌혈관이 막혀 생기는 뇌경색(腦硬塞. Cerebral Infarction)과 뇌혈관이 터져 생기는 뇌출혈(腦出血. Cerebral Hemorrhage)로 나뉜다. 비슷한 질환을 포괄적으로 뭉뚱그려 '중풍'(中風) 또는 '풍'(風)이라고도 한다. 머리가 아프고 어지러우며 말을 제대로 하지 못한다. 팔다리에 힘이 빠지면서 걷기 힘들고 몸을 가누기도 어렵게 된다.

그래서 차라투스트라는 이렇게 울었다

콜레라의 저주를
풀지 못한
차이콥스키

표트르 일리치 차이콥스키
(1840-1893)

〈백조의 호수〉는 인간과 백조의 신비한 사랑을 그린 발레 작품이다. 사냥을 하던 지그프리드 왕자는 마법사의 저주로 백조가 된 오데트 공주를 보고 한눈에 반했다. 저주를 풀려면 진정한 사랑을 고백하면 된다. 애타게 공주를 찾던 왕자는 마법사에게 속아 그 딸인 흑조 오딜에게 사랑을 맹세해버렸다. 실수를 깨닫고 절망한 왕자는 숲속의 호수에 몸을 던졌다.

현실은 동화와 얼마나 같을까? 표트르 차이콥스키는 '백조의 호수'를 초연한 1877년 음악원 제자인 안토니나 밀류코바와 결혼했다. 그녀가 '흑조'였을까? 신혼여행을 다녀오자마자 차이콥스키는 아내가 '파충류처럼 끔찍하다'며 넌더리를 쳤다. 사라지기로 결심한 그는 러시아 상트페테르부르크의 네바강에 몸을 던졌다. 감기몸살에 걸렸지만, 집으론 돌아가지 않았다.

'호두까기 인형'은 발레에서, 소녀 클라라가 받은 크리스마스 선물이다. 곤히 잠든 밤, 생쥐 왕이 쥐떼를 이끌고 쳐들어와 과자와 선물을 갉아먹자, 호두까기 인형은 장난감 병정들을 지휘하며 맞서 싸웠다. 위기의 순간을 본 클라라는 황급히 신발을 던져 쥐떼를 쫓아냈다. 마법이 풀린 인형이 멋진 왕자로 돌아오자, 클라라는 왕자와 함께 과자의 나라로 여행을 떠난다.

동화도 가끔 현실로 닥쳐올 수 있을까? 행복한 결혼에 실패한 차이콥스키는 '생쥐'(가난)의 습격에 몹시 시달렸다. 바로 그해 크리스마스 선물처

럼 '클라라'가 나타났다. 러시아 철도왕의 아내인 나데즈다 폰 메크 부인
이다. 부인은 엄청난 후원을 베풀며 '호두까기 인형'에게서 '쥐떼'를 쫓아
냈다. 가난의 저주에서 풀린 차이콥스키는 동화처럼 아름다운 작품들을
풀어냈다.

'눈의 여왕'이 살 것 같은, 러시아의 외딴 산골에서 태어난 차이콥스키
는 너무 여리고 수줍었다. 금세 녹는 여린 눈을 닮았을까, 다 비치는 투명
한 얼음을 닮았을까? 툭 하면 마음에 상처를 입는 그는 '유리 꼬마'(Boy of
Glass)라 불렸다. 어머니 치마 뒤에 자주 숨던 꼬마는 열네 살에 어머니를
콜레라로 잃고 나서 더 여리고 소심해졌다. 법률학교 기숙사에 머물 때다.

차이콥스키의 3대 발레 음악이라면 〈백조의 호수〉〈호두까기 인형〉〈잠
자는 숲속의 공주〉를 꼽는다. 왕자와 공주가 등장하는 세 작품 모두 마법
사의 저주를 담고 있다. 자신에게 걸린 '저주'를 풀고 싶었던 것일지도 모
른다. 차이콥스키는 평생 '동성애의 저주'에 시달렸다. 밀류코바와의 파
탄, 폰 메크 부인과의 결별, 심지어 그의 죽음까지 차마 입 밖에 낼 수 없
는, 은밀한 동성애의 그림자가 어른거렸다.

1893년 6번째 교향곡 〈비창〉을 발표한 뒤, 상트페테르부르크의 한 식당
에서 저녁을 먹었다. 물을 달라고 하자 주인은 끓인 물이 없다고 거절했다.
왜 그랬을까? 차이콥스키는 콜레라를 걱정하는 주인에게 맹물을 달라고
계속 고집을 부렸다. 아니나 다를까, 끓이지 않은 물을 마신 그는 결국 콜
레라에 걸렸다. 아흐레 전에 지휘한 '비창'이 그의 진혼곡이 되어버렸다.
향년 53세.

당시 인도 벵갈 지역의 아열대성 풍토병에 불과했던 콜레라가 어떻게
추운 러시아까지 스며들었을까? 그것도 더운 여름도 한참 지난 늦가을에
말이다. '동성애의 저주'에서 벗어나려고 몸부림쳤던 차이콥스키는 '콜레
라의 저주'를 미처 깨닫지 못했다. 어머니도 콜레라로 잃었다. 콜레라도 마
법사의 저주였을까? 차이콥스키는 그 감미로운 선율을 받는 대가로, 마법

사와 무엇을 거래했을까?

[콜레라] Cholera. 虎列刺

콜레라 균에 감염되어 걸리는 전염성 질환이다. 감염된 지 2~3일 뒤에 배는 아프지 않은데, 물 같은 설사가 나오고 구역질과 구토가 일어난다. 균이 묻은 똥이나 분비물로 오염된 물이나 음식으로 감염된다. 더러운 손으로 요리하거나 음식을 먹으면 위험하다. 해산물을 날로 먹거나 덜 익혀 먹어도 감염될 수 있다. 설사가 잦아 탈수가 심각해지면서 쇼크에 빠져 며칠 만에 사망할 수도 있다.

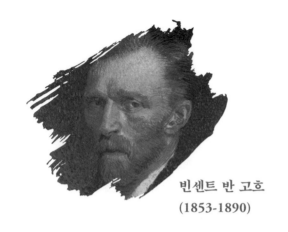

물감을 빨면서 해바라기를 그린 빈센트 반 고흐

빈센트 반 고흐
(1853-1890)

　대리인생을 산다는 기분은 어떤 걸까? 내 인생이 아닌 다른 사람의 인생을 대신 살아주는 것 같은 언짢은 기분 말이다. 빈센트 반 고흐는 태어날 때부터 '대타'(代打)였다. 목사 아버지와 화가 어머니 사이에서 선두타자로 나선 첫 아들은 방망이를 휘둘러보지도 못하고, 타석에 들어서자마자 (태어나자마자) 죽었다.

　'계획 출산'일까? 정확하게 1년 뒤, 본 적도 들은 적도 없는 형의 생일이자 제삿날인 1853년 3월 30일 그가 태어났다. 죽은 아들의 환생이라 여겼을 것이다. 부모는 죽은 아들의 이름을 그대로 붙였다. 빈센트 반 고흐. 가운데 이름(middle name) 빌렘(Willem)도 같다. 심지어 '등번호'조차 같다. 아버지는 자신의 교구에 빈센트를 죽은 아들과 같은 29번으로 등록했다.

　'대타'라는 걸 알게 되면서 빈센트는 점점 겉돌기 시작했다. 가족과 지내는 것은 물론 친구나 연인도 제대로 사귀지 못했다. 강퍅한 성질 때문에 큰아버지가 운영하는 갤러리나 아버지가 주선해준 교회와 학교에서도 자리잡지 못하고 이리저리 떠돌았다. 차라리 자신처럼 소외된 농부나 광부와 어울리는 게 좋았다. '대리인생'이라는 낮은 자존감은 조울증으로 커져 가끔 발작을 일으키기도 했다.

　그림에서 열정을 발견한 빈센트는 소외된 사람들을 그리고 싶었다. 아는 화가들에게 편지를 보내 생각이 같은 화가끼리 모여 공동체를 만들자고 제안했다. 유일하게 응한 화가는 돈을 벌지 못해 갈 곳이 없던 폴 고갱뿐이다. 빈센트는 고갱이 그린 자신의 모습이 못마땅했다. 흐리멍덩한 눈동자가 자신을 조롱한다고 느낀 것이다. '노란 집'에서 두 화가의 동거는 63일 만에 끝났다. 빈센트는 왼쪽 귓볼을 잘랐다.

하늘의 태양을 땅에서 대리하는 존재가 해바라기일까? 빈센트는 해바라기에서 자신의 모습을 발견했다. 도시의 예쁜 해바라기가 아니라 시골의 소박한 해바라기(Rustic Sunflower)다. 굵고 거친 줄기 위에 누런 꽃잎을 아무렇게나 달고서 고집스럽게 태양을 응시하는 자신의 모습이다. 빈센트는 노란 바탕에 더 노란 해바라기를 고집스럽게 덧칠했다.

해를 따라 도는 해바라기를 한참 관찰하다 보면 어지러울까? 가운데 빽빽하게 모인 통꽃(筒狀花)과 둘러선 혀꽃(舌狀花)의 피보나치 수열을 가만히 따라 돌다 보면 현기증이 난다. 어쩌면, 빈센트의 어지럼증은 해바라기에서 왔을지도 모른다. 갑자기 빙글빙글 도는 회전성 어지럼증으로 발작하는 메니에르병이다. 어지러이 도는 듯한 거친 붓질은 이 병 때문일까? 발작으로 귓볼을 자른 것도 귓병 때문일까?

당시 화가들이 즐기던 푸른 빛 짙은 증류주 압생트(Absinthe)를 좋아했던 빈센트는 발작을 시작하면 물감 희석용으로 쓰는 테레핀 정유(Turpentine)를 먹곤 했다. 금단 증상에 시달린 나머지 압생트라고 착각(?)한 것이다. 정말 미쳤을까? 가끔은 튜브를 꺼내 물감을 빨아먹으면서, 캔버스에 물감을 발랐다. '별이 빛나는 밤에'를 그린 뒤 동생에게 물었다. "내 영혼이 물감처럼 하늘로 번져갈 수 있을까?"

정신병원을 떠돌던 빈센트는 1890년 7월 '까마귀가 나는 밀밭'에서 7mm 리볼버(연발권총)로 자기 가슴을 쏘았다. 총알은 심장을 살짝 빗겨나 척추에 걸렸다. 다음 날 동생 테오가 찾았을 때 붕대에 감긴 형은 담배를 피우면서 실없이 웃었다. "난 왜 이렇게 잘하는 것이 없지? 나에게 총을 쏘는 것도 실패하다니." 이틀 뒤 서른일곱의 '해바라기'는 고개를 떨궜다.

"슬픔은 끝나지 않을 거야"(The sadness will last forever). 죽은 형이 기다리는 저승의 슬픔도 두려웠을까?

[메니에르병] Meniere's Disease

갑자기 심한 어지럼증을 일으키는 속귀 질환이다. 처음에는 가벼운 난청과 작은 울림으로 시작해서 빙글빙글 도는 어지럼증으로 심한 발작을 일으킨다. 귀에 뭔가 꽉 차거나 막힌 듯한 느낌에 메스껍고 토하는 증상이 나타난다. 자세한 원인은 밝혀지지 않았지만, 속귀의 림프액 흐름에 생긴 문제 때문으로 알려져 있다.

아내 무덤에 가서야 환상에서 깬 베를리오즈

엑토르 베를리오즈
(1803-1869)

'죽느냐 사느냐, 그것이 문제로다'. ① 권총 두 자루와 독약을 준비한다 ② 약혼녀가 있는 파리로 간다 ③ 하녀로 변장한 뒤 권총으로 둘을 쏜다 ④ 실패하면 독약을 사용한다. 1830년 느닷없이 파혼 당한 20대 후반의 열혈 청년은 변심한 연인에게 앙갚음하러 꼼꼼하게 실행계획을 짰다. 하지만, 변장할 하녀복을 마차에 두고 내리는 바람에 충동적인 복수극은 어이없이 끝나버렸다.

낭만파 예술가는 실연당하면 명작을 낳는가? 하마터면 뮤즈를 죽일 뻔한 엑토르 베를리오즈는 2년 뒤 교향곡 〈렐리오: 삶으로 복귀〉를 발표했다. 실연당한 청년 렐리오가 살기 위해 마음을 정리한다는 줄거리다. 베를리오즈는 말했다. "진실한 사랑 이외에 음악만큼 가치 있는 것은 없다. 진실한 사랑은 음악만큼이나 나를 불행하게 만들겠지만 그래도 나는 음악과 평생을 같이할 것이다." 그에게 진실한 사랑은 과연 어떤 것이었을까?

3년 전에도 그랬다. 파리에서 공연 〈햄릿〉을 본 뒤 여주인공 오필리아 역을 맡은 해리엇 스미슨에 푹 빠져버렸다. 그녀가 머무는 곳 주변에 숙소를 잡은 뒤 집요하게 꽃을 보내고 편지를 보냈지만, '오필리아'는 세 살 어린 그를 벌레 보듯 피해 다녔다. 뮤즈에 대한 온갖 망상과 집착과 소동 끝에 베를리오즈는 1830년 일생일대의 명작을 만들어냈다.

〈환상교향곡〉은 '어느 예술가의 생애의 에피소드'라는 부제가 붙어 있다. 이루어질 수 없는 사랑에 절망한 나머지 아편을 먹고 자살을 시도하는 청년, 곧 베를리오즈 자신의 이야기다. 아편에 취한 청년이 환각 상태에서, 무도회에서 만난 연인을 연모하다가 그녀를 죽이고 결국 단두대로 끌려간다는 줄거리다. 가련한 청년은 왜 아편으로 자살을 시도했을까?

아버지는 진보적인 의사였다. 동양의 침술을 먼저 도입할 만큼 실험정신이 강했던 아버지는 웬만한 질환에 아편을 처방했다. 치통이나 복통을 호소하면 아버지는 바로 아편을 먹었다. 어려서부터 아편에 절었던 베를리오즈는 손쉽게 아편에 기댔고 아편으로 힘으로 〈환상교향곡〉을 작곡한 것이다. 하긴, 당시는 예술적인 창의성을 부른다고 아편도 부추기던 낭만주의 시대 아닌가?

어머니는 매우 보수적인 신앙을 고집했다. 아버지를 따라 의사가 될 것으로 기대했던 아들이 해부실습을 견디지 못하고 뛰쳐나와 음악의 길을 고집하자 아들에게 심한 욕을 퍼부었다. 예능인은 '교회에서 파문 당해 영원히 저주받을 족속'이라는 것이다. 어릴 때부터 포근한 어머니의 사랑이 간절했던 베를리오즈가 연상의 여러 여인에게 병적으로 집착하게 된 배경일 것이다.

실연의 아픔을 아편과 음악으로 달래는 과정을 반복하던 베를리오즈는 말년에 아편중독을 앓았다. 젊을 때 달고 살았던 위염과 십이지장궤양은 물론 50대 들어 생긴 수면장애도 아편에 기대지 않았던가? 아편은 처음엔 효과가 굉장하지만, 쓰면 쓸수록 몸과 마음을 불구로 만든다. 격정적이던 베를리오즈는 말년에 금단증상을 겪으면서 극도로 의기소침해졌다.

사랑에 미쳐 온갖 소동을 벌였던 해리엇과 결혼해서 10년 남짓 함께 살았다. 1865년 그녀의 무덤을 옮기려고 11년 만에 아내의 관을 열었다. 오필리아의 주검을 본 햄릿은 미처 날뛰었지만, 해리엇의 관을 연 베를리오즈는 정신이 번쩍 들었다. "사람이 죽으면 뼈나 남길 뿐, 천국도 지옥도 과연 있기나 한 걸까?" 그제서야 환상에서 깨어났다. 그가 사랑한 여인은 주연 해리엇이 아니라 여주인공 오필리아였던 것이다.

> **[아편중독]** Opiumism. 阿片中毒
>
> 아편이나 그 비슷한 화합물(유도체)을 오랫동안 계속 사용하다 보니 효과가
> 점점 떨어져, 더 많은 양이나 더 잦은 빈도로 빠져들게 되어 생활에 상당한
> 지장을 받는 질환이다. 한꺼번에 많이 먹으면 나타나는 급성중독은 떨면서
> 토하고 어지럽다가, 의식을 잃고 호흡이 느려지면서 사망하게 된다. 오랫동
> 안 복용해서 생기는 만성중독은 몸이 야위고 살갗이 창백하게 늘어지며 눈
> 빛도 흐려지면서 불안이나 환각에 이어 갖가지 금단 증상이 나타난다.

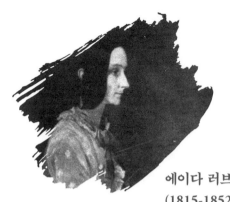

수학을 너무 잘해
도박에 중독된
에이다 러브레이스

에이다 러브레이스
(1815-1852)

자유분방한 시인 아버지와 철두철미한 수학자 어머니에게서 태어난 딸은 어떤 성격과 어떤 재주를 가졌을까? 낭만파 최고 시인인 아버지 조지 바이런은 제멋대로 사는 천하의 개망나니였고, 종교적으로 과학적으로 엄격한 어머니 안나 바이런은 전형적인 원칙론자였다. 어머니는 딸을 배자마자 이혼을 생각했고, 1815년 딸이 태어나자 아버지는 영국을 훌쩍 떠나버렸다.

아버지의 '광기'가 유전될까 걱정한 어머니는 딸이 시를 읽지 못하게 감시하면서, 수학과 과학에 집중하도록 했다. 어머니의 기대를 뛰어넘어 딸은 천재적인 재능을 보이면서 열두 살엔 증기로 움직이는 비행기계를 디자인했다. 하지만 딸은 필명으로 시와 수필을 기고하고, 음악을 작곡하기도 했다. 딸은 '시적인 과학자'(Poetical Scientist)가 되고 싶었다. 기계를 작동시켜 작곡 같은 창작도 할 수 있다는 것이다.

당시 여성이 사교모임에 참석하려면 예쁘거나 똑똑하거나 신분이 높아야 했다. 에이다 바이런은 이 세 가지를 다 갖추고 있었다. 열일곱에 사교모임에 참석하면서 '요정아가씨'(Lady Fairy), '숫자의 마녀'(Enchantress of Numbers)라는 별명도 얻었다. 이때 마이클 패러데이, 찰스 다윈, 찰스 디킨스 같은 유명인사들을 만난 에이다는 스무 살에 결혼하면서 '러브레이스'(Lovelace)라는 성을 달았다.

'컴퓨터의 아버지' 찰스 배비지를 만난 에이다는 '시적 과학'(Poetical Science)의 천재적인 영감을 발휘했다. 배비지의 부탁으로 계산기에 대한 논문을 번역하면서 에이다는 자신의 생각을 7가지로 정리해 노트로 달았다. 배비지의 계산기가 베르누이 수를 계산하도록 지시하는 명령어 세트, 곧 'IF-THEN'으로 이뤄지는 '루프'(Loop)를 반복하는 최초의 알고리즘이다. '최초의 프로그래머'가 탄생하는 순간이다.

증기로 작동하는 계산기(Difference Engine) 개발작업이 제대로 진행되지 않자, 영국 정부는 배비지에 대한 지원을 끊었다. 당시 1만7천 파운드, 군함 2척을 만드는 엄청난 예산이 들어갔다. 에이다는 공동개발을 제안했지만, 배비지는 자신의 발명품을 공유하고 싶지 않았다. 그래도 배비지를 위해, 마당발 에이다는 부유한 귀족들을 두루 만나 돈을 빌리거나 투자를 권했다.

수학으로 이길 수 있다고 확신했을까? 투자금이 턱없이 부족하자 에이다는 도박에 눈을 돌렸다. 빌리거나 투자 받은 돈으로, 경마장에서 승률을 계산하는 '도박시스템'을 만들었다. 남편 몰래 경마장을 드나들면서 엄청난 빚의 늪에 빠져들었다. 시댁 가문에 전해오는 유서 깊은 다이아몬드까지 저당잡히기도 했다. 요즘 시세로 한 판에 5억 원을 걸기도 하면서 모두 4천억 원이 넘는 '초대형 사고'를 쳤다.

아버지의 그늘 때문일까, 빚의 함정 때문일까? 나쁜 소문들이 나돌기 시작했다. '도박으로 집안을 말아먹은 여편네'가 술을 너무 많이 마시고, 아편을 탐닉하며, 남자 관계도 복잡하다는 풍문이 떠돌았다. 자궁암이 결정타를 날렸다. 1852년 쇠약한 에이다가 남편에게 뭔가를 고백하자, 남편은 돌아오지 않았다. 석 달 뒤, 'IF-THEN'을 반복하던 그녀의 '루프'가 끊어졌다. 향년 36세.

기억에도 없는 아버지를 왜 그리 닮았을까? 파란만장한 삶으로 빚에 시달렸다. 죽은 나이도 같고, 죽은 경로도 비슷하다. 서른여섯에 피를 뽑는 엉터리 치료, 사혈(瀉血)로 죽었다. 아버지를 증오하는 어머니에게 에이다는 아버지 곁에 묻어달라고 부탁했다. 남편에게는 아버지의 극시 '카인'(Cain)에서 한 줄을 골랐다. '믿으라, 살아남을 것이다. 의심하라, 죽을 것이다'(Believe—and sink not! Doubt—and perish).

[도박중독] Gambling Disorder. 賭博中毒

지속적이고 반복적인 도박으로 몸과 맘에 심각한 손상이나 고통을 일으키는 질환이다. 충동조절장애의 하나인 '병적 도박'(Pathological Gambling)이라는 명칭의 정식 질환이다. 도박에 집착하여 조절 능력을 잃게 되며, 자포자기로 매달리면서 거짓말이나 불법 행위를 하게 된다. 본전만 찾으면 그만두겠다는 '보상심리'와 다음엔 딸 수 있다는 기대심리 때문에 끊지 못한다. 도박할 때 많이 나오는 도파민을 원하는 회로가 자극돼 전두엽과 중피질 경로가 망가지기 때문에 점점 벗어나기 어려워진다.

그래서 차라투스트라는 이렇게 울었다

커피를 들이부어
소설을 '달여낸'
오노레 드 발자크

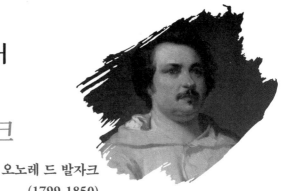

오노레 드 발자크
(1799-1850)

작가의 24시간은 12시간(집필) + 8시간(수면) + 4시간(잡일)으로 째깍 째깍 돌아갔다. 오노레 드 발자크의 하루다. '저녁 6시나 7시쯤 잠을 잡니 다. 닭처럼 말이죠. 새벽 1시에 일어나 8시까지 글을 씁니다. 다시 한 시간 반쯤 잠을 자고 일어나 블랙커피를 한 잔 들고 책상으로 가서 4시까지 일 을 합니다. 그 뒤에 목욕을 하거나 친구를 만나거나 외출 나갔다 온 뒤 저 녁을 먹고 잠에 듭니다'.

발자크는 단테의 '신곡'(Divine Comedy)의 짝이 될 총서 『인간극』(Human Comedy)을 구상했다. 탈고한 작품 91권과 미완성 46권이다. 진도가 잘 나 갈 때는 닷새마다 한 권씩 책을 쓰기도 했다. '사흘마다 잉크병이 하나씩 비고, 펜이 열 개나 닳아 없어졌다'. 책상 위에 놓인 촛대 여섯 자루에서 양 초가 얼마나 녹아내렸는지는 알 수 없다.

가장 중요한 '집필도구'는 커피다. 글이 궁해지면 바로 커피를 마셨다. 부르봉, 마르티니크, 모카 원두를 갈아 블렌딩한 뒤 가장 진한 커피로 내 렸다. 이렇게 마신 커피가 하루 평균 50잔, 평생 5만 잔쯤 된다. 대략 가늠 해보면 글을 쓰는 내내 16분마다 한 잔씩 마셨다. 커피포트로 한 번에 석 잔 끓이는 걸로 가정하면, 48분마다 '커피 끓이는 여유'(Coffee Break)를 가 졌다.

커피에 관한 한 발자크는 굉장히 까다로웠다. 품종마다 구하는 곳이 달랐기 때문에 원두를 사기 위해서라면 만사 제쳐놓고 반나절을 돌아다녔다. 품종마다 맛이 어떻게 다른지, 블렌딩 하면 또 어떤 맛이 나는지 정확하게 알았다. 글쓰기를 전투에 비유하던 그에게 커피는 개전을 알리는 총성이나 나팔소리 같은 신호였을 것이다. 매일 쉰 번씩 '돌격 앞으로!'를 외쳐 문제지만….

어쩌면 발자크에게 커피는 모유나 우유 같은 것이었는지도 모른다. 열여덟 어머니는 서른두살 연상의 남편과 사랑 없는 결혼으로 2년 뒤 첫 아들을 낳자 바로 유모에게 맡겨버렸다. 네 살에 집으로 왔지만, 어머니와 함께 지내는 시간은 매우 짧았다. 여덟 살에 입학하면서 기숙사로 들어가 6년 동안 집에 가지 못했다. '골짜기의 백합'의 주인공 펠릭스처럼 어머니에게서 버림받은 것이다.

'나폴레옹이 칼로 이룬 것을 나는 펜으로 이룰 것이다'. 나폴레옹을 존경한 발자크가 그 동상 아래 썼다는 야심 찬 낙서다. 역시 그는 글을 써야 했다. 출판업과 인쇄업에 손댔다가 잇달아 파산한 뒤 빚쟁이를 피해 숨어 살았다. 큰 빚을 갚기 위해 매일 하루의 절반 이상을 책상 앞에서 소설을 썼다. 하루 50잔씩 마신 커피는 글을 쓰기 위한 '연료'였다.

어머니 품이 그리웠을까, 빚 갚을 돈이 필요했을까? 발자크는 줄곧 어머니 같은 연상의 귀부인을 쫓아다녔다. 특히 서른셋에 반한 한스카 백작부인을 18년이나 기다린 끝에 쉰 살을 갓 넘은 나이에 결혼하는 데 성공했다. 하지만 너무 늦었다. '전투' 명령으로 하루 50잔씩, 모두 합쳐 5만 잔을 들이부은 커피가 결국 몸속에서 '내란'을 일으켰기 때문이다. 카페인 중독이다.

오랜 세월 동안 과로와 운동부족으로 심장이 붓기 시작했다. 울혈성 심부전과 심비대로 심장조직이 죽어들었다. 1850년 어느 날, 발자크는 잘 아는 의사를 불러달라고 했다. "비앙숑을 불러줘. 그만이 나를 치료할 수 있어!" 아무리 기다려도 비앙숑은 오지 않았다. 비앙숑은 그의 작품 『인간극』에 스물아홉 번 등장하는 의사 캐릭터다. 18년 기다려 시작한 신혼생활은 다섯 달로 끝났다. 커피도 더 이상 마실 수 없게 됐다. 향년 51세.

[카페인 중독] Caffeine Intoxication.

카페인을 오랫동안 많이 먹으면서 내성과 금단을 보이는 약물의존증이다. 보통 하루에 카페인 250mg(커피 3잔) 이상을 계속 들이켜면서, 안절부절, 신경과민, 흥분, 울렁증, 구역질, 두통, 불면, 빈뇨, 빈맥, 초조, 소화불량 같은 증상 때문에 정상 생활에 불편을 겪는다. 커피, 홍차, 녹차, 콜라, 코코아처럼 카페인이 많이 든 음료나 식품을 지나치게 탐닉하는 게 원인이다. 심장질환이나 골다공증으로 이어질 수도 있다.

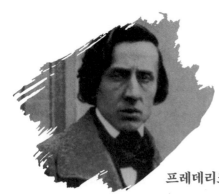

쇼팽이 평생 소심하게 피아노에 매달렸던 이유

프레데리크 쇼팽
(1810-1849)

"그건 해질 무렵 벌어진 일이지." 약혼한 그녀는 소식도 없고, 대신 그녀의 어머니가 편지를 보내왔다. 같은 폴란드 출신으로, 집안끼리도 알던 사이다. 20대 중반에 프레데리크 쇼팽은 그 오빠들과 어울리면서, 그 집에 들러 마리아 보진스카와 피아노를 같이 치기도 했다. 그 가족은 식탁에 쇼팽의 자리를 비워뒀고, 그 어머니도 '네 번째 아들'이라 부를 만큼 쇼팽을 아꼈다.

'예비 장모님'은 결혼 이야기는 꺼내지 않고, 건강에 조심하겠다는 약속을 왜 지키지 않는지 따졌다. 1837년 마침내 파혼 통보가 왔다. 폐결핵에 걸린 사위를 맞고 싶지 않다는 거다. 당시 잦은 병치레로 침울했던 스물일곱 쇼팽은 마리아에게서 받은 편지를 꾸러미로 묶어 '나의 절망'이라 썼다. 이즈음 완성한 〈이별의 왈츠〉(Op. 69-1)는 죽을 때까지 발표하지 않았다.

쇼팽은 어릴 때부터 허약한데다 병을 달고 살았다. 특히 돼지고기처럼 기름진 음식을 먹으면 바로 배가 아프고 설사를 했다. 어른이 되어서도, 키는 170cm인데 몸무게가 50kg 남짓밖에 되지 않았다. 환절기마다 달고 산 감기는 후두염과 기관지염으로 도졌다. 20대 들어 걸핏하면 피를 토했다. 스물다섯엔 몇 달 드러누워 연락이 끊기는 바람에 죽었다는 헛소문까지 퍼졌다.

힘이 달리면 기술에 집중해야 한다. 교향곡처럼 크고 웅장한 음악보다, 부드럽고 섬세하며 짧은 피아노곡을 좋아했다. 가끔 피아노에 헝겊을 덮고, 건반을 보지 않고 연주하는 묘기를 자랑하기도 했다. 수줍고 병약한 탓에 공연을 꺼렸다. 또 넓은 공연장보다는 작은 살롱을 선호했다. '피아노의 시인'이라 불릴 만큼, 피아노에만 매달린 이유가 건강 때문일지도 모른다.

아홉 살 어린 마리아의 빈 자리에, 여섯 살 많은 조르주 상드가 들어왔다. 중성적인 매력을 풍기던 상드는 꿈을 꾸는 듯 여린 표정으로 피아노를 연주하는 쇼팽에게 모성애를 느꼈을 것이다. 그녀의 소설에 나오는 창백한 얼굴과 마른 팔다리에 몸이 구부정한 샌님 캐릭터는 쇼팽을 그대로 닮았다. 결핵과 파혼으로 건강이 망가진 쇼팽에게, 상드는 지중해 서쪽의 따뜻한 섬 마요르카를 제안했다.

하필, 그해 겨울은 혹독했다. 감기인지 독감인지 어김없이 찾아왔고, 만성적인 기침과 피가 섞인 가래가 끊임없이 그를 괴롭혔다. 수시로 의사가 다녀가자, 폐결핵 환자를 알아본 이웃들은 쇼팽을 멀리했다. 불륜으로 소문나 상드도 푸대접을 받았다. 집주인은 방을 비우라고 요구했다. 온 집을 살균할 뿐 아니라, 썼던 가구와 집기를 태우는 비용도 물어내라고 압박했다.

어떻게 10년을 버텼을까? 혼자 화장실 가는 것도 힘들어졌다. 업어주지 않으면 2층에 올라가지도 못했다. 1849년 10월, 평소 예의 바른 옷차림을 고집하던 그는 깔끔하게 면도한 다음 단정한 옷을 입혀주고 나서 마지막 작품인 〈첼로 소나타〉(Op. 65)를 들려달라고 주문했다. 유달리 애국심이 강했던 쇼팽은 조국에 돌아가지 못하는 걸 한탄하며, 심장이라도 고향에 보내달라고 부탁했다. 향년 39세.

알코올 항아리에 담겨 바르샤바로 돌아간 심장은 뜻밖에 150년쯤 지나, 그가 평소에 소심(小心)했던 '배경'을 드러냈다. 심장을 둘러싼 막에 염증이 생기는 심막염이다. 평소에 쇼팽은 피아노를 붙들고 자주 괴로워했었다. "가끔 저는 신음소리만 내고 괴로워하다, 절망감을 피아노에 쏟았습니다!"(Sometimes I can only groan, and suffer, and pour out my despair at the piano!)

[결핵] Tuberculosis. 結核

결핵 균이 허파에 들어와 일으키는 전염병이다. 결핵 균은 허파, 콩팥, 신경, 뼈, 뇌 등 대부분의 조직을 파괴할 수 있지만, 허파에 생기는 폐결핵이 가장 흔하다. 기운이 없고, 입맛이 떨어지며, 몸무게가 줄어든다. 기침이나 가래가 심해지다가 피가 섞여 나온다. 결핵 균은 잠복했다가 오랜 시간이 지난 뒤에 발병하거나, 매우 천천히 증식하면서 영양분을 가로채고 조직을 파괴하기 때문에 알아차리기가 쉽지 않다. 환자가 말을 하거나 기침, 재채기를 할 때 퍼져나간 결핵 균이 공기에 떠다니다가 다른 사람의 호흡기로 들어가 감염을 일으킨다.

[심막염] Pericarditis. 心膜炎

심장을 둘러싸고 있는 두 겹짜리 주머니에 염증이 생기는 희귀한 질환이다. 심낭염(心囊炎)이라고도 한다. 피가 혈관 밖으로 스며나와 심낭에 고이면서, 가슴이 아프고, 숨쉬기 어려우며, 심장박동이 불편하게 느껴진다. 원인은 정확하게 밝혀지지 않았지만, 주로 결핵, 루푸스, 만성빈혈 같은 질환의 합병증으로 나타난다.

그래서 차라투스트라는 이렇게 울었다

'매화꽃'에 시달려
겨울나그네처럼 떠난
슈베르트

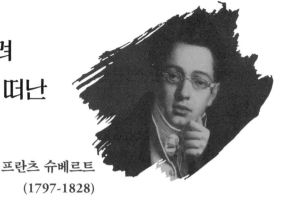

프란츠 슈베르트
(1797-1828)

두꺼운 안경을 쓴 땅딸보가 물었다. "그 친구는 뭘 잘해?"(Kann er was?) 1820년대 초반 오스트리아 빈에서 '한 가닥 노는 젊은이'들이 매일같이 모였다. '슈베르티아드'(Schubertiad), '슈베르트의 밤'이라는 모임이다. 동아리의 간판인 프란츠 슈베르트는 새 친구가 들어올 때마다 무엇을 잘하는지 물었다. "Kann er was?"(What can he do?). '카네바스'(Kanevas)는 슈베르트의 별명이 됐다.

열린 생각과 새로운 재주를 가진 친구들이 슈베르티아드로 찾아 들었다. 잘나갈 때는 100명도 넘게 모였다. 직업이 주로 변호사, 정치인, 성악가, 화가, 시인, 배우였던 그들은 예술과 문화를 주제로 떠들고 놀았다. 주인공은 슈베르트다. 슈베르트가 피아노를 연주하면 친구들은 함께 노래를 부르고 춤을 추기도 했다. 바야흐로 낭만주의 시대다.

슈베르트는 당시 인기를 끈 괴테, 하이네, 뮐러 같은 시인의 작품에 서정적인 곡을 붙이길 좋아했다. '들장미', '마왕', '아름다운 물방앗간 처녀' 같은 독일가곡(Lied)이다. 피아노를 시를 노래하는 데 필요한 반주가 아니라, 시를 해석하는 연주 도구로 격상시켰다. 유행가나 민요 수준이던 가곡을 예술로 끌어올렸다. 그가 남긴 998곡 가운데 2/3 정도인 663곡이 가곡이다. 단연 '가곡의 왕'이다.

아무리 낭만의 시대지만 안경 쓴 땅딸보는 여자들에게 인기가 없었다.

숱이 적은 고수머리에 얼굴은 크고 여드름이 많은데다 술과 담배로 이는 누렇고 불쾌한 냄새까지 풍겼다. 동그란 금속테 안경 속의 작은 눈은 어벙해 보였다. 배가 나온 통통한 몸집에 키가 160cm도 되지 않아 '꼬마 버섯'(Schwammerl)이라 놀림받았다. 슈베르티아드의 주인공은 음악과 친구밖에 몰랐다. 돈도 벌지 못하고, 연애에는 젬병이었다.

몇 번이나 따라 나섰을까? 순진한 낭만의 대가는 너무 가혹했다. 친구가 선사한 황홀한 밤의 낭만은 얼마 지나지 않아 그의 몸에 '매화꽃'을 피웠다. 매독(梅毒)이다. 스물다섯 한창 나이에 슈베르트는 몸에 핀 '매화꽃'으로 시름시름 앓았다. 누가 '매독이 천재를 만든다'고 했던가? 백조는 죽기 전에 운다고? 이때부터 슈베르트는 〈미완성 교향곡〉이나 〈백조의 노래〉 같은 명곡을 쏟아냈다.

'마왕'(魔王)이 점점 가까이 다가왔다. 아버지를 따라 말을 타고 가던 어린 아들은 헛것을 보고 헛소리를 듣다가 결국 죽는다는 줄거리의 그 마왕이다. 그 어린 꼬마처럼 슈베르트는 두려움에 벌벌 떨었다. '매독'이라는 사회적인 낙인이 두려워 조울증까지 생겼다. 징그러운 '매화꽃'을 떨어뜨리려 온몸에 수은까지 바르며 처절하게 몸부림쳤다.

얼마나 시달렸을까? 슈베르트는 맥없이 '마왕'에게 속삭였다. "매일 밤 잠들 때마다 다음 날에 눈을 뜰 수 없다면 좋겠다". 친구에게도 호소했다. "너무나도 아프다네. 고열과 어지러움이 계속되고 정신을 유지하기도 힘드네. 먹을 것을 먹는 즉시 토해버리고 열하루째 물만 마시고 있어." 장티푸스 증세다. 마왕이 보냈을 것이다. 매독으로 다 망가진 슈베르트를 장티푸스가 데려갔다.

1828년 11월 초겨울의 날씨에 '겨울나그네'는 마지막 여행을 떠났다. 연가곡집 〈겨울여행〉 줄거리다. 실연당한 가난한 청년은 눈보라 치는 겨울밤, 짝사랑하던 '아름다운 물방앗간 처녀'의 집 앞에서 어깨를 웅크린 채 혼잣말로 첫 악장 '안녕히'(Gute Nacht)를 시작했다. "이방인으로 여기에

왔다가 이방인으로 다시 여기를 떠난다." 향년 31세.

[매독] Syphilis. 梅毒

매독 균에 감염되어 온몸에 염증이 생기는 성병이다. 처음에는 성기를 비롯한 사타구니에 별로 아프지 않은 궤양으로 시작하지만, 손바닥이나 발바닥을 비롯한 온몸에 짓무른 종기가 나타나며, 눈, 뼈, 혈관 같은 장기까지 들어가 기능을 망가뜨린다. 주로 성관계를 통해 옮으며, 산모에게서 태아로 수직감염 되기도 한다. 처음엔 저절로 낫는 것처럼 보이거나 잠복감염으로 숨었다가 뇌혈관을 침범하는 신경매독으로 커지기도 한다.

프란츠 슈베르트

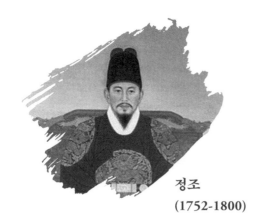

조선 후기 사회의 고름을 짜내는 데 실패한 정조

정조
(1752-1800)

'밤이 깊은 뒤에 잠깐 잠이 들어 자고 있을 때 피고름이 저절로 흘러 속 적삼에 스며들고 이부자리까지 번졌는데 잠깐 동안에 흘러나온 것이 거의 몇 되가 넘었다.' 조선 정조가 죽기 사흘 전에 기록된 『정조실록』의 내용이다. 등에 난 커다란 부스럼 때문에 한여름에 얼마나 고통을 겪었는지 짐작할 수 있다.

부스럼은 살갗 바로 아래 모낭이 박테리아에 감염되어 곪는 성가신 질환이다. 지금은 항생제가 든 연고만 발라도 되지만, 그때는 침이나 칼로 째거나, 입으로 빨아 고름을 빼내야 했다. 또 고름만 뺄 뿐 고름 조직을 없애지 못했기 때문에, 부스럼은 쉽게 덧나고 고름집(농양)으로 커질 뿐 아니라 패혈증으로 악화돼 생명을 위협하기도 했다. 부스럼 때문에 왕도 죽던 시절이었다.

당시 조선에서는 고름이 터져 나온 부위에 고약을 붙이고 연기를 쬐었다. 정조는 곰 쓸개로 만든 웅담고(熊膽膏)를 붙이고, 수은 증기로 환부를 소독하는 연훈방(烟熏方)을 썼다. 또 석고(石膏)와 지모(知母)를 달인 백호탕(白虎湯)이나 작약(芍藥)과 백출(白朮)을 우린 소요산(逍遙散)이나 지황(地黃)과 인삼(人蔘)을 달인 경옥고(瓊玉膏)를 마셨다.

정조는 의술에 조예가 깊었다. 세자로 책봉된 뒤 10년 동안, 할아버지 영조의 수발을 들면서 어의의 처방을 듣고 의서도 탐독한 결과 의술에도 상당한 경지에 이르렀다. 허준의『동의보감』에서 우리 풍습에 맞는 것을 골라『수민묘전』(壽民妙詮)을 직접 저술할 정도다. 그래서 자신의 질병에도 어의들과 토론하며 반박하기도 했다.

『정조실록』을 보면 부스럼을 치료할 때 정조가 어의와 토론하는 내용이 나온다. "경들은 나의 본디 체질을 몰라서 그렇다. 나는 본디 온제(溫劑)를 복용하지 못한다. 체질로 헤아려 보고 사리로 참작할 때 오늘은 결코 (경옥고를) 복용할 수 없다. 나는 평소에 경옥고를 한 번 맛보면 5, 6일 동안 음식을 먹지 못했다. 생맥산(生脈散)이 어쩌면 경옥고보다 낫지 않겠는가?"

1800년 8월 종기를 앓은 지 한 달도 안 돼 정조는 49세로 갑자기 승하했다. 정조는 본인 체질에 인삼이 맞지 않다고 했지만 어의들은 인삼이 든 경옥고를 올렸다. 할머니뻘인 반대파 정순왕후 김씨는 인삼차를 강제로 들게 했다. 정조는 연훈방을 계속 하고 싶었지만, 어의들은 위험하다고 말렸다. 의술에 밝은 정조가 반대하는데 어의들은 왜 다른 처방을 고집했을까? 독살설이 나돌 수밖에 없다.

조선 후기 들어 사림들이 파벌로 나뉘어 세력을 탐하자, 영조와 정조는 탕평책으로 붕당정치를 혁파하려 했다. 정조가 죽자 '세상을 올바르게 다스리는 도리'를 추구하던 세도정치(世道政治)가 '특정 가문의 세력다툼'을 뜻하는 세도정치(勢道政治)로 변질되어 버렸다. 왕실 외척인 안동김씨, 풍양조씨, 여흥민씨가 번갈아 집권하면서 조선 후기는 고름(병폐)이 썩기 시작하면서 암울한 말기로 치달았다.

『수민묘전』(壽民妙詮)은 '백성을 오래 살게 하는 훌륭한 방법'이라는 뜻이다. 정조는 부모에게 효도하려면 당연히 의술도 알아야 된다며, 조선의 풍속이 방술(方術: 과학기술)을 천대하는 걸 한탄했다. 효도를 중요한 덕목이라 떠들면서 의술을 천시하던 수구세력의 미움을 살 수밖에 없다. 독살이든 아니든, 젊은 개혁 군주가 사라지면서 조선 후기 사회는 고름이 점점 농양으로 깊어져 곪아 터지기 시작했다.

[부스럼] Furuncle. 腫氣

살갗에 있는 털주머니(모낭)에 고름이 생기는 모낭염이 점점 심해져 두툼하게 부푸는 질환이다. 주로 얼굴, 목, 겨드랑이, 등, 엉덩이, 허벅지, 사타구니에 잘 생긴다. 처음에 단단하고 아픈 붉은 부위가 점점 커지면서 고름도 깊어진다. 나중에는 살짝 눌러도 패일 정도로 물렁해지고 고름이 저절로 터지기도 한다. 주로 포도알 균 같은 세균이 위생이 좋지 않은 사람이나 비만, 당뇨 환자에게 옮아 감염을 일으킨다. 심해지면 고름집(농양)으로 악화되어 열이 나고 몸살이 생길 수도 있다.

그래서 차라투스트라는 이렇게 울었다

진혼곡을 작곡하다
과로사한
볼프강 모차르트

볼프강 아마데우스
모차르트
(1756-1791)

1791년 초여름, 잿빛 외투를 걸친 사람이 찾아와 진혼곡(Requiem)을 작곡해달라고 주문했다. 대가는 50두카텐. 잘나가는 대학교수 5년치 연봉이다. 절반은 선금으로 주겠단다. 조건은 작곡자와 의뢰인을 밝히지 않는 것. 의뢰인은 자신의 음악을 뽐내고 싶어 하는 젊은 백작이다. 그는 몇 달 전에 죽은 꽃다운 아내의 혼을 달래는 진혼곡을 '작곡'해서 친구들 앞에서 뽐낼 요량이었다.

당시 '음악의 신동'은 너무 쪼들렸다. 음악의 도시 오스트리아 빈의 사교계에서 어울리려면 적잖은 돈이 필요했다. 소프라노 가수였던 아내와 함께, 왕족과 귀족의 비위를 맞추기 위해 볼프강 모차르트는 유희와 도박에 빠져들었다. 수입은 제법 많았지만, 전혀 알뜰하지 않은 아내와 함께 흥청망청 써대는 바람에 빚 독촉에 자주 시달려야 했다.

머릿속에 온갖 천상의 악보를 품고 있는 것 같던 '음악의 신동'은 그 '악보'를 마구 꺼내 썼다. 당시 오페라 〈마술피리〉와 〈티토 황제의 자비〉를 마무리하면서 초연을 준비하고, 협주곡 몇 곡까지 주문이 밀렸는데도, 〈진혼곡〉까지 맡겠다고 수락한 것이다. 돈 때문이다. 저승사자처럼 어두운 옷을 입은 사람이 의뢰한 '진혼곡'은 결국 자신의 장송곡이 되어버렸다. 한마디로 과로사다.

1791년 초겨울, 감기로 앓아 드러누운 모차르트는 울적하고 불안했다. 아무래도 〈진혼곡〉을 마무리하지 못할 것 같았기 때문이다. 전체 열네 곡 가운데 셋째 곡 '진노의 날'(Dies Irae)에서 막혀 있었다. '천상의 악보'를 함부로 꺼내 쓴 데 대한 하느님의 진노를 두려워한 걸까? 어두운 그림자를 예감한 모차르트는 점점 파리하게 사위어 들었다. 높은 열에 시달리면서 헛소리를 하기도 했다.

감기는 류마티스열로 악화됐다. 감기 후유증으로 사슬알균에 감염된 것이다. 사구체신염까지 가세했다. 폭식과 폭음으로 콩팥의 필터(사구체)가 망가진 것이다. 그간 돼지고기를 얼마나 탐식하고, 와인과 커피를 얼마나 많이 들이켰던가. 게다가 두 달 전에 오페라 〈마술피리〉를 발표하고 나서 조금도 쉬지를 못했다. 머릿속 악보도 바닥났을까? '음악의 신동'은 결국 드러누웠다.

'진노의 날'은 '눈물의 날'로 끝났다. 둘러선 가수 네 명과 함께 침대에서 〈진혼곡〉을 연습하던 모차르트는 여덟째 곡 '눈물의 날'(La Crimosa)에서 나아가질 못했다. 북받친 그는 악보를 밀치고 흐느껴 울었다. 신부가 와서 병자성사를 주고 간 뒤, 늘어진 금붕어처럼 안타까운 입술만 오물거렸다. 머릿속 박자에 따라 '눈물의 날'을 입으로 연주한 것이다. '눈물'이 금세 말랐다. 향년 35세.

장례식이 뜻밖에 썰렁했다. 당시 신성로마제국의 계몽군주 요제프 2세가 전염병이 의심스러운 주검은 공동묘지에 묻도록 하고, 조문객이 따라가지 못하게 했기 때문이다. 한겨울의 추운 날씨에 모차르트는 다른 주검 열두 구와 섞여 차가운 땅에 묻혔다. 추워서 그랬을까, 두려워서 그랬을까? 아무도 '음악의 신동'을 기리는 표시를 남기지 않았다. 모차르트의 무덤을 찾을 수 없는 이유다.

모차르트의 〈진혼곡〉은 '눈물의 날' 다음에 제3부 '봉헌송'(Offertorium)으로 이어진다. 제1부에서 '불쌍히 여기소서'(Kyrie)를 되뇌던 불쌍한 영혼은 잘 '봉헌'되었을까? 불쌍한 주검은 열세 번째 곡 '하느님의 어린 양'(Agnus Dei)으로 다른 송장과 함께 '공유'를 뜻하는 마지막 곡 '코뮤니오'(Communio)로 들어간 걸까? 그가 지은 장례미사 〈진혼곡〉의 순서대로다.

[류마티스열] Rheumatic Fever

사슬알균에 감염된 뒤 나타나는 후유증이다. 손목, 발목, 팔꿈치, 무릎 같은 뼈마디가 열이 나면서 불그스름하게 부어 오른다. 아파서 만져보면 따가운 느낌이 든다. 통증이 뼈마디 여기저기 옮아 다니는 것 같다. 심장에 다양한 염증을 일으키고, 살갗에 붉은 줄무늬 얼룩이 생기는데 아프지는 않다. 내버려 두면, 심장 판막이 망가져 심장질환으로 이어질 수 있다.

[사구체신염] Glomerulitis. 絲球體腎炎

콩팥(신장)에서 찌꺼기를 거르는 사구체(실타래처럼 뭉친 모세혈관)에 염증이 생겨 여과 기능이 떨어지는 질환이다. 피가 섞인 혈뇨로 오줌이 붉어지고, 단백질이 빠져나오는 단백뇨로 오줌에 거품이 많이 난다. 혈압이 높아지고 얼굴이나 다리가 붓기도 한다. 사슬알균이나 바이러스 감염 같은 다른 질환의 합병증으로 생길 수 있다. 내버려 두면, 사구체가 망가져 급성 손상이 발생하며, 만성콩팥병(만성신부전)으로 악화될 수 있다.

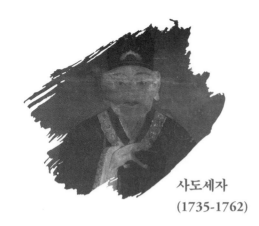

아버지의 학대로
옷을 두려워한
사도세자

사도세자
(1735-1762)

　조선 21대 왕 영조는 마흔둘에 얻은 늦둥이 아들에게 조기교육을 심하게 시켰다. 세자는 세 살 때 다과가 나오자 목숨 '壽'(수)자나 복 '福'(복)자가 찍힌 것만 골라 먹었다. 천자문에서 '대대로 녹을 받아 부유하다'는 뜻인 '세록치부'(世祿侈富)를 배울 때, 사치할 '侈'(치) 자가 나오자 자기 옷을 가리키며 "이것이 사치다"라고 초롱초롱 말했다.

　총명한 세자를 보고 왕은 "일찍이 명주와 무명베를 보고 사치(奢侈)와 검소(儉素)를 구분하여 무명옷 입기를 직접 청했으니, 매우 기특하다"고 칭찬했다. 세자는 칠보로 장식한 감투를 씌우자 '사치'라고 밀어냈고, 생일에 입은 화려한 의관도 사치스럽다고 싫어했다. 세 살짜리가 사치(奢侈)의 뜻을 알면 얼마나 알았을까? 지나친 기대는 세뇌교육으로 이어졌고, 결국 옷에 대한 분별(分別)만 키웠다.

　엄격한 교육은 네 살부터 어긋나기 시작했다. 조금만 머뭇거리거나 잘못하면 아버지는 심하게 야단쳤다. 가뭄이 들거나 날씨가 흐려도 세자가 덕이 없기 때문이라 탓했다. 나라에 홍역이 돌자 그것도 열여덟 살 세자 탓이었다. 세자는 한겨울에 마당에 나가 사흘 동안 속죄를 했다. 생일마다 신하들 앞에서 망신을 주고, 어머니 병문안을 가도 쫓아냈으며, 실수로 불을 내자 방화범이라 꾸짖었다.

　사도세자의 불안과 우울은 자살소동으로 이어졌다. 참고 참던 분통과

　　　　그래서 차라투스트라는 이렇게 울었다

울화는 스무 살 즈음부터 홧병과 정신병으로 터지기 시작했다. 한 번 발작하면 신하를 고문하거나 죽이고, 정신이 들면 후회하기를 수도 없이 반복했다. 『영조실록』『승정원일기』『한중록』을 보면 세자가 죽인 사람이 100명이 넘을 정도다. 영조의 명령으로 기록에서 삭제한 사건까지 포함하면 더 많을지도 모른다.

어릴 때 익힌, 옷에 대한 분별은 결국 정신병으로 나타났다. 세자는 새 옷을 싫어하다 못해 두려워했다. 옷 한 벌 입히기 위해 열 벌 넘게 지어 올렸다. 새 옷을 귀신이라 여겨, 이 탓 저 탓 하며 몇 번을 입어보고 맘에 들지 않으면 태워버렸다. 간신히 한 벌을 입으면 다 해질 때까지 입었다. 옷 입기를 어려워하는 의대증(衣帶症)이다. 의관을 갖추면 아버지를 만나야 한다는 불안에서 비롯된 강박장애다.

옷을 입을 때마다 맘에 들지 않는다고 시중 드는 나인들을 매질하거나 불로 지졌다. 다들 꺼려하는 옷 입기를 도와주러 세자빈 혜경궁 홍씨까지 나섰지만, 바둑판을 던져 얼굴이 퉁퉁 붓도록 만들었다. 내관을 죽인 뒤 그 머리를 들고 다니는가 하면, 하루에 여섯 명을 죽이기도 했다. 아끼던 후궁 경빈 박씨마저 때려 죽이고 박씨와 낳은 아들 은전군까지 연못에 던졌다. 세자를 싫어하던 노론이 가만히 있을 리 없다.

1762년 7월 세자가 반란을 모의한다는 노론의 귀띔에, 세자를 꿇리고 곤룡포를 벗긴 영조는 아들의 옷을 보고 격노했다. 부모가 죽으면 입는 상복을 아들이 왜 걸치고 있냐는 것이다. 세 살 때 배운 대로, 세자는 사치스럽지 않은 무명옷을 좋아했다. 정성왕후와 인원왕후의 잇단 3년상이 끝나도 아예 무명옷을 속옷처럼 입고 다니던 때였다. 무명옷은 그대로 세자의 상복이 되어버렸다.

영조는 뒤주를 불렀다. 왕실 부엌인 소주방(燒廚房) 뒤주가 작다고 어영청(御營廳) 뒤주를 가져오게 했다. 가로 x 세로 x 높이가 110 x 70 x 105cm로, 쌀 2가마니 정도 담는 뒤주에 스물여덟 살의 건장한 세자가 어떻게 들어갔을까? 아버지는 뒤주에 못을 박고 동아줄로 꽁꽁 묶은 뒤, 빛도 물도 들지 않도록 풀을 덮었다. 한여름 땡볕 삼복더위에 뒤주에 갇힌 아들은 여드레 만에 죽었다. 임오화변(壬午禍變)이다.

[강박장애] Obsessive Compulsive Disorder. 強迫障礙

어떤 생각이나 감정에 사로잡혀 강박적인 사고나 행동을 되풀이하는 정신 질환이다. 어떤 생각이 자꾸 떠올라 해결하려고 행동해도, 불안이 가시지 않아 같은 짓을 계속 반복하게 된다. 청결강박이나 저장강박처럼 청소, 정리, 균형, 금기, 폭력 따위에 관한 생각과 행동이 흔하다. 뚜렷한 병인은 아직 밝혀지지 않았지만, 신경전달물질 세로토닌의 이상으로 짐작된다. 심한 스트레스나 불안도 원인으로 꼽힌다. 심한 경우 가정이나 직장에서 정상적으로 생활하기 어려워, 술이나 약물에 기대기 쉽다.

그래서 차라투스트라는 이렇게 울었다

돌팔이에게
백내장 수술받고
눈을 감은 바흐

요한 제바스티안 바흐
(1685-1750)

왕이 갑자기 주제 두 개를 제시하고 푸가(Fugue)로 즉흥 연주를 요청했다. 한 성부(聲部. Part)가 연주한 선율을 다른 성부가 다른 음역에서 돌림노래처럼 따라 연주하는 기법이다. 세 성부로 된 3성 푸가를 왕이 칭찬하자, 요한 제바스티안 바흐는 두 달 지나 6성 푸가를 바쳤다. 예술을 사랑하는, 프로이센의 프리드리히 대왕에게 바친 '음악의 헌정'(Musical Offering)이다.

1747년 예순둘의 바흐는 눈에 띄게 눈이 나빠졌다. 왕에게 음악을 헌정하기 위해 두 달 동안 밤새워 6성 푸가를 완성했다. 흐리고 따가운 노안이 얼마나 불편했을까? 플루트 연주를 뽐내기 좋아하는 왕을 위해 플루트를 위한 트리오 소나타까지 세심하게 만들어 넣었다. 하지만 왕은 직접 연주하기는커녕 한 번도 이 곡을 들어보려 하지 않았다.

바흐는 어릴 때부터 눈이 나빴다. 특히 오른 눈은 근시가 심해 언뜻 사팔뜨기처럼 보였다. 평생 흔들리는 촛불 아래에서 글을 읽고 악보를 그렸기 때문이다. 근엄한 초상화에 나타난, 미간을 찡그린 표정에서 앞이 잘 보이지 않는 안타까운 심정을 엿볼 수 있다. 요즘 시력으로 치면 아무리 좋아도 0.2~0.3 이하였을 것으로 보인다.

건반은 손에 익고 악보는 머리에 남아서 오르간 연주는 문제없지만, 글을 읽거나 악보를 짜기가 점점 어려워졌다. 말년에 백내장이 심해져 앞을 제대로 볼 수 없게 되자, 바흐는 떠오르는 악상을 불러 아내나 아들이나 사위가 악보를 정리하게 했다. 그렇게 평생 경건하고 묵묵하게 지은 교회음악과 궁정음악이 1,000곡이 넘는다.

백내장이 심해 세상이 흐릿해진 1750년, 영국의 돌팔이 의사 존 테일러가 라이프치히까지 왔다. 당시 영국 조지 2세의 주치의로, 교황 베네딕트 14세와도 친하다고 떠벌리던 그는 사실 엉터리 눈 수술로 몇 백명이나 실명하게 만든 사기꾼이다. '의학 쇼'를 하듯, 구경꾼이 몰린 광장에서 보란 듯이 수술을 하고 나서, 환자가 안대를 풀 때쯤 다른 도시로 멀리 떠나버리는 수법이다.

그걸 알 리 없는 바흐는 지푸라기라도 붙잡는 심정으로 수술을 받았다. 수술 의자에 앉아 억센 도우미에게 붙잡힌 채 제대로 된 마취도 없이 왼눈을 맡겼다. 눈 흰자위에 바늘로 구멍을 뚫어 탁한 수정체를 눈알 뒤로 흘려 빼내는, 흑마술 같은 수술이다. 아니나 다를까, 경과가 좋지 않아 1주일쯤 뒤에 2차 수술을 받았지만, 결국 바흐는 양쪽 시력을 잃고 캄캄한 어둠에 갇혔다.

수술한 눈에 염증이 생기고 상처가 곪아 패혈증이 생겼을 것이다. 바흐는 눈의 통증과 높은 열을 호소하다 뇌졸중까지 일으키면서, 수술 받은 지 100일쯤 지나 영원히 눈을 뜨지 못했다. 향년 65세. 백내장을 주제로 하는 어처구니없는 '푸가'였을까? '음악의 아버지' 바흐에 이어 '음악의 어머니' 헨델도 1년 뒤 백내장으로 같은 돌팔이에게 수술을 받고 장님이 됐다.

죽음을 예감했을 것이다. 마지막 작품 '푸가의 기법'(The Art of Fugue)은 완성하지 못했지만, 14번 악장의 제목은 미리 달아두었다. '저는 이제 주님의 왕좌 앞에 서겠습니다'. 평생 교회와 가정만 보고 살던 듬직한 '바른 생활 사나이'는 아내에게 마지막 다짐을 남겼다. "울지 마오, 음악이 태어난 곳으로 가는 거니까"(Don't cry for me, for I go where music is born).

[백내장] Cataract. 白內障

눈에서 빛이 굴절되는 수정체가 흐려지면서 안개가 낀 것처럼 앞이 뿌옇게 보이는 질환이다. 흐려진 부위의 위치와 정도와 범위에 따라 시력이 떨어지거나, 갑자기 잘 보이거나 사물이 겹쳐 보인다. 나이가 들어 노화로 발생하는 자연스러운 현상으로, 다른 질환이나 약물 때문에 생기기도 한다. 수술로 쉽게 증상을 개선할 수 있지만, 오래가면 수술효과가 떨어지고 시력장애로 악화된다.

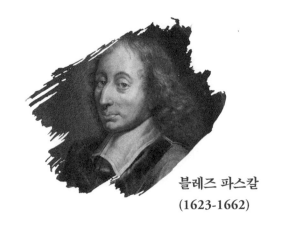

블레즈 파스칼
(1623-1662)

요절한 천재
블레즈 파스칼의
괴상한 죽음

배가 빵빵하게 부푼 한 살배기 아기가 내내 짜증 섞인 울음으로 찔찔거리다가, 가끔씩 바로 숨이 넘어갈 듯한 비명을 질러댔다. 아기가 몇 번이나 생사를 넘나들자, 이웃들은 집안일을 돕던 가난한 노파를 지목했다. 흘려듣던 아버지는 1년쯤 지나 인내가 바닥났다. 죽일 듯이 다그치자, 바닥에 떠밀린 노파는 뭔가 분풀이를 하려고 '마법'을 걸었다고 '자백'했다. 마녀사냥일까?

노파는 아기의 배를 약초로 찜질한 뒤, 고양이 한 마리를 곁에 놓고 주문을 외웠다. 악령을 쫓는 퇴마 의식이다. 악령이 아기에게서 고양이에게로 빠져나갔을까? 자지러질 듯 발버둥치다 정신을 잃은 아기는 한참 뒤 아버지가 이름을 부르자 초롱초롱한 눈을 떴다. 17세기 최고의 철학자이자 과학자였던 블레즈 파스칼은 악령에 붙잡힌 듯 괴상한 질병에 평생 시달렸다.

'악령'에서 벗어났을까? 파스칼은 젊은 나이에 놀라운 능력으로 수학과 물리는 물론 철학과 신학의 영역에서 삼라만상의 새로운 질서를 찾아냈다. '파스칼의 원리' '파스칼의 정리' '파스칼의 삼각형' '파스칼의 내기' … 그의 이름을 기억하게 만드는 업적들이 수두룩하다. 인간이 '생각하는 갈대'(Thinking Reed)라는 걸 간파한 『팡세』(Pensées)도 그가 30대에 쓴 명상록이다.

그래서 차라투스트라는 이렇게 울었다

스스로 '악령'을 쫓는 '퇴마의식'일지도 모른다. 파스칼은 성인 블라시우스(St. Blasius)의 고통을 몸소 체험하기 위해 날카로운 쇠못을 촘촘히 단 쇠띠를 두르고 단식을 하곤 했다. 삼촌에게서 물려받은 이름 '블레즈'(Blaise) 때문이다. 가톨릭 성인 블라시우스는 4세기께 아르메니아에서 커다란 쇠빗에 쓸리는 고문으로 몸이 찢겨 순교했다.

열여덟에 '악령'이 다시 찾아왔다. 그때부터 '하루라도 고통없이 보내지 않은 날이 없을 정도'다. 불과 30대 후반에 '지팡이 없이 걸을 수 없을 정도'로 비참해졌고, '말 위에 오래 앉아있을 수 없을 정도'로 허약해졌다. 두통, 복통, 설사, 간질, 관절염, 우울증, 거식증, 시력장애, 결핵, 위암, 셀리악병 등등 그에게 따라붙었을 것으로 나중에 의심된 '악령'은 65가지가 넘는다.

독실한 파스칼은 자신을 지독하게 괴롭히는 '악령'을 달래는 방법을 찾아냈다. '질병을 잘 활용하는 기도'(Prayer for the good use of diseases)다. 1662년 8월, '악령'은 잔인한 두통과 자지러지는 발작을 고문처럼 되풀이했다. 잠시 정신을 차렸을 때, 파스칼이 "하느님이 나를 절대로 버리지 않기를"(May God never abandon me) 기도하자, 마침내 '악령'이 그를 떠났다. 향년 39세.

요절한 천재의 괴상한 죽음이 궁금했던 의료진은 가족을 설득해 데스마스크를 만들고 주검을 부검했다. 머리뼈가 특이했다. 봉합선이 보이지 않고, 정수리 숫구멍(頂門)이 닫히지 않은 채 굳은살로 덮여 있었다. 두뇌는 너무 커서 넘쳐나올 듯했다. '뾰족머리증'이라고도 불리는 에이퍼트증후군(Apert Syndrome)이 엿보인다. 그렇다면 혹시 파스칼은 '두개골유합증'을 앓은 걸까?

파스칼은 『팡세』에서 키메라를 자주 언급했다. 머리는 사자, 몸은 양, 꼬리는 용으로 불을 뿜는 그리스 신화의 괴물이다. '인간이란 얼마나 키메라 같은 존재인가! 얼마나 신기하고 괴물 같고, 혼돈스럽고, 모순되고, 천재 같은 존재인가!'(What a Chimera is man! What a novelty, a monster, a chaos, a contradiction, a progidy!) 어쩌면, 파스칼은 그 자신이 키메라 같은 존재였을지도 모른다. 신의 위대함과 인간의 비참함을 한 몸으로 보여준!

[두개골유합증] Craniosynostosis. 頭蓋骨癒合症

머리뼈는 22개 조각이 꿰맨(suture) 것처럼 한 덩어리로 보인다. 두개골유합증은 일부 조각이 서로 달라붙어 머리뼈와 뇌가 제대로 자라지 못하는 유전질환이다. 태어났을 때 일부 봉합선이 달라붙어 굳어진 선천성 안면기형이다. 머리뼈 내부 공간이 좁아 압력이 높아지기 때문에 두통이 심하고 지능이 떨어지며 시력이 나빠지는 다양한 증상이 나타난다. 증상에 따라 크루존씨병(Crouzon's Disease), 에이퍼트증후군(Apert Syndrome), 파이퍼증후군(Pfeiffer Syndrome) 따위로 나뉜다.

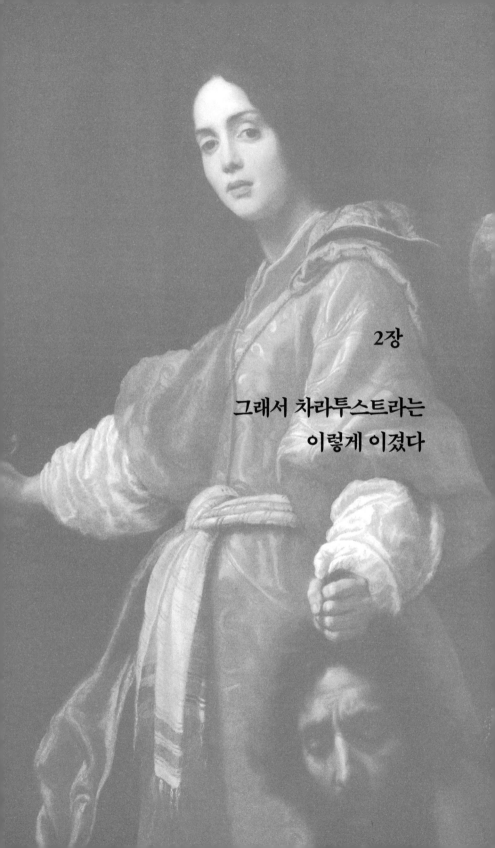

2장

그래서 차라투스트라는
이렇게 이겼다

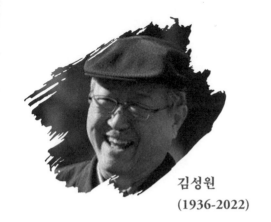

점령군 당뇨와
협상하는 법을
알려준 김성원

김성원
(1936-2022)

예를 들어 맥주를 마신다 치면, 방 크기에 관계없이 빈 병을 한쪽 모서리에 줄지어 세우기 시작해서 세 줄은 돌아야 '입가심' 수준이란다. KBS와 MBC 출신의 탤런트 김성원, 정해창, 김순철, 백일섭, 한진희 5명이 모여 한때 술을 즐기던 풍경이다. 다들 몸집도 크고 성격도 호방해서, 두주불사 (斗酒不辭)를 뻐기던 주당(酒黨)들이다. 연예가에선 '드럼통 5형제'라 불리기도 했다.

김성원은 먹기도 엄청 먹었다. 키 175cm에 몸무게 89kg, 허리 38인치이던 30대엔 하루에 적어도 일곱 끼는 먹어야 몸을 유지(?)한다고 여겼다. 1936년 평양에서 세무서 직원의 외동아들로 태어나 그 귀한 '초코레또'(초콜렛)를 입에 달고 살았다. 한창 때는 젓가락을 들면 돼지고기 10인분이 후딱 사라지고, 술잔을 들면 맥주잔에 채운 소주를 3잔 잇달아 마셔야 발동이 걸렸다.

1970년, 후배 탤런트 김세윤이 종합건강검진을 받고 정상이라며 자랑하기에 호기심에 한번 받아본 검진결과는 그의 즐거운 술인생에 치명적인 'NG'(No Good)를 냈다. 당뇨에, 고혈압에, 기관지도 좋지 않단다. 폭식과 폭음에 담배도 피우면서 생활도 굉장히 불규칙했다. 한창 떠오르던 나이 서른넷의 훈남 탤런트는 검진항목마다 빨간 'NG'가 쏟아졌다.

잘못한 게 별로 없는 것 같은데, 얼떨결에 받은 옐로카드는 실감나지 않

그래서 차라투스트라는 이렇게 이겼다

는 법이다. 몇 번이나 옐로카드를 무시했을까? 옐로카드가 레드카드로 바뀌는 데 10년 남짓 걸렸다. 1981년 1년간 방영된 최초의 KBS 대하드라마 '대명'(大命)을 찍고 난 뒤풀이에서, 김성원은 폭탄주를 마시고 쓰러져 응급실로 실려갔다. 사흘 만에 정신이 들고, 3주 넘게 병원에 갇혀 지냈다.

'대명'에서 주연 최명길 역을 맡은 덕분일 것이다. 병자호란에서 청나라와 협상을 주도한 주화파(主和派)의 수장이다. 당뇨는 청나라처럼, 물리칠 수 없는 적이라는 걸 깨닫고 협상하기로 작정했다. 친구가 되기로 한 것이다. 2006년 출간한 책의 제목도 '당뇨와 친구하라'다. 내 몸을 점령한 당뇨는 너무 많은 걸 요구했다. 협상으로 내줘야 할 게 너무 많아 보였다.

당뇨는 학교 '일진'처럼 제일 먼저 담배를 달라고 했다. 불감청(不敢請)에 고소원(固所願)이라! '옛소' 하며 기꺼이 갖다 바쳤다. '일진'은 충성심을 확인하고 싶다며 매일 피를 요구했다. 시키는대로 매일 손가락을 찔러 혈당검사를 했다. 악랄한 '일진'은 자동차까지 넘겨달라고 협박했다. 10년도 더 넘게 버티고 버티다 결국 자동차까지 넘겨줬다. '회장님 전문 배우' 꼴이 말이 아니다.

걸어다니는 '진고개 신사'(라디오 드라마)는 너부죽한 얼굴 가득 구수한 너털웃음을 펼쳤다. 어차피 협상 아닌가! 자동차를 넘겨주고, 대신 만보계를 찼다. 계기판 주행거리를 보는 것보다 만보계 숫자를 확인하는 게 더 즐거웠다. 맛깔난 음식도 자진반납했다. 씹기 거북한 잡곡밥과 밍밍하고 싱거운 음식에서 새로운 맛을 깨달았다. 여러 상황에서 저혈당에 대처하는 노하우도 제법 터득했다.

친구가 된 당뇨는 더 이상 그를 괴롭히지 않았다. 당뇨와 함께 50년도 더 살았다. 2022년 어느 날 느닷없이 방광암이 '선빵'을 때렸다. 김성원은 기민하게 협상하려 했지만, 비겁하게도 방광암은 바로 급소를 찔렀다. 향년 86세.

김성원이 알려준 협상 전략은 지피지기(知彼知己)다. "의사에게 3분 진료 받고 설명듣는 것만으로 당뇨병 공부를 마쳤다고 생각하면 오산이다".
"당뇨병을 극복하려면 공부가 무엇보다 중요하며, 한도 끝도 없이 배워야
한다".

[당뇨병] Diabetes. 糖尿病

혈액 속의 당(糖)을 세포로 흡수하는 인슐린이 제대로 작동하지 않아 혈당
이 지속적으로 높은 질환이다. 몸에서 당을 이용하지 못해 쉽게 피곤해지
고, 쓰지 못한 당을 오줌으로 배출하게 된다. 혈당이 지나치게 높은 상태가
오래 가면 눈부터 발까지 온몸에 합병증이 생기기 쉽다.

루게릭병의
블랙홀에서 탈출한
스티븐 호킹

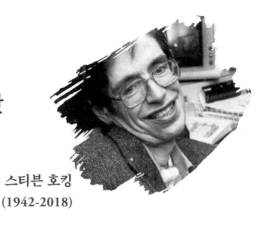

스티븐 호킹
(1942-2018)

1962년 영국 런던 북쪽 작은 마을의 한 집에서 크리스마스 파티가 열렸다. 케임브리지 대학 박사과정에 들어가 오랜만에 집에 돌아온 스티븐은 고교 졸업반인 소녀 제인을 처음 만나 달짝지근한 이야기꽃을 피웠다. 그런데 스티븐이 좀 이상했다. 말을 자꾸 더듬고, 포도주를 어색하게 엎질렀다. 스티븐 호킹이 그의 인생을 뒤흔든 '사건의 지평선'(Event Horizon)을 넘어선 순간이다.

'사건의 지평선'이란 어떤 사건이 어느 영역 바깥에 있는 관측자에게 아무런 영향을 미치지 못하는 시공간의 경계를 말한다. 블랙홀로 빠져들기 직전의 경계선이다. 의사였던 아버지는 아들을 붙잡아 병원에 데리고 갔다. 듣도보도 못한 근위축성 측삭경화증(루게릭병)이라는 진단이 나왔다. 길어 봤자 1~2년밖에 살지 못한다고 했다. 돌이킬 수 없는 '블랙홀'로 들어선 것이다.

스물한 살 청년이 불치병의 '블랙홀'에 서서히 빨려 드는 기분은 도대체 어떤 걸까? 두문불출(杜門不出) 집 안에 틀어박힌 그는 우울증으로 악몽에 시달렸다. 졸지에 사형수가 되어 처형을 기다리는 꿈이다. 병원에 있을 때 한 소년이 백혈증으로 죽어가는 모습을 봤다. 사형수보다는, 백혈병 소년보다는 낫다고 생각했다. 루게릭병은 근육이 망가졌기 때문에 고통을 느끼기 못한다!

이론물리학은 몸이 필요 없다. 머리만 있으면 연구할 수 있다. 휠체어를 타고 대학에 다니고, 지팡이를 짚고 결혼식도 올렸다. 목발을 짚고 1층 거실에서 2층 침실로 올라가는 데 15분이 걸렸다. 불편한 건 아이들과 몸을 부대끼며 놀 수 없을 때뿐이다. 계산은 암산으로 풀고, 정리는 조수에게 맡겼다. 우주가 팽창하듯, 그의 삶도 확장됐다. 2년짜리 시한부 인생이 우주처럼 팽창했다. '신체장애를 가진 사람은 심리장애를 가질 여유가 없다'는 것이다.

루게릭병의 '블랙홀'은 집요하게 그를 삼키려 들었다. 호킹은 마흔셋에 중국과 유럽을 도는 해외 강연에 나섰다가 폐렴으로 쓰러졌다. 가까스로 목숨은 건졌지만, 그 대가로 목소리를 잃었다. 전신마비에 말까지 할 수 없는, 가장 심한 장애인이다. 움직일 수 있는 건 손가락 2개뿐이다. 손가락마저 둔해지자 눈썹이나 뺨을 움직이는 방식으로 대화를 했다.

휠체어에 음성합성기를 달았다. 화면에서 단어를 눌러 문장을 만들면 컴퓨터가 음성으로 바꿔준다. 말년에는 눈을 깜박이거나 뺨을 실룩거리는 방식으로 대화를 나누고 집필에 몰두했다. 낙천적인 호킹은 자주 키득거렸다. "아이들한테 하루종일 컴퓨터로 시간 보내지 말라고 했죠. 근데 내가 하루종일 그러고 있다는 걸 깨달았어요". "팝업(Pop-up) 차단을 풀어주면, 나도 휠체어에서 일어날 수 있다고요."

일찌감치 운동신경이 다 망가진 사람이 팔십도 안 되는 삶에서 할 건 거의 다 해봤다고 만족했다. 결혼 두 번과 이혼 두 번으로 2남1녀를 낳았다. 근육은 뭉개져도 '그 곳'은 쓸 만하단다. 일본 여섯 번, 중국 세 번을 비롯해서, 오스트레일리아를 뺀 모든 대륙에 발을 디뎠다. 잠수함을 타고 바다 속에 들어가고, 열기구에 실려 하늘로 올랐으며, 최초의 민간 우주여행까지 경험하기도 했다.

블랙홀은 모든 것을 빨아들이는 '검은 구멍'이지만, 복사에너지를 뿜으며 폭발하기도 한다. 별의 죽음이 또 하나의 우주를 낳는 작은 빅뱅이라는 것이다. 그가 제시한 '호킹 복사'(Hawking Radiaction)다. 그의 삶도 그랬다. 긴 세월 동안 루게릭병의 '블랙홀'에 빨려 들었지만, 스스로 강한 낙천적인 에너지를 내뿜으며 새로운 '사건의 지평선'을 열었다.

역시, 그는 우주적으로 사고했다. "인류는 우주에 비해 너무 보잘것없어서 장애가 있다는 것은 우주적으로 별 의미가 없다."

[근위축성 측삭경화증]

Amyotrophic Lateral Sclerosis. 筋萎縮性側索硬化症

운동세포만 선택적으로 망가지는 질환이다. 야구선수 루 게릭의 이름을 따 '루게릭병'(Lou Gehrig's Disease)이라고도 한다. 팔과 다리가 서서히 약해지면서 줄어들어 마침내 호흡근 마비로 사망에 이르게 된다. 윗몸에서 증상이 먼저 시작돼 얼굴과 몸통을 움직이기 어렵게 되고, 특히 혀가 잘 움직이지 않아 사례가 들리거나 기침을 자주 하며, 음식이 기도로 잘못 넘어가는 흡인성 폐렴이 생기기 쉽다. 유전자 돌연변이 외에 아직 뚜렷한 원인을 찾지 못하고 있다.

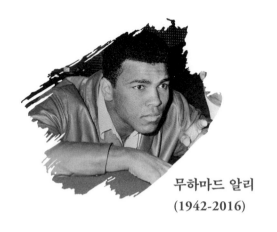

파킨슨병의
잔 펀치에 무너진
무하마드 알리

무하마드 알리
(1942-2016)

그리스 올림피아에서 불붙은 성화를 세계 각국을 두루 돌며 옮기다가, 개막식에서 성화대에 불을 붙이는 순간은 올림픽에서 가장 극적인 장면이다. 1996년 미국 애틀랜타 주경기장에서 성화를 받은 마지막 주자가 성화대에 붙인 불이 기세 좋게 화르르 타오른 모습은 올림픽 역사상 가장 멋진 장면 가운데 하나로 꼽힌다. 가장 평범한 방식으로 가장 큰 감동을 선사했기 때문이다.

마지막 주자는 서 있는 것도 힘겨워 보였다. 성화를 전달받고 제자리 걸음하다시피 몸을 반쯤 돌려 가까스로 성화를 지폈다. 움직임이 굼뜬데다 어색하게 늘어뜨린 왼팔을 덜덜 떨었다. 몸통은 물론 다리와 얼굴까지 후들거렸다. 하지만 성화봉을 쥔 오른손은 거의 흔들리지 않았다. 성화가 타오르는 순간, 8만 관객의 환호와 함께 베토벤의 합창교향곡이 웅장하게 울려 퍼졌다.

'나비처럼 날아 벌처럼 쏜다'던 무하마드 알리가 50대 중반의 나이에 몸을 제대로 가누지 못하는 모습은 충격으로 다가왔다. 열두 살에 권투를 시작해서 아마추어 전적이 무려 100승 5패에, 1960년 로마올림픽에서 금메달을 땄다. 프로로 나서 21년간 34연승을 거두고, 챔피언 타이틀을 19번이나 방어했으며, 챔피언 자리에 세 번이나 올랐던 전무후무한 '철권' 아닌가?

그래서 차라투스트라는 이렇게 이겼다

노예주가 붙인 '캐시어스 클레이'라는 이름을 버리고, 스스로 이슬람식 이름 '무하마드 알리'라 지었다. '지구 반대편에 있는 이름도 모르는 사람에게 총부리를 겨눌 수 없다'며, 베트남 전쟁을 반대하다 타이틀을 박탈당했다. 1990년 사담 후세인 대통령을 설득하여 이라크에 억류된 미국 인질 15명을 구해오기도 했다. 그야말로 '링 안에서는 챔피언, 링 밖에서는 영웅'이었다.

챔피언이자 영웅이었던 알리는 은퇴한 지 3년 지난 1984년 파킨슨병으로 진단받았다. 불과 마흔둘의 한창 나이에 닥친 '마른 하늘에 날벼락'이다. 권투 경기로 30년 동안 뇌에 손상이 쌓인 '펀치드렁크'(Punch Drunk)로 의심받기도 했다. 날렵하고 당당했던 맷집이 후들거리고, 소문난 '떠버리'가 안타깝게 입을 더듬거리는 모습은 잘 모르던 파킨슨병의 대표적인 증상으로 각인됐다.

알리는 권투선수가 멋지게 늙는 방법을 보여줬다. 나이가 들면서 알리는 파워를 경험으로 바꾸는 데 성공했다. 맞을 때 로프에 기대 충격을 줄이면서 상대방의 힘을 빼는, 약자의 생존전략 'Rope-a-Dope'다. 은퇴한 뒤엔 링 위의 '중량감'을 링 밖의 영향력으로 절묘하게 전환했다. 파킨슨병 연구재단을 세우고 사회 부조리에 맞섰으며, 교육과 의료를 개선하는 데 앞장섰다.

선명했던 애틀랜타 올림픽 성화 장면도 20년쯤 지나 가물가물해질 무렵, 마침내 챔피언이 쓰러졌다. 거의 반평생 동안 온몸 여기저기를 때리는 파킨슨병의 잔 펀치에 더 이상 견디지 못한 것이다. 다운! 판정할 심판도 없었고, 아무도 카운트를 세지 않았다. 향년 74세. 묘비에는 평소 자주 하던 말이 그대로 적혔다. '봉사는 지구에 살면서 내야 하는 월세다'(Service to others is the rent you pay for your room here on earth).

'내가 떠드는 이유는 두려워서다'라며 쉴새 없이 떠들던 떠버리 챔피언은 자신의 발언을 대중이 감동하는 사회적인 가치로 바꾸는 재주가 탁월했다. "난 윗몸 일으키기를 몇 번 하는지 세지 않아. 힘들기 시작할 때부터 세지. 내가 고통을 느끼기 시작할 때, 그때가 내가 숫자를 세기 시작할 때야. 그때부터가 진짜니까. 그게 당신을 챔피언으로 만들어주는 거야."

[파킨슨병] Parkinson's Disease

뇌의 신경세포가 망가져 생기는 만성 퇴행성 질환이다. 노인에게 치매 다음으로 흔하다. 움직이는 동작이 느려지고, 멈추면 한 쪽 팔다리를 떨게 된다. 근육이 굳어져 말도 느려지고 표정도 사라진다. 도파민을 분비하는 신경세포가 망가지기 때문인데, 그 원인은 아직 밝혀지지 않았다. 증상이 서서히 나타나고 느리게 진행되지만, 되돌리기는 어렵다.

그래서 차라투스트라는 이렇게 이겼다

게임이론으로
조현병을 물리친
존 내시

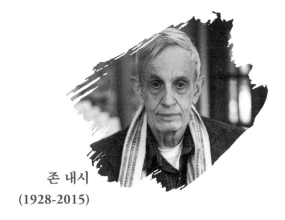

존 내시
(1928-2015)

나눌 수 있는 수가 1과 자신뿐인 자연수, 곧 소수(Prime Number)의 분포를 밝히는 리만가설은 아직도 증명되지 않은 밀레니엄 난제다. 이 가설을 증명하려다 실패하면 정신병에 걸리거나 죽게 된다는 '리만의 저주'가 따라다닌다. 가깝게는 영국의 마이클 아티야가 2018년 풀었다고 주장했다가 증명에 실패하면서 넉 달 만에 죽었다. 그런데 나이 아흔에 죽은 게 저주일까?

이미 본 듯한 데자뷰(Deju vu)였을까? 1959년 미국 뉴욕, 리만가설 100주년 기념학회에서도 비슷한 사건이 벌어졌다. 가설을 증명하겠다고 나선 젊은 수학자가 갑자기 말을 더듬기 시작하더니 횡설수설하면서 가설과 전혀 관련 없는 말만 늘어놓았다. 강연을 망친 존 내시는 망상형 조현병으로 진단받았다. 이때부터 '리만의 저주'가 사람들의 입에 오르기 시작했다.

"그가 생각하는 걸 나도 생각한다고 그가 생각하리라는 걸 나는 생각한다". 도대체, 이런 말은 이해하려다 보면 내 머리가 이상해질 지경이다. 내시가 22살에 박사학위로 제출한 논문 '비협조적 게임'의 한 구절이다. 가위바위보에서 내가 가위를 낼 것처럼 말했을 때, 그가 생각하는 걸 나도 생각하고, 그걸 그도 생각하고, 다시 그걸 나도 생각한다면, 나는 무엇을 내야 이길 수 있을까?

여느 수학자는 두 사람이 경쟁해서 그 총합이 '0'(zero)이 되는 게임을 주로 다룬 반면, 내시는 여러 사람이 경쟁하는데 그 총합이 '0'이 아닐 수도 있는 게임에도 해법이 있다는 걸 증명했다. '내시 균형'(Nash's Equilibrium)이다. '죄수의 딜레마'에서 죄수가 여러 명이면 각자의 셈법이 얼마나 복잡해질까? 내시는 이 이론으로 66살이 된 1994년 노벨 경제학상을 받았다.

'리만의 저주'는 젊은 수학자를 끈질기게 괴롭혔다. 괴이한 환청을 들은 수학자는 스스로를 '구세주 같은 존재'나 '남극대륙의 황제'라 부르기도 하고, 밤에 프린스턴 대학 강의실 칠판에 낙서를 하고 다녀 '파인홀의 유령'이라는 별명을 얻었다. 뚱딴지 같은 편지를 백악관에 보내라고 아내를 조르거나, 가짜 신분증으로 난민 자격을 신청하러 출국하려다가 체포되기도 했다.

성찰의 힘이 탁월했던 수학자는 놀랍게도 자신의 이론에 따라 스스로 조현병을 극복했다. '내시 균형'은 '개인의 이기적인 행동이 아닌, 집단의 상황에 맞는 합리적인 행동이 집단을 이롭게 한다'는 것이다. '집단의 상황에 맞는 합리적인 행동'을 어떻게 실천할 수 있을까? 내시는 자신의 머릿속에서 들리는 말이 아니라 '집단의 상황' 곧 가족과 동료와 의사가 하는 말을 믿기로 했다.

어느 날 내시는 자신을 괴롭히는 유령이 환청이라는 사실을 깨달았다. 의사의 처방에 따라 약을 먹고 전기충격요법을 받으면서, 자신의 머릿속에서 '들리는 목소리'를 무시하기로 했다. 재발에 재발을 거듭하면서 정신병원에 여덟 번이나 입원하기도 했지만, 60대에 들어 약물과 치료를 줄이면서 차츰 정상으로 돌아왔다. 조현병의 덫에 30년 넘게 갇혔다가 빠져나오는 데 성공한 것이다.

하지만 2015년 5월, 안타깝도록 '비협조적인 게임'이 출제됐다. 노르웨이에서 아벨상을 받고 돌아온 내시 부부는 뉴어크 공항에서 비행기가 연착하는 바람에 계획을 바꿔 공항버스 대신 택시를 잡았다. 현명한 선택이었을까? 택시는 앞차를 추월하려고 차선을 바꿨다. 현명한 선택이었을까? 내시 부부는 안전벨트를 매지 않았다. 현명한 선택이었을까? 추월하려던 택시는 난간을 들이받고 크게 부서졌다. '내시 균형'이 깨졌다. 향년 87세.

[**조현병**] Schizophrenia. 調絃病

생각하고 듣고 말하는 내용이 심하게 왜곡되고, 감정과 정서도 둔감해져 사회적 기능에 지장을 주는 질환이다. 정상적으로 생각하지 못하는 망상이 잦고, 바깥 자극이 없는데 헛것을 보거나 듣고, 이상한 말이나 행동을 한다. 원인은 뇌에서 도파민이 너무 많이 분비되기 때문이라는 가설이 유력하다. 빨리 치료할수록 정상에 가깝게 회복하고 재발도 적다.

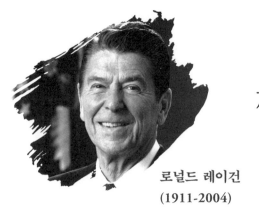

낙엽을 쓸며
치매조차 잊어버린
로널드 레이건

로널드 레이건
(1911-2004)

대통령이 NG(No Good)를 자꾸 냈다. 자신의 82세 생일을 축하하러 온 영국 마가렛 대처 총리에게 같은 말을 반복하면서 건배를 연달아 제의했다. 국무회의나 기자회견에서도 말이 떠오르지 않아 '글쎄'(Well), '그래서'(So), '음'(Um)처럼 아무 뜻도 없는 감탄사를 자꾸 끌어 댔다. 영화배우 경력만도 30년이 넘는 대통령이 메모를 더듬거리고 평소답지 않게 말문이 막혔다.

1986년 발각된 이란-콘트라 사건에 대해 증언하는 청문회에서도 버벅거렸다. 로널드 레이건 대통령은 이틀간의 청문회에서 8시간 동안 '기억나지 않는다'는 말을 88번이나 되풀이했다. 같은 말을 몇 분마다 반복하는 바람에 무책임하다고 탄핵당할 뻔했다. 물론 불리한 말로 꼬투리 잡힐 이유는 없지만, 항상 여유 있게 대본에 없는 즉흥연기(ad lib)를 즐기던 대통령답지 않은 증언이었다.

대통령의 즉흥 입담은 소문난 기사거리였다. 1981년 암살자가 겨눈 총알이 심장 바로 옆에 박히는 치명상을 입고, 생사를 다투는 상황에서도 농담을 던졌다. 응급처치하는 간호사에게 '내 아내 낸시에게 허락 받고 만지는 건가?'며 싱글거리고, 의사들에게는 '여러분이 공화당 당원이면 좋겠다'고 익살을 부렸다. 수술이 끝나자 낸시에게 '여보, 수그려야 하는데 깜빡 했어'라며 너스레를 떨었다.

나이 일흔 줄의 대통령은 국무회의를 주재하면서도 가끔 졸았다. 치매 증상이었을까? 보좌관의 충고에 대통령은 또 넉살을 피웠다. "급한 일이 생기면 언제든지 날 깨워도 좋네. 국무회의 중이라도 말이야." 언제부터였는지는 알 수 없지만, 레이건은 84살에 알츠하이머 치매로 진단받았다. 퇴임한 지 5년 지났다. 대장암과 전립선암도 극복했던 레이건은 치매를 어떻게 받아들였을까?

1987년 유방암으로 진단받자, 영부인은 유방을 제거하는 수술을 받고 언론에 솔직하게 털어놓았다. 많은 여성들이 퍼스트레이디를 따라 검진을 받고 수술도 기꺼이 따랐다. 유방암에 대한 인식이 널리 퍼지고, 유방암 연구가 진척을 보였다. 아내의 투병을 떠올린 남편은 1994년 자신의 투병을 밝히는 편지를 공개하고, 이듬해 치매를 연구하는 '로널드·낸시 레이건 연구소'를 세웠다.

비서를 시키지 않고 본인이, 자판을 두드리지 않고 손으로 직접 글을 썼다. 아내와 함께 읽어보면서 울고 또 울었다. 온 국민의 심금을 울린 편지는 '친애하는 국민 여러분, 최근 내가 알츠하이머에 걸린 수백만 미국인 중 한 명이 됐다는 이야기를 들었습니다'로 시작해서 '나는 이제 인생의 황혼을 향해 가는 여정을 시작합니다. 미국에는 항상 밝은 새벽이 앞에 있을 것입니다'로 끝난다.

편지를 발표한 뒤, 전직 대통령은 서서히 지워지기 시작했다. 처음에는 승마를 즐길 수 없는 걸 한탄하며 눈물을 흘리다가, 시간이 지나면서 자신이 대통령이었다는 것도 잊어버렸다. 친구도 자녀도 알아보지 못하기 시작했다. 유일하게 알아보는 늙은 아내는 '남편은 사람들이 옛날의 레이건으로 기억해주길 바랄 것'이라며 사람들을 거의 집에 들이지 않았다.

하루는 레이건이 콧노래를 흥얼거리며 수영장에 쌓인 나뭇잎을 갈퀴로 쓸었다. 젊은 시절 아내를 도와 집안일을 즐기던 남편이다. 아내는 남편이 쓰레기통에 버린 낙엽을 몰래 가져다 다시 깔았다. 다음 날 아침, 아내가 청소를 도와달라고 하자 남편은 행복한 표정으로 일하러 나갔다. 늘그막에 아내와 함께 집안일을 즐기던 남편은 2004년 '황혼을 향해 가는 여정'을 마쳤다. 향년 93세.

[알츠하이머 치매] Alzheimer's Disease

나이 들어 뇌기능이 손상되면서 인지기능과 정신행동과 신체능력이 계속 떨어져 생활에 상당한 지장을 주는 질환이다. 기억력과 판단력이 떨어지고 정서적으로 무감하거나 과민해지면서 말하거나 걷는 행동이 둔해진다. 베타아밀로이드, 타우 같은 단백질이 뇌에서 쌓이거나 꼬여, 뇌기능을 떨어뜨린다. 일반적으로 8~10년에 걸쳐 서서히 진행되면서 정신행동과 신체능력이 매우 악화되어 보호자에게 큰 고통을 준다.

그래서 차라투스트라는 이렇게 이겼다

결핵도 심장마비도 쓰러뜨리지 못한 마더 테레사

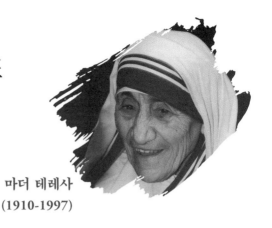

마더 테레사
(1910-1997)

"허리를 굽혀 섬기는 사람은 위를 보지 않습니다." 작고 가냘픈 수녀는 평생 허리를 굽히고 고개를 숙인 자세로 봉사하는 삶을 살았다. 그렇지 않아도 작은 키(152cm)에 습관처럼 고개와 허리를 숙이고 지내다 보니 나이가 들어 허리가 잘 펴지지 않았다. 마더 테레사의 대답은 단호했다. "사랑은 고결하고 아름다운 것이 아니라, 허리를 굽히고 상처와 눈물을 닦아주는 것입니다".

1946년, 30대 중반의 수녀는 '하느님의 부르심'을 들었다. 결핵에 걸려 요양을 떠났다가 캘커타로 돌아오는 기차 속에서다. 1991년 나이 여든 줄에 들어선 수녀는 멕시코를 방문했다가 폐렴으로 거의 죽을 뻔했다. 의사는 평생 허리를 구부린 탓에 허파가 계속 눌려 생긴 병이라고 했다. 하지만 수녀는 얼마 전에 굶주려 죽어가는 아이를 안았는데, 죽은 아이의 한이 가슴에 맺혀 염증이 생겼다고 자책했다.

테레사 수녀는 심장도 좋지 않았다. 1983년 교황 요한바오로 2세를 만나던 자리에서 심장마비를 처음 겪고, 6년 뒤 두 번째 심장마비로 쓰러져 심장박동기를 달았다. 말년에도 울혈성 심부전으로 몇 번이나 고통받던 수녀가 간절히 부탁했다. "가난한 사람들처럼 그냥 죽게 해주십시오. 많은 사람들이 병원 구경도 못해 보고 죽어가는데, 나에 대한 간호가 어찌 이리 극진합니까?"

많은 질병들이 가녀린 수녀를 할퀴고 지나갔다. 젊을 때 겪은 결핵은 어쩌면 당시 (살아남은 사람에겐) 홍역처럼 알게 모르게 치르고 지나가는, '가벼운' 질환 수준이었을지도 모른다. 일흔을 넘자 마더 테레사는 폐렴, 신장질환, 심장마비, 뇌전증, 쇄골 골절, 말라리아 같은 갖은 질환을 두루 앓으며 거의 강제로 병원을 들락거려야 했다.

마더 테레사는 다들 가장 꺼리고 두려워하는 빈민굴에도 서슴지 않고 들어갔다. 손가락이 떨어지고 얼굴이 뭉개진 한센병(나병) 환자들의 '소굴'이다. 수녀는 굶주리고 병든 환자들을 돌봐주면서 학교를 세우고 기금을 모았다. 처음에 천주교 선교 활동으로 오해한 힌두교 강성 신자들이 막아서자 수녀는 단호하게 말했다. "나를 쫓아내려면 당신이 이 일을 해야 합니다!"

병약하고 가냘픈 수녀를 어떤 질병도 쉽게 쓰러뜨리지 못했다. 폐병도 별다른 '폐'를 끼치지 못했고, 뇌전증(간질)도 별스런 '지랄'을 부리지 않았으며, 말라리아(학질)도 '학'을 떼고 물러갔다. 섬뜩한 표정의 한센병도 수녀를 물러나게 하지 못했고, 날카로운 '한칼'을 번뜩이는 심장마비도 그녀를 '베지' 못했다. '남을 위해 봉사하면 면역기능이 높아진다'는 '마더 테레사 효과'(Mother Teresa Effect)일까?

하나씩 차례로 덤벼 안되니, 온갖 질환들이 한꺼번에 꼬부랑 수녀에게 달려들었다. 폐렴 후유증에 잦은 심장질환과 만성 콩팥질환으로 힘들어하던 수녀는 1997년 9월 평생을 섬기던 예수의 품에 평안하게 안겼다. 향년 87세. 교황청은 2016년 두 가지 기적을 인정해서 마더 테레사를 성인의 품에 올렸다.

수녀는 사람들이 가까이하기를 가장 꺼리는 전염병 환자들에게 다가갔다. 그리고 그들이 호소하는 고통을 '통역'했다. (그들이 앓는 "가장 큰 병은 한센병이나 결핵이 아니라, 환영 받지 못한다는 느낌입니다"(The biggest disease today is not leprosy or tuberculosis, but rather the feeling of being unwanted). 수녀는 돌아서서 우리가 앓고 있을지도 모르는 무서운 질병을 '직역'했다. "가장 큰 질병은 누구에게도 아무런 의미를 주지 못하는 겁니다"(One of the greatest diseases is to be nobody to anybody).

[마더 테레사 효과] Mother Teresa Effect.

다른 사람을 돕는 활동이나 그런 활동을 보기만 해도 나타나는 정신적, 신체적, 사회적 변화를 말한다. 미국 하버드 대학 연구진은 봉사와 사랑을 베풀면 면역글로불린(Ig A) 수치가 높아지는 현상을 발견하고 마더 테레사의 이름을 붙였다. 봉사활동으로 느끼는 만족감, '헬퍼스 하이'(Helper's High)라고도 한다.

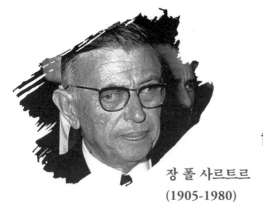

'지식인을 위한 변명'으로 숨가빴던 사르트르

장 폴 사르트르
(1905-1980)

눈이 사팔뜨기면 세상을 삐딱하게 보는가? 장 폴 사르트르는 네 살 때 독감을 앓고 오른쪽 눈 각막이 하얗게 변해 시력을 거의 잃으면서 사팔뜨기가 됐다. '삐딱한 시선'은 사물보다 책을 먼저 보았다. 한 살에 아버지가 죽고 외할아버지 서재에 파묻혀 살면서 특이한 시선을 갖게 됐다. 백과사전을 먼저 보고, 사물은 나중에 알게 됐다. '꽃'이라는 관념을 먼저 알고, '꽃'이라는 실물을 보게 됐다는 이야기다.

'삐딱한 시선'은 '소유'를 부정했다. 사유재산을 반대하니 카페에서 일하고 식당에서 먹고 여관에서 잤다. 여자도 소유하지 않기 위해 계약결혼을 했고, 아이는 갖지 않았다. 노벨상도 거절했다. 노벨상이 '소유'를 이념으로 하는 자본주의에 편중됐다는 이유다. 내 인생도 내가 '소유'하는 것이 아니다. 나는 그저 던져졌을 뿐이라는 것이다. 무신론적 실존주의의 '삐딱한 시선'이다.

'무소유'의 철학자가 딱 한 가지 소유하고 싶은 게 있었다. 담배다. '흡연은 파괴적인 소유 행위'라는 것이다. "담배를 피움으로써 세계가 내 속으로 흡입될 때 나는 세상을 단지 보고 듣고 만지는 것에 그치지 않고 그것을 소유하게 된다." 다른 건 다 포기하더라도 담배만 '소유'하면 흡연을 통해 세상을 다 '소유'할 수 있게 된다는 논리다.

사르트르는 '철학계의 제임스 딘'이라 불릴 정도로 반항아 같은 이미지

그래서 차라투스트라는 이렇게 이겼다

로 인기를 끌었다. 반항아의 무기는 삐딱하게 문 담배였다. 그의 사진은 대개 담배를 물거나 피우고 있는 모습이다. '담배 없는 삶은 살 가치가 거의 없다'고 단언하던 그였다. 하루 평균 2갑을 태웠으니 손에서 담배가 떨어질 때가 없었다. 당시 지식인들은 그를 흉내 내며 '실존주의의 담배'를 피우곤 했다.

그렇게 담배를 많이 피우면 '구토'가 나는 게 당연할 것이다. 소설『구토』의 주인공 앙투안 로캉탱은 바닷가에서 물수제비를 뜨려고 돌멩이를 들었다가 불쾌한 느낌에 깜짝 놀랐다. 종이쪽지를 줍다가, 거울을 보다가, 친구의 멜빵을 보다가 구토를 느꼈다. 원인을 찾아 방황하던 주인공은 어느 공원에서 마로니에 뿌리를 보고 깨달았다. 이유도 없이 존재하는 사물을 보면 구토가 난다는 것이다.

담배를 피우다가 다른 사람의 시선을 느끼면 불편할까? 사르트르에게 타인의 시선은 지옥의 형벌 같은 것이었다. 희곡『닫힌 방』에서 지옥으로 간 3명은 창문도 거울도 없는 방에 갇히는 형벌을 받는다. 자신의 모습은 타인의 시선으로만 볼 수 있다는 것은 얼마나 무서운 형벌일까? 그래서 '타인은 지옥이다'(Hell is - Other People).

'우리 모습은 우리의 선택으로 만들어진다'(We are our choices). 그는 삶을 작동시키는 연료로 담배를 선택했다. 아침 3시간과 저녁 3시간, 하루 6시간씩의 집필을 계속하기 위해 50년 넘도록 온갖 연료를 자신의 몸에 부어 넣었다. 거의 매일 같이 니코틴(담배 2갑), 알코올(포도주 1.3병), 암페타민(각성제. 0.2g), 아스피린(진통제. 15g), 바르비투르산염(수면제. 4g), 카페인(커피) 같은 약물을 콸콸 주입했던 것이다.

'실존은 본질에 앞선다'는 명제 아래, 사르트르는 본질을 찾기 위해 자신의 건강을 마구 갈아 넣는 실존으로 몸부림쳤다. '지식인을 위한 변명'을 찾기 위해 '숨가쁘게' 달려왔던 그는 일흔다섯 살에 '숨가쁜 질환'으로 그의 실존을 거뒀다. 만성폐쇄성 폐질환(COPD)이다. 왜 그렇게 살았을까?

　'나에게는 존재할 권리가 없었다. 나는 우연히 생겨나서 돌처럼, 식물처럼, 세균처럼 존재하고 있었다. 내 생명은 되는 대로 아무렇게나 뻗어 나갔다.'

[만성폐쇄성 폐질환]

Chronic Obstructive Pulmonary Disease(COPD). 慢性閉鎖性 肺疾患

해로운 먼지나 가스에 자주 노출된 숨길(氣道)이나 허파꽈리(肺胞)에 문제가 생겨 호흡이 점점 불편해지는 질환이다. 숨쉬기 답답하고 기침을 하며 가래가 나오고, 숨쉴 때 쌕쌕거리는 소리가 나기도 한다. 담배를 오랫동안 많이 피우거나 해로운 가스를 자주 들이마신 게 원인이다. 나이가 들면서 폐활량이 크게 줄어 고통을 겪으며, 호흡부전이나 심혈관계 합병증으로 죽을 위험이 높다.

애거사 크리스티의 실종사건을 추리하는 법

애거사 크리스티
(1890-1976)

세계적인 추리소설 작가가 갑자기 사라졌다. 1926년 12월 3일 밤, 어린 딸에게 '잘 자'라고 뽀뽀하고 '잠시 바람 쐬고 오겠다'며 나간 뒤 자취를 감췄다. 이튿날 집에서 30분 남짓 떨어진 남쪽 광산에서 교통사고로 버려진 차가 발견됐다. 도로에서 벗어나 덤불에 처박힌 자동차에서 옷가지와 운전면허증이 나왔다. 작가로 성공한 36살의 나이로 딸을 키우며 행복한 시기에, 도대체 어디로 사라진 것일까?

경찰은 근처에 있는 연못 '사일런트풀'(Silent Pool)을 의심했다. 처녀귀신 전설 때문에 사람들이 꺼리는 지역이다. 옛날에 한 나무꾼의 딸이 멱을 감는데, 존 왕이 말을 타고 다가오자 무서워 깊은 곳으로 갔다가 빠져 죽었다. 왕이 본체만체 그냥 지나치려 하자 한 나뭇가지가 왕의 모자를 낚아챘다는 전설이다. 존 왕은 『로빈후드』에도 등장하는, 영국에서 가장 인기 없는 왕이다.

언론은 자살이나 납치로 추측하며 현상금까지 걸고 실종사건을 크게 보도했다. '사일런트풀'에선 아무런 흔적도 찾지 못했다. '셜록 홈즈'를 만들어낸 선배 작가 코난 도일도 여성 추리소설 작가의 흥미로운 실종사건의 실마리를 직접 제시하기도 했다. 자동차가 있는 곳 주변에 기차역이 있으니, 틀림없이 기차를 타고 다른 곳으로 갔을 거라는 것이다. 비슷하게 맞췄다.

실종 11일 뒤, 그녀는 전혀 다른 곳에서 발견됐다. 집에서 300km 떨어진 호텔에 남편이 사귀는 젊은 여성의 이름으로 묵었다. 호텔 직원이 신고한 것이다. 그녀는 자신에 대해 아무것도 기억하지 못했다. 호텔에서 어울려 춤을 추고 당구도 치고, 백화점에서 호화쇼핑을 즐겼으며, 엉뚱한 이름의 가족을 찾는 광고를 냈다. 연락을 받고 찾아온 남편을 보고 오빠라 부르기도 했다.

세계적인 추리소설의 거장 애거사 크리스티의 실종사건이다. 당시 언론은 갑작스러운 어머니의 죽음에 충격을 받았다거나 바람 피우는 남편을 골탕 먹이려 했다거나 소설을 홍보하기 위해 자작극을 벌였다고 추정했다. 특히 이혼을 통보한 남편에게 앙갚음하기 위해 불륜녀 테레사 닐의 이름으로 행세했다는 것이다.

전형적인 해리장애 증상이다. 자신 안에 또 다른 자신이 여럿 존재하는 것 같은 정신적인 혼란 때문에 '다중인격장애'라고도 한다. 성격이 갑자기 바뀌면서 지난 기억을 깡그리 잊어버리고 현실과 동떨어진 전혀 다른 사람인 것처럼 행동한다. 특별한 이유 없이 갑자기 집이나 일터를 떠나 행방을 감춘 뒤 몇 시간 또는 몇 년 뒤에 나타나기도 한다.

크리스티의 추리소설은 '조용하고 가정적인 살인 사건'을 '안락의자형 탐정'이 해결한다는 게 특징이다. 셜록 홈즈처럼 발품 팔아 돌아다니며 증거를 모으기보다 가만히 앉아 생각에 생각을 거듭하며 사건을 해결하는 것이다. 멀미가 심한 땅딸보 영감 '에르퀼 푸아로'와 수다스런 할머니 '미스 마플'이 그 주인공이다. 경험이 제한적일 수밖에 없었던 시절의 여성작가가 발명한 명탐정 캐릭터다.

"내가 결과를 예측하지 못하는 소설을 넌 쓸 수 없을걸". 1차 세계대전이 끝나 간호사를 그만두고 돌아온 크리스티는 언니의 약 올림에 소설을 쓰기 시작했다. 추리소설 마니아였던 언니가 절대 짐작할 수 없는 스토리가 필요했다. 평범한 추리를 피해 가려면 내가 아닌 다른 인격에 완벽하게 빙의하는 수밖에 없을 것이다.

[해리장애] Dissociative Disorder. 解離障礙

자신 안에 또 다른 자신이 여럿 존재하는 것 같은 정신적인 혼란 때문에 일상 생활에 상당한 지장을 겪는 질환이다. '다중인격장애'라고도 한다. 성격이 갑자기 바뀌면서 지난 기억을 깡그리 잊어버리고 현실과 동떨어진 전혀 다른 사람인 것처럼 행동한다. 어릴 때 정신적인 스트레스나 육체적인 학대를 심각하게 겪은 것이 큰 원인으로 짐작되고 있다. 특별한 이유 없이 갑자기 집이나 일터를 떠나 행방을 감춘 뒤 몇 시간 또는 몇 년 뒤에 나타나기도 한다.

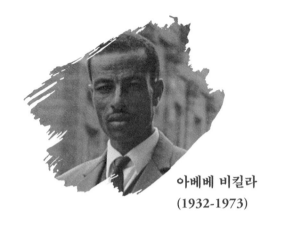

끔찍한 충수염을
'맨발'로 돌파한
아베베 비킬라

아베베 비킬라
(1932-1973)

1960년 9월 열린 제17회 로마올림픽은 TV가 중계방송을 시작한 첫 올림픽이다. 폐막식 전날 저녁에 TV로 마라톤을 지켜보던 사람들은 깜짝 놀랐다. 장거리에 약할 것으로 알았던 흑인이 결승선을 얼마 앞둔 개선문 오벨리스크 부근에서 맨 앞에 달리고 있었다. 2시간 15분 16.2초. 세계신기록을 자그마치 8분 남짓 앞당겼다. 아프리카계 흑인이 금메달을 딴 것도 처음이다.

더 놀라운 것은 이 선수가 신발도 신지 않고 맨발로 42.195km를 달렸다는 것이다. 에티오피아 출신의 흑인선수는 우승 후보에 전혀 오르지 않았을뿐더러, 애초 출전 명단에도 없었다. 출전하기로 했던 국가대표가 다치는 사고로 대신 출전한 것이다. 뒤늦게 합류한 그는 어렵사리 구한 운동화를 신고 훈련을 하다가 물집이 생기는 바람에 차라리 맨발로 뛰어버린 것이다.

아베베 비킬라는 어린 시절 해발 3,000m의 초원에서 소를 치면서 지치지 않는 심장을 키웠다. 스무 살부터 황제 친위대에 근무하기 위해 매일 왕복 40km를 걸어다니면서 무쇠 다리를 단련시켰다. 한국전쟁이 일어나자 아베베는 에티오피아 파병부대(칵뉴 대대)로 차출되어 유엔군으로 참전했으며, 이 인연을 계기로 1966년 서울에서 열린 동아마라톤에 출전해서 우승하기도 했다.

그래서 차라투스트라는 이렇게 이겼다

‘맨발의 마라토너’는 이탈리아에 두 번(1895년, 1935년)이나 침략당한 에티오피아의 자존심을 크게 북돋웠다. 당시 세계 언론들은 ‘에티오피아를 점령하기 위해 모든 이탈리아군이 필요했지만, 로마를 점령하는 데는 에티오피아 군인 단 한 명으로 가능했다’고 떠들어댔다. 당시 아베베는 군인 신분이었다.

제 18회 도쿄올림픽을 한 달 보름 앞두고 ‘맨발의 기관차’에 끔찍한 고장이 생겼다. 아베베가 급성 충수염으로 갑자기 드러누운 것이다. 에티오피아 황제와 온 국민의 염원 속에 수술을 받고 날아온 아베베는 1964년 10월 도쿄 공항에서 절뚝거리며 계단을 내려오기도 했다. 마라톤 출발선에 서자 다들 그의 발을 힐끔거렸다. 이번엔 맨발이 아니라 푸마가 후원한 신발을 신고 있었다.

수술한 지 6주, 훈련한 지 4주도 되지 않은 선수가 결승선에 가장 먼저 들어왔다. 2시간 12분 11.2초! 자신의 세계신기록을 3분이나 앞당긴데 이어, 올림픽 마라톤 2연패라는 새로운 기록까지 세웠다. 뒤이어 들어온 선수들은 다들 탈진해 헉헉댔지만, 아베베는 가볍게 몸을 풀면서 하프마라톤 코스 정도는 더 달릴 수 있다고 너스레를 떨었다.

너무 잘 달려서 그랬을까? 황제가 하사한 폭스바겐을 몰던 아베베는 1969년 큰 교통사고로 목뼈가 부러지는 바람에 하반신이 마비됐다. 뛰기는커녕 걷지도 못한다. “내 다리는 더 이상 달릴 수 없지만, 내게는 두 팔이 있다”. 아베베는 두 팔로 다시 ‘일어섰다’. 팔 힘을 길러 이듬해 노르웨이 휠체어대회(패럴림픽의 시초)에서 양궁, 탁구, 눈썰매 3개 종목을 금메달로 휩쓸었다.

뛰지 못하는 마라토너에게 심혈관질환은 어쩔 수 없는 걸까? 교통사고를 당한 4년 뒤인 1973년, 아베베는 뇌출혈로 두 다리도 두 팔도 가눌 수 없는 세상으로 떠났다. 향년 41세. “성공한 사람도 비극을 당할 수 있습니다. 승리를 얻은 것처럼 비극도 받아들여야 합니다. 어떤 상황이든 현실로 받아들이고 행복하게 살겠습니다"(Men of success meet with tragedy. I accepted those victories as I accept this tragedy. I have to accept both circumstances as facts of life and live happily).

[충수염] Appendicitis, 蟲垂炎

막창자(맹장) 끝에 달린 충수돌기에 염증이 생겨 곪는 질환이다. 막창자는 작은창자에서 큰창자로 넘어가는 곳에 있다. '맹장염'으로 잘 알려져 있다. 윗배가 살짝 아프다가 오른쪽 아랫배가 갑자기 심하게 아프다. 입맛이 없고 속이 메슥거려 토할 것 같은 느낌이 든다. 똥찌꺼기가 딱딱해져 충수돌기 입구를 막기 때문에 생긴다. 염증이 곪아 구멍이 뚫리면 주변 장기가 위험하기 때문에 서둘러 수술해야 한다.

참호에서 '골룸'을
만나 참호열에 걸린
존 톨킨

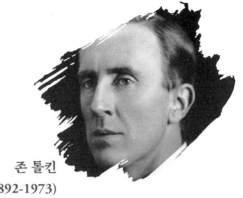

존 톨킨
(1892-1973)

기관총을 앞세워 참호전(Trench Warfare)을 벌이던 서부전선의 솜 전투는 1차 세계대전에서 가장 참혹한 생지옥이었다. 1916년 7월 1일 전투 첫 날, 영국 육군에서만도 5만8천 명이 죽었다. 영화 '반지의 제왕' 제 2편 '두 개의 탑'에서 죽은 시체들이 웅덩이에 둥둥 떠 있는 '죽음의 늪', 바로 그 장면이다.

영국군으로 솜 전투에 참전한 존 톨킨 소위는 '죽음의 늪'을 보았다. '가운데땅'을 두고 서로 싸우다 죽은 호빗, 엘프, 오크, 발록, 드와프 종족의 주검들이 썩지도 않고 널브러져 늪 한쪽에 처박히거나 둥둥 떠다녔다. 시체와 눈을 마주치면 홀려서 늪에 빠져 죽게 된다. 그는 자서전에서 자신의 겪은 생지옥을 '얼굴이 남은 사람들이 무서운 눈으로 쳐다봤다'고 기록했다.

며칠이나 싸웠을까? 톨킨은 참호열(Trench Fever)에 걸려 바로 후방으로 이송됐다. 병상에서, 들쥐가 옮기는 음침한 바르토넬라(Bartonella) 균과 18개월을 싸웠다. 몇 달 뒤, 소위는 소속 대대가 전멸하고 함께했던 전우들이 기관총 앞에 몰살당했다는 비보를 듣고 울부짖었다. '나만 살아남았다'는 죄책감과 싸우면서, 중위로 전역한 톨킨은 1954년 '반지의 제왕'을 써냈다.

글쓰기를 좋아했던 톨킨은 학창시절 절친 셋과 함께 문예동아리(TCBS)를 결성했다. 자칭 '4명의 불사조'(Immortal Four)다. 어깨를 걸고 같이 참전했던 동네친구 넷 가운데 둘이 솜 전투의 기관총 앞에 즉사했다. 울분과 좌절에 휩싸인 톨킨은 그의 작품에서 '4명의 불사조'를 살려냈다. 주인공 프로도와 친구 샘, 메리, 피핀을 합친 '호빗 4인방'이 '반지원정대'로 살아난 것이다.

전쟁의 트라우마는 오랫동안 톨킨을 괴롭혔다. 산책을 권한 아내는 꽃이 만발한 오솔길에서 가끔 노래를 부르고 춤을 추며 그를 위로하고 격려했다. 남편은 어떤 미녀를 곁에 둬도 아내만큼 사랑스러울 수 없다고 생각하고, 세상에서 가장 아름다운 요정을 떠올렸다. 반지원정대를 따뜻하게 환영하고, 특히 프로도에게 힘과 희망을 준 '빛나는 요정' 갈라드리엘이다.

'백색의 마법사' 간달프는 누굴까? 반지원정대를 이끌면서 '기교의 마법사' 사루만과 대결하는 현자(賢者)다. 간달프는 『나니아 연대기』를 지은 클라이브 루이스로 보인다. 1차 대전에 장교로 참전해서 부상을 입고, 옥스퍼드 대학에 근무하면서 판타지를 저술한 궤적이 그대로 겹친다. 루이스는 톨킨이 창조한 '가운데땅'에 관심을 가졌고, 톨킨은 루이스에게 '큰 빚을 졌다'고 말했다.

고대·중세 영어를 연구한 톨킨은 고대 스칸디나비아어는 물론, 산스크리트어와 페르시아어까지 섭렵한 언어학의 대가다. 다른 종족이 같은 영어를 쓸 수는 없다. 작품에서 그는 엘프(Elf)족이 쓰는 엘프어(Elvish)를 창조해냈다. 이른바 '판타지 언어'(Fantasy Conlangs)의 대부다. Conlang은 Constructed Language의 줄임말. 그는 『반지의 제왕』을 발표하면서 무심하게 번역하지 않도록 '언어별 번역 지침'까지 제시하기도 했다.

톨킨은 참호에서 들쥐와 홀로 마주쳤을 것이다. 참호열로 고열과 환각에 시달리던 톨킨이 혹시 '들쥐의 언어'를 알아듣고 '반지의 제왕'을 쓰게 된 건 아닐까? 들쥐 때문에 참호열에 걸려 생고생을 했지만, 참호열 덕분에 생지옥에서 살아남았다. 그 들쥐가 프로도를 도우려 했던 착한 스미골일까, 프로도를 죽이려 했던 악한 골룸일까?

그런데, 그 '절대반지'는 지금 어디 있는 걸까?

[참호열] Trench Fever, 塹壕熱

몸니가 옮기는 열성 전염병이다. 1차 대전에서 참호에 오래 머물던 병사들이 앓았던 병이라 '참호열'이라는 이름이 붙었다. 갑자기 열이 높아지고, 두통이 심하고 눈알이 아프면서 등과 다리 근육이 쑤신다. 증상이 닷새 간격으로 되풀이되기 때문에 '5일열'(Five-day Fever)이라고도 한다. 주로 들쥐가 옮긴 이가 살갗에 상처를 내면서 감염을 일으키며, 이가 돌아다니며 사람끼리 전염시킨다. 이가 옮긴다는 점에서 발진티푸스와 비슷하고, 박테리아가 옮긴다는 점에서 콩팥증후성출혈열(유행성출혈열)과 다르다. 출혈열은 대부분 바이러스가 일으킨다.

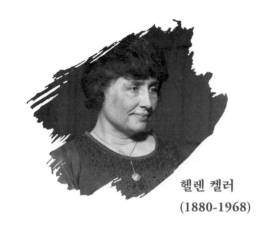

사흘만이라도
세상을 보기
원했던 헬렌 켈러

헬렌 켈러
(1880-1968)

'나를 둘러싸고 있는 어둠과 고요에 차츰 익숙해졌다. 처음부터 이랬던 건 아닐까, 소리를 들었던 것도 빛을 보았던 것도 잊었다. 내 삶의 첫 열아홉 달 동안 얼핏 본 푸르고 너른 들판과 빛나는 하늘 그리고 나무와 꽃들의 반짝임은 내 안에 있었다. 어둠도 그 한 점 기억마저 앗아갈 순 없었다.'

갑자기 눈이 보이지 않아 어둠에 휩싸인 기분은 어떤 걸까? 난데없이 귀가 들리지 않아 정적에 빠진 느낌은 또 어떤 걸까? 그녀는 '안개 낀 바다'(at sea in a dense fog)라고 표현했다. 어느 날 시각과 청각을 한꺼번에 잃어 어둠과 정적에 갇힌 앳된 꼬마에게 찬란했던 감각의 기억은 까마득한 꿈처럼 아득할 것이다. 헬렌 켈러는 태어난 지 19개월 만에 뇌수막염을 앓으면서 평생 시각장애, 청각장애, 언어장애를 안게 됐다.

보지도 듣지도 말하지도 못하는 어린 딸은 맘에 들지 않으면 악을 쓰고, 내던지고, 발로 차고, 할퀴고, 물어뜯기 일쑤였다. 답답한 부모는 어떻게 해야 할지 몰라 속수무책으로 딸의 횡포를 견뎌야 했다. 헬렌은 식탁을 돌아다니며 가족이 먹는 접시를 분탕질하고, 엄마나 교사를 창고나 침실에 몇 시간이나 가둬버리기도 했다.

헬렌은 나이가 열네 살 많은 교사를 맞으러 부모와 함께 마중을 나갔다. 교사가 가져온 짐을 뒤적거리던 헬렌이 인형을 집어 들자, 스무 살을 갓 넘은 교사는 헬렌의 손을 잡고 손바닥에 가만히 'D-O-L-L'이라 썼다. 인형을

그래서 차라투스트라는 이렇게 외쳤다

뺏기는 줄로 안 헬렌이 악다구니를 부리는 바람에 교사는 앞니가 깨졌다. 나중에 '내 영혼의 생일'이라 감사한 날, 헬렌이 앤 설리번을 처음 만나는 장면이다.

'선생님은 물이 흘러나오는 꼭지 아래에 내 손을 갖다 대셨다. 차디찬 물줄기가 꼭지에 닿은 손으로 계속해서 쏟아져 흐르는 가운데 선생님은 다른 한 손에 처음에는 천천히, 두 번째는 빠르게 'W-A-T-E-R'라고 쓰셨다. 우물가에서 있었던 이 사건은 내게 배움의 열의를 불어넣었다. 모든 사물은 이름을 갖고 있었으며, 각각의 이름은 새로운 생각을 불러왔다.'

교사가 온 지 한 달쯤 지나 기적이 일어났다. 한 손에서 느끼는 물을 다른 손에서 'W-A-T-E-R'라고 알게 된 것이다. 이날 하루에 헬렌은 단어 30개를 처음 알게 됐다. 설리번은 일곱 살짜리 소녀의 손바닥에 알파벳을 한 자 한 자 써서 사물을 익히게 했고, 3년 뒤 농아교사 새라 풀러를 소개해 목의 진동과 입의 모양을 더듬어 말하는 방법을 가르쳤다.

캄캄한 어둠에 가려졌던 단어들이 하나하나 환하게 솟아오를 때, 그걸 보고 싶은 욕망이 얼마나 간절할까? '만지는 물건마다 생명의 기운으로 파르르 떨고 있는 것처럼 느껴졌다.' 배움의 열망으로 대학까지 졸업한 헬렌은 자서전 『사흘만 세상을 볼 수 있다면』에서 첫 날은 사랑하는 설리번 선생님의 얼굴을 보고 싶다'고 썼다. 둘째 날은 밤이 아침으로 변하는 기적을 보고, 마지막 날은 사람들이 오가는 평범한 거리를 보고 싶다고 했다.

앞을 볼 수 없는 시각장애인에게 '똑바로 보라'는 말을 듣는 건 상당히 겸연쩍은 일이다. 빈곤층에 시각장애인이 많다는 걸 알게 된 헬렌이 그들의 손을 잡고 말했다. '고개를 떨구지 마세요. 항상 고개를 당당하게 들고, 세상을 똑바로 바라보세요'(Never bend your head. Always hold it high. Look the world straight in the eye).

[뇌수막염] Meningitis. 腦髓膜炎

뇌를 둘러싸고 있는 얇은 막(뇌수막)에 염증이 생기는 질환이다. 뇌수막은 척수와 바로 연결되기 때문에, 뇌척수막이라고도 한다. 갑자기 머리가 아프고 열이 나며 온몸을 떨게 되는데, 그 강도가 상당히 심한 편이다. 일곱 살 이하의 어린이나 쉰 살 이상의 노인에게 잘 생긴다. 에코바이러스 같은 바이러스나 폐렴연쇄구균 같은 세균이 뇌수막에 들어와 염증을 일으킨다. 바이러스성 뇌수막염은 쉽게 낫지만, 세균성 뇌수막염은 심각한 후유증과 함께 치사율도 높다

그래서 차라투스트라는 이렇게 이겼다

사과 떨구듯
천식을 떨어뜨린
체 게바라

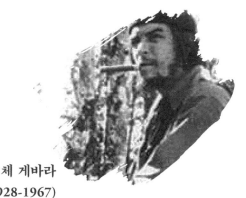

체 게바라
(1928-1967)

　부모의 양육방식은 대개 기대와 어긋나기 마련이다. 아버지는 허약한 팔삭둥이로 태어난 아들이 못 미더워 어릴 때부터 강하게 키우려 했다. 한겨울에 기저귀만 차고 밖에서 놀게 하거나, 얼음 가득한 욕조에 빠뜨리고 차가운 물로 샤워를 시켰다. 세 살 때 하필 어머니와 강에서 놀고 온 뒤 기침이 더 심해졌다. 이 일로 아들이 아플 때마다 아버지는 되려 어머니를 타박했다.

　위대한 혁명가는 어릴 때 천식이 너무 심해 의사가 오래 살지 못할 것이라고 걱정했다. 발작 때문에 걷기는커녕 숨을 쉬기도 힘들어 학교도 제때 다니지 못했다. 정말 끔찍할 때는 1주일에 두 번 꼴로 발작을 일으켜 아예 침대에 누워 살았다. 책을 즐겨 읽고 어머니와 대화하는 착한 습관은 고질적인 천식 덕에 익힌 셈이다. 대신 목욕을 싫어해 몸이 지저분한 나쁜 습관이 몸이 배었다.

　당황한 부모는 개, 고양이, 닭, 오리 같은 동물부터 집 밖으로 내쫓았다. 이불과 잠옷을 매일 갈아주고, 커튼과 카펫은 아예 걷어버렸다. 발작할 때마다 침대 곁에 둔 산소 풍선으로 숨을 쉬게 해주는 수고를 해야 했다. 아르헨티나 판 맹모삼천(孟母三遷)이랄까, 혁명가의 가족은 공기 좋은 산골을 찾아 이곳 저곳 10년 넘게 떠돌았다.

　애타는 부모는 천식에 좋다는 온갖 민간요법을 시도했다. 신문에 실린 좋다는 약은 물론 시골 사람들이 용하다는 차나 약초를 써보고, 뜬금없게도 모래주머니를 끼고 자게도 했다. 고양이가 좋다는 말에 길고양이 새끼를 잡아와 이불에 넣어줬다. 이튿날 깔려 죽은 길고양이를 보고 혁명가의 가족은 미루고 미루던 결론을 내렸다. 무슨 짓을 해도 천식은 고칠 수 없다!

체 게바라는 일찌감치 깨달았다. 아무리 환경을 바꿔도 천식은 낫지도 나아지지도 않는다. 바꿀 건 환경이 아니라 자신이었다. 운동을 결심했다. 수영으로 시작했다. 다급할 때 호흡하는 방법을 배우기 위해서다. 축구는 골키퍼를 도맡았다. 숨이 가빠 오래 뛸 수 없어서다. 그리고 골프, 럭비, 승마, 사냥, 암벽등반까지 점점 격한 운동을 하는 방법을 미친 듯이 찾아냈다. 스스로를 시험하려고 오토바이를 타고 아르헨티나를 4,500km나 돌아다녔다.

하지만, 담배는 끊지 않았다. 끊지 못한 걸까, 끊지 않은 걸까? 그는 궐련이 아니라 시가를 피웠다. 시가는 연기를 목으로 삼키지 않고 입에 머금어 향기를 즐긴 뒤 뱉기 때문에 덜 해롭단다. 숲에서 야영할 때 성가신 모기를 쫓는 데 시가 연기가 '딱' 좋다고 해서 오히려 즐겨 피웠다. 시가를 천식용 흡입기와 함께 필수품으로 지니고 다녔을 정도다. 게릴라에게는 건강보다 혁명이 중요했을까?

미국과 천식 가운데 어느 게 더 나쁜 적이었을까? 게바라는 미국을 비난하고 저주하는 연설을 몇 분 하다가, 발작이 도져 2시간 넘게 쓰러져 뒹굴기도 했다. 게바라가 유명해지자 아들의 건강을 묻는 기자의 질문에, 어머니는 속도 없이 '기특한' 아들을 자랑하며 '유명한 소련 의사에게 검진받았더니 미제 알약이 좋다고 처방해 주더라'고 답했다.

게릴라에게 천식은 치명적이다. 수풀이든 도심이든 숨어서 전투를 하는데 사소한 기침 한번으로 전우의 목숨까지 위험해질 수 있다. 1959년 피델 카스트로와 함께 쿠바혁명에 성공한 체 게바라가 말했다. "혁명은 다 익어 저절로 떨어지는 사과가 아니다. 떨어뜨려야 하는 것이다"(The revolution is not an apple that falls when it is ripe. You have to make it fall). 그에게는 천식도 그랬다.

> ## [천식] Asthma. 喘息
> 어떤 원인물질이 코로 들어오면 기관지가 심하게 좁아지면서 숨을 쉬기 어려운 증상이 갑자기 발작적으로 나타나는 질환이다. 기침을 하고 쌕쌕 소리를 내며 숨을 쉬기 어려우며 가슴이 답답해진다. 흡연이나 먼지, 꽃가루 같은 환경적인 요인과, 비만 같은 유전적인 요인이 원인으로 꼽힌다. 나은 것처럼 보여도 허파기능이 떨어져 악화 요인이 심하면 증상이 나타나기 쉽다. 급성 악화는 발작으로 이어져 생명이 위험할 수도 있다.

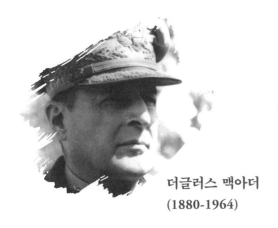

항복을 죽기보다 싫어한 마마보이, 더글라스 맥아더

더글러스 맥아더
(1880-1964)

읽기와 쓰기보다 말타기와 총쏘기를 먼저 배웠다. 심지어는 걷기와 말하기를 배울 때쯤 말타기와 총쏘기를 시작했다고 할 수 있을 정도다. 어린 더글라스 맥아더에게 군사훈련을 시킨 건 육군 장교였던 아버지가 아니다. 작전과 임무로 집을 자주 비우는 아버지를 대신해 어머니가 막내를 훈련시켰다. 어머니는 미국에서 제일 유명한 '헬리콥터 맘'(Helicopter Mom)이다.

그렇게 키운 아들이 육군사관학교(West Point)에서 떨어졌다? 신체검사에서 탈락이란다. 사춘기에 흔한 척추측만증이다. 어머니는 유명한 의사를 찾아 아들을 맡기고 아예 집까지 옮겼다. 아들은 혹독한 재활을 거쳐 삼수 끝에 합격했다. 하원의원의 추천서까지 받을 정도로 합격을 챙긴 어머니는 웨스트포인트 부근 호텔에 묵으며 낮엔 망원경으로 아들을 감시하고, 밤엔 성적을 확인했다.

사관학교에서 훈련을 빙자한 폭력으로 한 후보생이 자퇴한 뒤 죽는 사건이 발생했다. 청문회에서 증인으로 지목된 마마보이는 어머니의 조언에 따라 피해자 편을 들면서도 본인의 가해 사실은 축소했다. 평소 입바른 소리를 잘하던 그는 '왕따'가 됐다. 나중에 그의 결혼을 축하하러 온 장교들이 몇몇 되지 않았을 정도다. 어쨌든 마마보이는 사관학교를 역대 최고 점수로 졸업했다.

그래서 차라투스트라는 이렇게 이겼다

'헬리콥터 맘'은 아들의 결혼도 반대하면서 결혼식에 나타나질 않았다. 며느리가 이혼녀였기 때문이다. 그 뒤에도 꾸준히 고위층에 청탁을 넣으면서 아들이 육군 소장(45살), 육군참모총장(50살)으로 진급하는 데 성원을 다했다. 둘 다 최연소 기록이다. 평생 아들 뒤를 졸졸 '따라 날던' '헬리콥터 맘'은 50대 중반의 아들을 따라 필리핀까지 갔다가 선회비행을 멈췄다. 향년 82세.

척추측만 재활에 너무 몰두해서 그럴까? 맥아더는 갈수록 꼿꼿해졌다. 국방예산을 놓고 루즈벨트 대통령과 언쟁을 벌이고, 한국전쟁 작전에서 트루먼 대통령에 반발하기도 했다. 차림도 꼿꼿했다. 짙은 선글라스에 근엄하고 절제된 군복이다. 술과 담배도 별로 즐기지 않았다. 옥수숫대로 만든 콘콥(Corn Cob) 담뱃대를 즐겨 물었지만, 흡연은 그리 많이 하지 않은 것으로 보인다.

꼿꼿하고 도도한 태도는 의료진마저 긴장하게 만들었다. 담석증으로 병원에 입원할 때, 의료진은 환자에게서 제대로 혈압을 재거나 피를 뽑을 수 있을까 걱정했을 정도다. 역시 환자는 꼿꼿했다. 황달의 그 심한 가려움에도 몸에 긁은 자국이 거의 없었다. 쓸개를 제거하는 수술도 계속 반대했다. 평생 건강했던 맥아더에게 수술은 '항복'을 의미했기 때문일까?

미루고 미루다 받은 수술에서 큰 콩알만 한 담석이 여럿 나왔다. 꼿꼿함의 대가였을까? 수술이 성공적인가 싶더니, 얼마 지나자 식도에서 계속 피가 새어 나왔다. 심각한 증상이 온몸으로 확산되면서 24일 동안 수술을 2번 더 받았지만, 1964년 4월 그 유명한 연설처럼 '노병은 사라졌다'(Just fade away). 향년 84세. 사인은 급성 신부전과 간부전.

정말, '노병은 죽지 않는다'(Older soldiers never die)는 걸 꿈꿨을까? '노병'은 독단적인 성향으로 불렸던 별명 '카이사르'를 좋아했다. '징기스칸과 나폴레옹을 능가한다'는 식의 온갖 공치사도 귀담아 들었다. 항복을 죽기보다 싫어했기 때문이다. '세월은 피부에 주름을 남기지만, 열정을 포기하면 영혼에 주름이 남는다'(Years may wrinkle the skin, but to give up enthusiasm wrinkles the soul).

[척추측만증] Scoliosis. 脊柱側彎症

옆에서 볼 때 척추가 앞뒤 좌우로 휜 질환이다. '척추 옆굽음증'이라고 한다. 대부분 증상이 없으며, 심하게 굽은 경우 허파가 눌려 조금만 움직여도 호흡이 가빠지고, 허파로 피를 보내는 심장 우심실의 기능이 약해진다. 태아일 때 척추에 장애가 생기거나, 중추신경계에 이상이 생기는 경우인데, 원인을 거의 알 수 없다. 시간이 지나면서 휘는 정도가 멈추기도 하고, 갑자기 더 휘기도 한다.

[담석증] Cholelithiasis. 膽石症

쓸개즙(담즙)에서 어떤 성분이 돌(담석)처럼 굳어지면서 쓸개(담낭)나 쓸개관(담관)을 막아 염증을 일으키는 질환이다. 명치나 오른쪽 윗배가 무겁게 아프면서 점점 오른 어깨 쪽으로 퍼져 나간다. 속이 메스껍고 토가 나올 것 같으면서 열이 나고 추워 떨게 된다. 쓸개즙 안에 콜레스테롤 같은 지방질이나 각종 염기가 서서히 가라앉으면서 돌처럼 뭉치기 때문이다. 지방질이 많은 음식을 즐기거나 피임약 같은 약물을 자주 먹으면 위험하다. 담석이 주변을 긁거나 길을 막아 갑작스런 담낭염이나 담관염으로 이어지기 쉽다.

잿빛에서 '장밋빛 인생'을 노래한 에디트 피아프

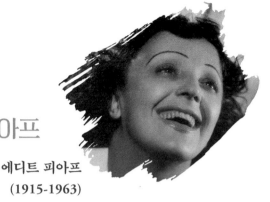

에디트 피아프
(1915-1963)

길거리 곡예사 아버지는 어린 딸에게 모자를 들고 동정을 구걸하게 했다. 마뜩잖은 곡예에 실망한 구경꾼들이 딸의 재주도 보여달라고 소리쳤다. 어떤 곡예도 배우지 못한 열네 살 소녀는 아버지의 강요에 못 이겨 〈라 마르세예즈〉(La Marseillaise)를 불렀다. '일어나라, 조국의 아이들이여'로 시작하는 프랑스 국가다. 그때 알았던 유일한 노래가 '첫 공연'에서 '대박'을 거뒀다.

어머니는 길거리 가수였다. 1915년 12월 매섭게 추운 파리의 지저분한 골목 가로등 아래서 열여섯 앳된 어머니는 핏덩이 딸을 낳았다. 주정뱅이 어머니는 곡예단을 따라 떠나버렸고, 무능한 아버지는 사창가의 할머니에게 손녀를 떠맡겼다. 버림받은 아기참새처럼 불쌍한 소녀는 창녀들에게서 따뜻한 보살핌과 차가운 멸시를 받고 자랐다.

뼈저린 굶주림이 가녀린 소녀의 몸을 갉아먹었을 것이다. 에디트 가시옹은 어른이 되어서도 참새처럼 작았다. 키가 142cm, 몸무게가 40kg 정도다. 어머니처럼, 할머니처럼 거리를 떠돌며 노래를 부르고 애교를 팔던 에디트는 스무 살에 파리 상젤리제의 클럽무대에 올랐다. 몸집이 유난히 작아서 오히려 눈에 띄는 그녀는 '피아프'(Piaf)라 불렸다. '참새'라는 뜻이다.

언제부턴가 손님들은 가슴을 후벼 파는 듯한 목소리로 우짖는 '작은 참새'에 대해 이야기하기 시작했다. 그 애달픈 목소리는 어디서 온 걸까? 도대체 무엇이 '작은 참새'의 영혼을 다치게 했을까? 가난일까, 질병일까? 궁핍이 부른 각막염은 한때 어린 '참새'의 시력을 망가뜨리기도 했다. 영화 '서편제'에서 송화의 눈을 멀게 한 의붓아버지가 말했었다. "이년아, 가슴을 칼로 저미는 한이 사무쳐야 소리가 나오는 법이여…."

'작은 참새' 앞에 든든한 세계챔피언이 나타났다. 미들급 권투에서 110 승(65KO) 4패라는 기록을 자랑하는 '모로코 폭격기' 마르셀 세르당이다. '장밋빛 인생'(La Vie en Rose)은 왜 그리 짧을까? '모로코 폭격기'는 운명 같은 사랑으로 날아왔다가 날벼락 같은 비극으로 가라앉았다. 1949년 연인을 만나려고 서두른 비행기가 대서양에 추락해버렸다.

〈사랑의 찬가〉(Hymne A L'amour)가 '작은 참새'를 일으켜 세웠다. "하늘이 무너지고 땅이 꺼져도, 당신이 원한다면 이 세상 끝까지 따라가겠어요." 정말 따라가려고 했을까? 교통사고를 세 번이나 당했다. 온몸의 뼈가 여기저기 부러졌다. 류머티스 관절염도 스멀스멀 기어올라 왔다. 아플 땐 모르핀으로, 울적할 땐 알코올로 버텼다. 중독된 '작은 참새'는 40대에 할머니처럼 팍삭 늙어버렸다.

1963년 파리 음악홀 올랭피아의 마지막 공연에서 통증에 시달린 에디트는 서 있기도 힘겨워 보였다. 특히 오른쪽 윗배가 눈에 띄게 부어 보였다. 몇 년 전 공연에서도 피를 토하며 쓰러졌었다. 간암이다. 애간장 닳도록 절규한 노래가 조금씩 간을 갉아 먹었을지도 모른다. '작은 참새'는 그토록 사랑한 〈파리의 하늘 아래〉(Sous Le Ciel De Paris)에서 슬픈 눈을 감았다. 향년 47세.

항상 말보다 노래가 먼저 나오는 '참새'였다. 설레며 두근두근 부른 〈빠담, 빠담〉(Padam, Padam)에서 '언제나 나보다 먼저 말하는 노래는 자기 소리로 내 목소리를 덮어버린다'고 했다. 잿빛 삶을 살면서 '장밋빛 인생'을 노래한 '작은 참새'는 모든 게 '내 삶이고 내 기쁨이기 때문에' 후회하지 않았다. "아니, 전혀 후회하지 않아요"(Non, Je Ne Regrette Rien).

[간암] Liver Cancer. 肝癌

간에 악성 종양이 생겨 퍼져나가는 질환이다. 간이 부어 오른쪽 윗배에서 만져지고, 눈이나 피부 색깔이 누레지며, 입맛이 없고 몸무게가 줄어든다. B형 또는 C형 간염에 걸렸거나, 잦은 음주와 피로가 쌓여 간을 혹사한 게 원인이다. 이미 앓고 있던 간염이나 간경변 때문에 빠르게 나빠져 간의 기능이 망가지는 간부전으로 악화된다.

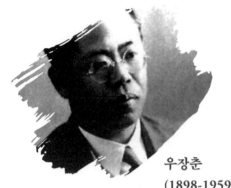

잡초에서 유채꽃으로
당당하게 인정받은
우장춘

우장춘
(1898-1959)

아버지가 저지른 씻을 수 없는 범죄를 아들이 대신 속죄한다고 갚을 수 있을까? 친일 급진개화파였던, 조선군 훈련대 제 2대대장 우범선은 명성황후가 죽어야 나라가 산다고 생각했다. 1895년 민비를 시해한 을미사변(乙未事變)에 가담해 역사에 피를 묻힌 그는 바로 일본으로 망명하고 가정도 꾸렸지만, 18년 뒤 기회주의자 고영근에게 암살당했다.

아버지가 죽었을 때 우장춘은 다섯 살이었다. 생계가 막막한 일본인 어머니 사카이 나카[酒井なか]는 가사도우미로 일하기 위해 두 아들을 고아원에 맡겨야 했다. 조선 말을 배우거나 김치를 먹어본 적이 거의 없이 일본인처럼 살았다. 도쿄제국대학에 다닐 때 친했던 조선 유학생 김철수에게서 아버지의 엄청난 범죄를 처음 들었을 때, 그는 얼마나 큰 충격을 받았을까?

당시 조선인으로 우장춘(禹長春)이 할 수 있는 것은 성(姓)을 지키는 것뿐이었다. 일본 아내 와타나베 코하루[渡辺小春]와 결혼할 때도 꿋꿋했다. 조선인 사위를 반대하자 오히려 아내가 친정을 버리고 따라 나왔다. 조선인으로 살기가 점점 어려워지자 그를 후원하던 일본인이 데릴사위로 스나가 나가하루[須永長春]라는 이름을 붙여주었지만, 장춘은 끝까지 '단양 우씨'를 고집했다.

1935년 찰스 다윈의 진화론을 이을 만큼 대단한 논문, '배추속(Brassica)

　　　　그래서 차라투스트라는 이렇게 이겼다

식물에 관한 게놈 분석'을 발표했다. 다윈이 '종의 진화'를 설명했다면, 우장춘은 '종의 탄생'을 밝힌 것이다. 이 논문에서 우장춘은 유채(油菜)가 배추와 양배추의 자연교배로 태어난 잡종이라는 사실을 밝혀냈다. 논문의 저자는 영어로 'Nagaharu U'였고, 그가 제시한 '종의 합성' 모델은 '우의 삼각형'(U's Triangle)이라 불린다.

일제강점기에, 그것도 일본에서 '조센징'[朝鮮人]으로 살려면 귀도 닫고 입도 닫고 얼마나 참아야 했을까? 어릴 때 고아원에서 따돌림을 당하던 아들에게 어머니는 '짓밟혀도 끝내 꽃피우는 길가의 민들레'를 보여줬다. 하도 무뚝뚝한 아들이 얼굴이나 성격 때문에 '불독'이라는 별명까지 얻자, 어머니는 친구들과 어울리라고 하루 한 잔씩 술을 가르치기도 했다.

한국인과 일본인을 부모로 둔 그는 어쩌면 배추와 양배추 사이에서 태어난 유채 같은 인생을 살았는지도 모른다. 이승만 대통령의 초대로 1950년 고국에 돌아온 그는 한국 말도 모르고 김치도 못 먹는 '일본놈'처럼 구박받았다. 1959년 향년 61세로 별세하기까지 고국에서 불과 9년 동안 그렇게 많은 농작물 품종을 개발하는 엄청난 업적을 세웠는데도 '우범선의 아들'이라는 '형틀'이 끝까지 그의 목을 졸랐다.

참고 참던 증세는 결국 위와 십이지장에 깊이 숨어있던 궤양으로 터지기 시작했다. 당뇨까지 겹쳤다. 1959년 수술을 세 번이나 받았지만, 병세는 돌이킬 수 없었다. 한 해 두 번 수확할 수 있는 벼를 개발하기 위해 병상에서 봉지에 담은 싹을 관찰하던 그였다. 임종하기 전에, 이기작(二期作) 벼를 보지 못하고 먼저 죽게 됐다고 한탄하기도 했다.

배추도 아닌 양배추도 아닌 잡초처럼 떠돌던 우장춘은 죽기 사흘 전에 '유채'로 인정받았다. 그렇게 보고 싶어 하던 아내와 가족이 우여곡절 끝에 한국을 방문할 수 있었다. 농림부 장관도 찾아와 대한민국 문화포장을 수여했다. 평생을 참고 기다렸던 대속(代贖)의 눈물이 결국 터졌다. "조국이 날 인정했구먼. 근데 좀 일찍 주지…."

[십이지장 궤양] Duodenal Ulcer. 十二指腸 潰瘍

십이지장의 점막이 염증으로 상해 움푹하게 패인 상태다. 밥을 먹고 한 시간쯤 지나 가슴뼈 아래 명치 쪽이 아프며, 장에 피가 새어 나와 검은 똥이 나올 수 있다. 헬리코박터 균이나 흡연으로 점막에 생긴 상처가 점막 아래까지 깊어져 생긴다. 저절로 낫기도 하지만 쉽게 재발하며, 심해지면 십이지장에 구멍이 날 수도 있다.

죽음의 천사와
싸우다 절규한
에드바르 뭉크

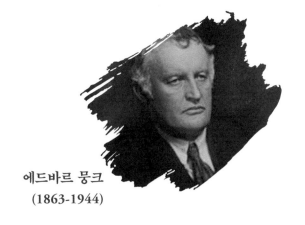

에드바르 뭉크
(1863-1944)

'절규'하는 화가 에드바르 뭉크는 평생 죽음과 함께 살았다. 다섯 남매의 둘째였던 그는 다섯살에 어머니를 여의었다. 무려 스무 살이나 많은 남편과 올망졸망한 다섯 남매를 돌보던 어머니가 결핵에 걸린 것이다. 거의 유일한 기억은 해쓱한 어머니가 의자에 힘없이 기대 창 밖의 들판을 안타깝게 내다보는 모습이다. 한 살 많은 누나가 어머니의 빈 자리를 채웠다.

어머니 쪽 내림일까? 뭉크도 피를 토했다. 침대시트에 묻은 붉은 피를 본 열세 살짜리는 죽음의 신과 마주친 듯 소스라치게 놀랐다. 결핵은 누나를 대신 데려갔다. 누나는 열다섯 살이 된 어느 날 힘없이 의자에 앉혀 달라고 부탁했고, 어머니처럼 의자에서 지워졌다. 어머니와 누나가 같은 질병으로 의자에서 죽은 것이다. 누나의 죽음을 '아픈 아이'(The Sick Child)로 그려낸 남동생은 그 의자를 죽을 때까지 간직했다.

그 무렵 여동생은 정신병을 앓았다. 아버지 쪽 저주일까? 아버지는 어릴 때 툭 하면 무서운 귀신 이야기나 에드거 앨런 포의 스산한 추리소설을 실감나게 들려줬다. 가정을 지켜주던 아내를 잃은 뒤 아버지는 점점 정신이 이상해져 종교에 미친 듯이 빠져들더니 27살 때 돌아가셨다. 뭉크는 죽음이 언제라도 문을 열고 들어와 자신을 바로 잡아갈 것 같은 극도의 공포에 휩싸였다.

"내가 태어났을 때부터 불안과 걱정과 죽음의 천사들이 옆에 서 있었다.

놀 때도 나를 따라왔고, 봄의 햇살과 여름의 영광 속에서 나를 따라왔다. 저녁에 눈을 감으면 바로 옆에서 죽음과 지옥과 저주로 나를 위협했다. 그래서 난 가끔 잠에서 깨 어두운 방을 두리번거리곤 했다. 내가 지옥에 있나?"

따뜻한 어머니와 누나를 그리던 섬약한 청년의 첫사랑은 유부녀와의 잘못된 만남으로 '잿더미'(Ashes)가 됐다. '이별'(Separation)과 '질투'(Jealousy)와 '우울'(Melancholy)을 거듭하던 청년은 '사랑과 고통'(Love and Pain)으로 몸부림쳤다. 배신에 대한 복수로 시작한 사랑은 결국 피가 섬뜩한 총격 사건으로 끝났다. 총을 들고 막무가내로 덤비는 그녀를 말리다 손가락 하나를 잃었다.

"갑자기 해가 지기 시작했고 하늘이 핏빛으로 물들었다. 나는 죽을 것 같은 피로감에 멈춰 서 난간에 기댔다. 검푸른 바다에 마치 화염 같은 핏빛 구름이 걸려 있었다. 친구들은 계속 걸어갔고, 나는 불안에 떨며 자연을 꿰뚫는 거대하고 끝없는 절규를 느꼈다". 불안에 '절규'하던 뭉크는 점점 술에 깊이 빠져 들면서 환청이 심해져 아버지 쪽 정신병이 도지기 시작했다.

오랫동안 뭉크는 치료를 거부했다. 평생을 극도의 불안 속에 살았는데 왜 치료를 피했을까? "나의 고통은 나 자신과 예술의 일부다. 고통은 나와 분리되지 않는다. 고통을 없애면 예술이 망가질 것이다. 나는 그 고통을 간직하고 싶다." 뭉크는 당시 가장 무서웠던 죽음의 두 색깔을 어릴 때부터 잘 알고 있었다. 어머니에게서 물려받은 결핵의 붉은 핏자국과 아버지에게서 전해온 광기의 미친 색깔이다.

뭉크는 50대를 앞두고 시골에 숨어 가끔 병원에 다니면서 비교적 안정된 생활을 누렸다. 작업실 바깥은 지옥이기 때문에 한사코 사람은 피하면서 작업실에 라디오를 틀어놓고 세상과 소통하려 애썼다. 죽음의 신이 멀어지자 그림도 밝아졌다.

어쩌면 그는 끝까지 악령과 싸웠을지도 모른다. 말년에 나치가 악령처

그래서 차라투스트라는 이렇게 외쳤다

럼 그를 괴롭히자 목숨처럼 여기는 작품을 숨기고 끝까지 버텼다. 나치가 발악하던 1944년, 80세로 죽을 때 그는 손에 쥐고 있던 책을 스르르 내려 놓았다. 도스토예프스키의 『악령』이다.

[조현병] Schizophrenia. 調絃病

생각하고 듣고 말하는 내용이 심하게 왜곡되고, 감정과 정서도 둔감해져 사회적 기능에 지장을 주는 질환이다. 정상적으로 생각하지 못하는 망상이 잦고, 바깥 자극이 없는데 헛것을 보거나 듣고, 이상한 말이나 행동을 한다. 원인은 뇌에서 도파민이 너무 많이 분비되기 때문이라는 가설이 유력하다. 빨리 치료할수록 정상에 가깝게 회복하고 재발도 적다.

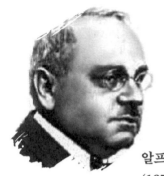

열등감을 불태워
'구루병'에서 바로 선
알프레트 아들러

알프레트 아들러
(1870-1937)

"내 어릴 적 기억 중의 하나는 두 다리에 붕대를 감고 바닷가에 앉아 있던 장면이다. 맞은 편에 있던 형은 건강해서 뛰고 달리고 마음대로 놀았지만, 난 일거수일투족(一擧手一投足)이 불편했다. 내 옆에 있는 사람들이 나를 도와주려고 고생을 참 많이 했다." 알프레트 아들러가 두 살에 구루병에 걸려 맘대로 놀지 못했던 기억이다.

"형은 항상 나보다 앞에 있고, 여전히 나보다 잘 해!" 열등감으로 똘똘 뭉친 둘째는 두 살 터울의 형 지그문트를 평생 부러워하고 질투했다. 네 살에 간신히 걷게 됐지만, 걸음이 굼떠 지나던 자동차에 두 번이나 치였다. 동생이 태어나자 부모의 사랑이 온통 동생에게 쏠렸다. 같은 침대를 쓰던 동생은 아들러가 네 살 때 디프테리아로 숨을 거뒀다. 왜 그리 맥없이 죽어버렸을까?

다섯 살 때 친구와 스케이트 타러 갔다가 돌아오면서 길을 잃었다. 땀에 절은 몸으로 추위에 떨다가, 집에 들어오자마자 쓰러졌다. 폐렴이다. 얼마나 잤을까, 살짝 정신이 들었을 때 의사가 부모에게 말하는 것을 엿들었다. "가망이 없습니다". 바로 이때, 아들러는 무슨 일이 있어도 의사가 돼야겠다고 결심했다. 어쩌면, 죽음의 문턱에서 그를 살려낸 건 의사가 아니라 경쟁심이었을 것이다.

항상 당당한 형에 대한 열등감은 경쟁심을 계속 부추겼다. 친구들과 노

그래서 차라투스트라는 이렇게 이겼다

느라 공부를 게을리 하자, 수학교사는 학업보다 구두장이 견습생을 권했다. 수학 성적이 가장 낮았던 아들러는 무섭도록 수학에 집중했다. 어느 날 수학을 제일 잘 하는 학생이 풀지 못한 문제를 풀겠다고 손을 들고, 친구와 교사를 깜짝 놀라게 만들었다. 그리고 다섯 살에 세운 목표대로 의대로 가서 의사가 됐다.

안과 의사로 환자를 진료하면서 시력이 떨어지면 청력이 발달하는 것을 보고, 아들러는 열등감과 보상이라는 개념을 세웠다. 인간은 누구나 제 각각의 원인으로 느끼는 열등감을 보상하려고 노력하는 과정에서 자신만의 생활양식을 갖게 된다는 것이다. 그랬다. 아들러에게 열등감은 경쟁심을 북돋우는 불쏘시개 같은 것이었다. 경쟁심 자체가 곧 경쟁력이었다.

아들러에게 심한 열등감을 불러 일으킨 두 사람이 하필 이름이 같았다. 맏형과 프로이트, 둘 다 지그문트다. 30대 중반까지 맏형에게 열등감을 느꼈다면, 그 뒤로는 프로이트에게 질투심을 불태웠다. 아들러는 열네 살 많은 프로이트와 만나면서 스스로 제자가 아니라 동료라고 생각했다. 그는 인간의 기본욕구는 성욕이 아니라 의지력이기 때문에, 삶의 방향과 의미를 만들어내는 개인의 능력에 가치를 두었다.

어릴 때 형을 따라잡기 위해 열심히 운동하던 아들러는 왜 건강 경쟁을 계속하지 않았을까? 의사가 혈압이 높으니 쉬라고 주의를 줬지만, 아들러는 다른 경쟁을 위해 건강을 자꾸 미뤘다. 1937년 5월 스코틀랜드에서 강의를 강행하다가 갑자기, 더 이상 경쟁이 필요 없는 세상으로 떠났다. 향년 67세. 맏형 지그문트는 돈도 많이 벌어 동생들을 후원하면서 88세까지 장수를 누렸다.

"심장을 따르면서 두뇌도 데려가라"(Follow your heart but take your brain with you). 열등감을 경쟁심으로 환산하는 아들러의 명언이다. 열등감(심장)을 불태워 구루병의 다리를 곧게 펴는 방법(두뇌)을 찾아내는 식이다. 그런데, 그는 왜 건강에서는 자신의 심장을 따르지 않았을까? 자신을 따르지 않는 걸 깨달은 심장(heart)이 결국 주인을 공격(attack)했을 것이다. 사인은 심장마비(Heart Attack).

[구루병] Ricket. 佝僂病

비타민D가 모자라 어린 아기들이 머리, 가슴, 팔다리 뼈가 제대로 자라지 못하는 성장장애를 일으키는 질환이다. '뼈연화증'(Osteomalacia. 骨軟化症)이라고도 한다. 대개 4개월부터 2살까지 아기에게 잘 나타난다. 햇빛이나 음식으로 비타민 D를 충분히 얻지 못해 생기는 칼슘과 인(燐)의 대사장애가 원인이다. 머리뼈가 얇아 물러지고, 가슴이 새가슴처럼 튀어나오거나 어깨가 곱사등이처럼 구부정해지며, 다리가 휘어 부러지기 쉽다.

인형으로
세상을 보는 눈을 뜬
앤 설리번

앤 설리번
(1866-1936)

    교장의 추천서를 들고 온 교사는 부모와 함께 마중 나온 일곱 살짜리 시각장애 소녀를 보았다. 소녀가 교사의 가방에서 인형을 집어 들자, 교사는 소녀의 손바닥을 펴서 가만히 'D-O-L-L'이라 썼다. 인형을 뺏기는 줄로 안 소녀가 악다구니를 부리는 바람에 교사는 앞니가 두 개 깨졌다. 앤 설리번이 헬렌 켈러를 처음 만나는 장면이다.

    앤은 헬렌이 손바닥에 쓴 'D-O-L-L'을 자신의 손바닥에 따라 쓰면 인형을 선물하려 했다. 그걸 알 리 없는 헬렌이 길들지 않은 망아지처럼 마구 날뛰는 바람에 의자에 간신히 눌러 앉히느라 앤은 첫 날부터 기진맥진했다. 마음을 열기 위해 헬렌에게 너그럽게 대했지만, 'D-O-L-L'을 따라 쓸 때까지 절대 인형을 주지 않았다.

    주정뱅이 아버지는 걸핏하면 어린 딸을 때렸다. 다섯 살에, 결막이 박테리아에 감염된 눈병 트라코마를 앓아 사물을 또렷하게 볼 수 없게 됐다. 결핵을 앓던 어머니가 여덟 살 때 죽고 아버지도 집을 나가버리는 바람에, 앤은 동생 제임스와 함께 고아원에 버려졌다. 동생마저 결핵으로 세상을 떠나자 충격을 받은 앤은 발작으로 독방에 갇히고, 자해와 자살을 몇 번이나 시도했다.

    고아원에서 가까운 성당 신부의 도움으로 앤은 눈 수술을 두 번 받았다. 의사가 마취를 잘못하는 바람에 시력이 더 나빠지자, 시립병원에서 다시 수술을 받았지만 흐릿한 시력은 나아질 기미가 없었다. 열네 살에 시각장애인학교에 들어가 받은 세 번째 수술로 어느 정도 시력을 회복한 앤에게 비로소 밝은 세상이 열리기 시작했다. 밝은 곳으로 이끌어주는 교사를 만난 것이다.

은퇴한 간호사 로라 브리지먼은 시각장애인 학교에서 악다구니를 부리는 앤에게 인형을 쥐어주고 손바닥에 'D-O-L-L'이라 썼다. 눈이 열린다는 게 이럴 때 쓰는 말일 것이다. 앤은 로라에게서 세상을 보는 법을 배웠다. 그리고 그 방법을 그대로 헬렌에게 써먹었다. 그 인형도 로라가 직접 바느질해 준 것이다. 인형이 로라와 앤과 헬렌을 이어준 셈이다.

로라도 두 살 때 성홍열을 앓고 시각, 청각, 후각, 미각을 잃어 장애가 매우 심했다. 오감 가운데 4가지를 빼앗겼다. 로라는 중증 중복장애를 극복하고 정규 교육을 받은 첫 여성으로 꼽힌다. '크리스마스 캐럴'로 유명한 작가 찰스 디킨스는 미국을 여행하다가 로라를 만난 경험을 '아메리칸 노트'에 썼다. 헬렌 켈러의 어머니가 이 책을 읽고 앤 설리반을 교사로 만나게 된 것이다.

늘그막에 로라는 서른일곱 살이나 어린 앤을 만난 것을 고마워했다. 늙어 쓸모 없어진 자신을 쓸모 있게 만들어줬다는 것이다. 겸손과 감사의 태도는 앤에게 그대로 이어졌다. 헬렌 켈러가 유명해지자 친구가 앤을 추켜세웠다. "당신이 없으면 헬렌은 아무것도 아니에요." 앤이 정색하며 답했다. "그럼 내가 헛되이 산 거잖아요."

"사랑이 뭐예요?" 어느 날 헬렌이 물었다. "사랑은 태양을 가리고 있는 구름 같은 거야." 앤의 설명이 이어졌다. "구름은 만져지지 않아. 하지만 비가 오는 건 느낄 수 있고, 꽃들과 목마른 대지가 무더운 날 뒤에 내리는 단비를 얼마나 반가워하는지도 알 수 있어. 사랑도 역시 만져지지 않아. 그렇지만 사랑이 만물에 선사하는 달콤함은 느낄 수 있지. 사랑이 없으면 행복하지 않고 놀고 싶은 마음도 생기지 않는단다."

[트라코마] Trachoma.

눈꺼풀 안쪽과 흰자위를 덮는 결막(結膜)에 염증을 일으키는 질환이다. 눈이 충혈되고 가렵고 따끔거리며 밝은 빛에 예민해진다. 눈꺼풀 안쪽이 부어오르고, 깜박일 때 속눈썹이 각막을 찌르게 된다. 특정 박테리아가 원인 균으로, 한 눈에 생기면 다른 눈에 금방 옮는다. 감염된 사람과 접촉한 뒤 눈을 만지거나, 수건이나 화장품을 같이 쓰는 경우 옮게 된다. 파리가 균을 옮기기도 한다. 내버려 두면 염증이 검은자위를 덮는 각막(角膜)으로 번져 시력이 나빠져 실명할 수도 있다.

[성홍열] Scarlet Fever. 猩紅熱

사슬알 균에 옮아 목에 염증이 생기며, 온몸에 열이 나고 닭살 같은 작은 두드러기가 넓게 퍼지는 급성 감염성 질환이다. 갑자기 열이 나고, 머리와 목이 아프고, 토하게 되며, 이틀 뒤에 붉고 짙은 두드러기가 소름 돋듯이 온몸에 나타난다. 특히 혀가 딸기처럼 붉어진다. 감염된 환자의 기침으로 주로 감염된다. 어린이와 청소년에 흔하다. 대부분 저절로 낫지만, 드물게 사슬알 균이 다른 조직으로 옮아 화농성 합병증이나 뇌수막염을 일으킬 수도 있다.

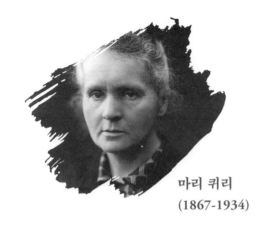

재생불량성 빈혈로
라듐을 졸여낸
마리 퀴리

마리 퀴리
(1867-1934)

마리는 마치 마녀처럼 보였다. 펄펄 끓는 커다란 가마솥에 이것저것 섞고 걸러내면서 실험에 몰두하는 모습이다. 1898년 프랑스 파리에 있는 한 학교의 실습실, 정확하게는 '마구간과 감자창고 사이에 있는 작은 헛간'이다. 마리는 역청우라늄광(Pitchblende)을 부수어 잘게 간 가루를 산(酸)에 녹인 뒤 끓이고 가라앉히고 굳히는 과정을 반복하면서 불필요한 성분들을 분리해냈다.

광부들이 '재수없는 광물'이라고 던져버리던 역청우라늄광 10톤을 4년 동안 마녀처럼 홀린 듯이 걸러내서 얻은 결과물은 폴로늄(Po) 10g이다. 그 야말로 0.0001%의 순도를 손으로 하나하나 발라낸 것이다. '재수없는 광물'을 다섯 달 더 걸러내서 라듐(Ra) 0.1g도 찾아냈다. 마리와 피에르 퀴리 부부는 원자번호 84번과 88번 원소를 처음 발견한 공로로 1903년 노벨 물리학상을 받았다.

비가 새고 환기도 제대로 되지 않아 실습용 시신을 두기에도 민망해서 버려둔 해부학 실습실에서 나온 성과다. 동료 과학자의 표현에 따르면 노벨상 역사상 '가장 초라한 실험실'에서 나온 '가장 유명한 연구'다. 마리는 찌들고 퀴퀴한 실험에서 나오는 온갖 독한 가스를 밖으로 빼내기 위해 가끔 창문을 열어 환기하는 수밖에 없었다고 털어놓았다.

당시 퀴리 부부는 알고 있었다. 방사성물질 라듐에서 나온 공기도 방사

그래서 차라투스트라는 이렇게 이겼다

성을 띤다. 우라늄 광산에서 광부들이 폐암에 걸리게 하는 불활성 기체, 원자번호 86번 라돈(Rd)이다 '재수없는 광물' 10톤을 쌓아놓고 4년 넘도록 같이 살다시피 하면서 마리는 폴로늄과 라듐이 뿜는 방사선에 얼마나 많이 노출됐을까? 그 용액을 끓이고 달이면서 마리는 라돈 가스를 얼마나 많이 마셨을까?

마리는 정말 성녀처럼 보였다. 1차 대전이 벌어지자 당장 운전부터 배웠다. X선 장비와 보조발전기를 실은 트럭을 제작해서 야전병원으로 달려간 것이다. 부상병의 팔이나 다리를 불필요하게 자르지 않도록 먼저 방사선 검사로 상태를 확인하기 위해서다. 병사들은 마리가 이끄는 방사선 부대를 '쁘띠 퀴리'라 불렀다. 당시 '쁘띠 퀴리'로 검사를 받은 부상병은 자그마치 100만 명이 넘는다.

라듐을 가지고 특허를 냈더라면 돈을 얼마나 많이 벌었을까? 마리는 그런 유혹을 단칼에 거절했다. '원소는 인류 공동의 자산'이라는 것이다. 오히려 그녀가 가진 '쓸모 없는' 노벨상 메달을 녹여 금을 기부하려는 데 프랑스 중앙은행이 반대하자, 노벨상 상금으로 채권을 사서 전쟁이 빨리 끝나도록 투자할 정도였다. 마리는 거의 모든 상이나 상금은 거부하거나 소속 기관으로 넘겼다.

평생 얼마나 많은 방사선에 시달렸을까? 20대부터 '재수없는 광물'을 끼고 살면서 그 가스까지 마신데다, '쁘띠 퀴리'에서 구한 부상병의 생명만큼 방사선을 많이 쬐었을 것이다. 궁금해 하는 사람에게 보여주려고 라듐 조각을 주머니에 넣고 다니던 그녀였다. 살균 효과가 있는 걸 알자 치료 방법을 찾기 위해 라듐을 팔목에 붙이고 다니기도 했다.

50대 중반 들어 증상이 나타났다. 얼굴이 백지장처럼 파리해지고, 두 눈도 거의 보이지 않는데다, 높은 열로 간신히 숨만 쉴 정도로 쇠약해졌다. 라듐을 만지던 쭈글쭈글한 손가락은 지문이 지워지고 떨리거나 마비됐으며, 상처에서 고름이 흘렀다. 1934년, 방사선은 결국 마리를 쓰러뜨렸다.

향년 66세.

재생불량성 빈혈로 말년에 10년 남짓 고통으로 휩싸였을 때, 라듐이 두렵거나 원망스럽지 않았을까? 일찌감치 마리는 말했다. "두려워해야 하는 것은 아무것도 없다. 이해해야 하는 것이 있을 뿐이다"(Nothing in life is to be feared, it is only to be understood).

[재생불량성 빈혈] Aplastic Anemia. 再生不良性 貧血

몸에서 피를 만드는, 뼈 속에 있는 골수의 조혈모세포가 줄어들면서 빈혈을 일으키는 질환이다. '혈액공장'에서 생산장비가 고장 난 셈이다. 어지럽고 피곤하며 숨쉬기가 거북한 빈혈 증상에 이어, 백혈구가 모자라면 감염 위험이 높아지고, 혈소판이 줄어들면 출혈이 심해진다. 원인은 유전, 자가면역, 방사선, 화학약품으로 짐작되고 있다.

그래서 차라투스트라는 이렇게 이겼다

머릿속이 '뒤죽박죽 엉망'이었던 토머스 에디슨

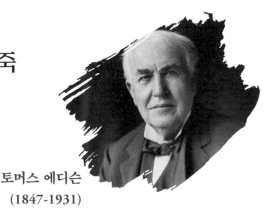

토머스 에디슨
(1847-1931)

일곱 살짜리 꼬마 38명이 모여 바글바글 떠드는 교실에서 12주를 보낸 교사는 결국 인내심을 잃고 넌더리를 냈다. 질문에 질문을 끊임없이 이어가면서 고집스레 자기중심적인 행동만 하는 한 녀석 때문이다. 매로 때려도 잠시뿐이었다. 교사는 유달리 머리통이 큰 이 녀석은 그 속에 뇌가 '뒤죽박죽'(addled) 엉망일 것이라며 몸서리를 쳤다.

어린 토머스 에디슨은 유별난 행동을 자주 저질렀다. 병아리로 부화시키려고 달걀을 품는 정도는 아무것도 아니다. 적어도 남에게 피해를 주진 않는다. 새처럼 벌레를 먹으면 하늘을 날 수 있겠다고 생각하고, 어리숙한 친구에게 벌레를 갈아 만든 수프를 만들어 먹였다. 달리는 기차 한 켠에 숨어 실험을 하다 작은 폭발사고를 내기도 했다.

'뒤죽박죽 엉망인 아이'. 하필, 이 녀석이 이 말을 들었다. 담임인 엥겔스 목사가 학교를 찾은 장학관에게 무심코 푸념하는 대화를 우연히 엿들은 것이다. 울며 달려온 아들을 간신히 달랜 어머니가 찾아가 따졌지만, 담임은 '학교에 적응하지 못 하니, 더 이상 오지 못하게 하겠다'고 엄포를 놓았다.

학교에 자주 불려가던 어머니는 찰흙 두 덩이를 놓고 1+1이 2일 수도 있지만 1일 수도 있다는 아들의 시연을 보고, 열두 살인 1859년 조용히 퇴학을 받아들이고 직접 아들을 가르쳤다. 귀가 어둡고 산만한 아들에게 큰 목소리로 소설을 읽어주는 것은 굉장한 인내가 필요하다. 과학에 관심이 있다는 걸 파악한 어머니는 지하에 실험실을 만들어주고, 도서관에서 사는 법도 알려주었다.

낸시 에디슨은 당시 흔치 않게 정식 교육을 받은 전직 초등학교 교사였다. 독실한 장로교 신자였지만, 암기와 매질로 엄하게 다스리는 미션스쿨의 교육방식을 혐오했다. 어머니는 아들이 귀가 어둡지만, 한 번 들으면 잊지 않고 집착한다는 걸 잘 알고 있었다. 그래서 부정적인 말을 듣지 않도록 하고, 손재주가 많은 아들에게 적합한 '위대한 발명가'의 꿈을 계속 불어넣어주었다.

"엄마! 선생님이 엄마 보라고 주셨어요." 학교에서 돌아온 막내아들이 쪽지를 내밀었다. 받아 든 어머니는 잠깐 두 눈에 눈물이 가득한 채 머뭇거리다가, 큰 목소리로 또박또박 쪽지를 읽었다. "아드님은 천재입니다. 우리 학교가 너무 작아 아드님을 가르칠 만한 훌륭한 선생님이 모자랍니다. 어머니가 직접 가르치는 게 좋겠습니다."

어머니는 토머스가 스물네 살 때 돌아가셨다. 어머니의 격려대로 '위대한 발명가'의 꿈을 이룬, 늙은 막내아들은 집 안에서 물건을 뒤지다가 서랍 한구석에서 꼬깃꼬깃 접힌, 낡은 쪽지를 발견했다. '아드님은 머릿속이 뒤죽박죽 엉망입니다. (정신이 이상한 것 같습니다). 더 이상 가르칠 수 없으니 학교를 그만두게 하는 게 좋겠습니다.'

당시 교사나 의사들이 ADHD(주의력결핍 과잉행동장애)를 알았다면, 이 녀석은 '리탈린'(메틸페니데이트)을 한 움큼씩 처방 받았을 것이다. 부작용으로 무기력증과 불면증에 시달린 이 녀석은 학교에서 혼자 멍하게 축 늘어져 시간을 때웠을 것이다. 정말, 교사가 '낙인' 찍은 그대로 됐을지도 모른다. 머릿속이 '뒤죽박죽'(addled) 엉망인 아이.

[주의력결핍 과잉행동장애] Attention-Deficit Hyperactivity Disorder. ADHD. 注意力 缺乏 過剩行動障礙

생각이 어수선하여 가만히 있지 못하고 충동적으로 지나친 행동을 자주 하여 주변 사람에게 상당한 불편을 주는 질환이다. 관심을 한 곳에 집중하지 못해 끝까지 마무리하지 못하고, 계속 말을 하거나 꼼지락거리면서 다른 사람을 성가시게 한다. 원인은 뇌에서 신경전달물질의 활동과 관련 조직의 문제로 짐작되고 있다. 주변 사람에게 불편을 자주 끼치며, 나이가 들면서 증상이 남는 경우도 제법 있다.

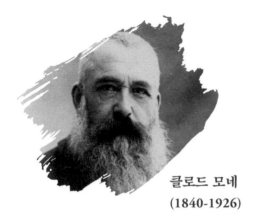

백내장을 앓고
마음으로 보는 법을
배운 모네

클로드 모네
(1840-1926)

아니, 도대체 어떤 남편이 숨이 꺼져가는 아내의 모습을 한가하게 그리고 앉아 있었을까? 젊어서부터 온갖 고생으로 가정을 지켜온 애틋한 조강지처(糟糠之妻)가 서른둘의 젊은 나이에 자궁암으로 숨을 거두는 마지막 모습을, 남편은 붓을 꺼내 그리기 시작했다. 점점 희미하게 꺼져가는 아내의 얼굴이다. 〈죽음을 맞은 카미유〉를 그린 클로드 모네의 말을 들어보자.

"그 슬픈 모습을 나도 모르게 관찰하고 있다는 걸 문득 깨달았다네. 움직이지 않는 그녀의 얼굴에 죽음이 드리우면서 빛과 그림자가 뒤섞인 색조가 점점 변해가는 과정 말이야. 파란색, 노란색, 회색…. 소중했던 그 얼굴을 기억하려고 들여다보는데, 색조의 놀라운 변화가 내 눈에 먼저 들어온 거지. 나도 모르게 매일 습관적으로 하던 짓을 한 거야. 가여운 짓이지."

아내의 죽음을 그렸다는 죄의식에 모네는 〈죽음을 맞은 카미유〉를 40년 동안 숨겼다. 죽기 불과 몇 년 전에 친구에게 털어놓은 것이다. 모네의 심정을 짐작하게 해주는 평론 하나를 들어보자. "흰색, 회색, 보라색 물감이 눈보라를 일으킨다…. 상실이라는 고통에 울부짖는 눈보라가 카미유의 얼굴을 영원히 지워버릴 것만 같다."

모네는 사물을 인식하는 방법이 달랐다. 사람들은 대상의 모양과 색깔을 보지만, 모네는 시시각각으로 바뀌는 빛과 그림자의 관계를 관찰한다. 그는 '빛은 곧 색채'라는 인상주의 원칙을 끝까지 고수했다. 풍경을 연작

그래서 차라투스트라는 이렇게 외쳤다

으로 그리면서 빛에 따라 대상이 어떻게 변하는지 줄곧 탐색했다. '현대 미술의 아버지'라 불리는 폴 세잔은 '모네는 신의 눈을 가진 유일한 인간'이라고 말했다.

나이가 들면서 '신의 눈'도 나빠지기 시작했다. '내가 보는 것만 그릴 수 있다'던 화가가 사물을 관찰할 수 없게 된 것이다. 풍경화 화가들의 직업병이랄까, 백내장이다. 태양의 찬란한 가시광선을 따라 연못에 반사된 물결을 추적하던 모네는 눈앞이 캄캄해졌다. 그림만 그릴 수 있다면 눈이 좀 나빠져도 상관없다는 그에게 의사는 안경을 맞춰 주었다.

"색상으로 보이는 것만 그리면 형태는 저절로 따라온다." 색상을 점점 분간할 수 없게 되자 어두운 물감을 버리고 자주 쓰는 몇 가지 색만 골라 쓰기 시작했다. 물감튜브에 번호를 붙이고 팔레트 옆에 순서대로 놓았다. 이때부터 눈이 아닌 마음으로 세상을 바라보기 시작했다. 관찰로 얻은 인상이 아니라 기억에 남은 인상으로 그렸다. '대상을 바라보려면 그 이름조차 잊어야 한다'는 것이다.

수술을 결심하는 데 10년 넘게 걸렸다. '신의 눈'이 손상될까 두려워 수술을 거절하던 모네는 왼 눈을 실명한 뒤에야 의사의 권고를 따랐다. 수술을 받고 특수안경을 낀 그는 화실에 남아 있는 '맹인의 그림도구'들을 몽땅 부숴버리고, 86세로 죽을 때까지 계속 빛을 그렸다. 하지만, 안경의 한계가 그를 괴롭혔다. "세상은 여전히 아름다운데, 나는 별로 행복하지 못하다네."

모네는 카미유를 모델로 50점이 넘는 그림을 남겼다. 두 번째 부인 앨리스도 제법 그렸다. 하지만 앨리스를 그린 그림은 얼굴이 분명하지 않다. 표정이 잘 드러나지 않는다. 백내장 때문이었을까? 눈앞에 있는 아내를 그리는데 죽은 아내의 기억이 뒤섞였기 때문일지도 모른다. 어쩌면 모네에게 첫 사랑의 인상은 첫 번째 사랑이 아니라, 영원히 처음같은 사랑이었을 것이다.

[백내장] Cataract. 白內障

눈에서 빛이 굴절되는 수정체가 흐려지면서 안개가 낀 것처럼 앞이 뿌옇게 보이는 질환이다. 흐려진 부위의 위치와 정도와 범위에 따라 시력이 떨어지거나, 갑자기 잘 보이거나 사물이 겹쳐 보인다. 나이가 들어 노화로 발생하는 자연스러운 현상으로, 다른 질환이나 약물 때문에 생기기도 한다. 수술로 쉽게 증상을 개선할 수 있지만, 오래가면 수술효과가 떨어지고 시력장애로 악화된다.

그래서 차라투스트라는 이렇게 이겼다

류마티스는
지나가지만
르누아르는 남는다

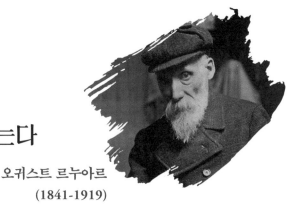

오귀스트 르누아르
(1841-1919)

19세기 중반, 프랑스 파리의 한 작은 초등학교에서 과제를 검사하던 담임은 밝고 화려한 스케치로 가득한 공책을 보고 깜짝 놀랐다. 당시 색색깔의 크레용은 쉽게 구할 수 있는 미술도구가 아니었기 때문이다. 재봉사 아버지가 쓰던 크레용을 아들이 몰래 훔쳐 그린 것이다. 담임은 부모에게 야단치지 말라고 당부한 뒤, 학생에게 말했다. "공책에 그림을 다 그리면 내게 보여줄래?"

부모는 알고 있었다. 일곱 남매 중 그림에 소질이 많은 여섯째가 아버지가 쓰던 재단용 분필로 집 안 곳곳에 '명작'을 남기는 것을 모른 척하거나 감탄하곤 했던 것이다. 가난은 명작보다 다작을 요구했다. 10대에 도자기 공장에서 짧은 시간에 많은 그림을 '생산'하던 경험으로 그는 평생 4천 점이 넘는 작품을 남겼다. 스스로 '화가라기보다 '그림 그리는 노동자'였다'고 말했을 정도다.

20대 들어 '인상'(Impression)을 추구하는 동료끼리 만났다. 클로드 모네, 에두아르 마네, 카미유 피사로와 함께 인상파 모임을 조직했다. 전시회에 몇 번이나 출품했지만 번번이 떨어지고, 인상파만의 전시회를 열었다가 비난만 받았다. 분노하거나 좌절하는 동료와 달리, 물감을 사거나 모델료를 줄 돈조차 없던 그는 '상황을 받아들이는 것도 성공을 위한 필수 조건'이라 여겼다.

화사하고 부드러운 빛을 표현하는 방법을 터득한 것은 30대 들어서다. 그림자를 표현하는 데 검은색을 쓰지 않았다. 그림을 그리는 데 여덟 가지 색상이면 거의 충분하다는 것이다. 검은색을 없애버린 '색채의 마술사'가 말했다. "살다 보면 유쾌하지 않은 일들이 많이 생깁니다. 이따금씩 인생을 밝은 쪽에서 바라보는 것도 좋지 않을까요? 비극은 다른 누군가가 그릴 테니, 나는 밝은 쪽을 그리겠습니다".

오귀스트 르누아르는 쉰 살에 류마티스 관절염을 앓기 시작했다. 어깨가 굳어지고 손가락이 굽어지며 팔꿈치가 뒤틀리고 걷기조차 힘들어졌다. 50대 중반에 자전거 사고로 오른팔이 부러지자, 왼팔로 필사적으로 그림을 그렸다. 밝은 그림을 그리기 위해 그는 스스로 자신의 삶도 밝게 설계했다. '그림을 그리지 못한다는 것은 나에게 곧 죽음을 뜻한다'는 것이다.

'상황을 받아들이는' 낙관적인 태도는 환자의 상태에 굉장히 긍정적인 효과를 가져왔다. 장애라는 현실을 받아들이고 해결 방법을 찾아 상황을 재구성해나간 것이다. 팔레트를 들기 힘들어지자 팔레트를 무릎 사이에 고정했고, 붓을 잡기 어려워지자 헝겊으로 감싼 손에 붓을 끼워 넣고 그림을 그렸다. 시중 들던 아들이 말했다. 붓을 놓지 않으니 "아버지 손가락은 어쩌면 붓을 쥐기에 꼭 알맞을 정도로 굽어 있었다".

서서 작업하기 어려워지자 앉아서 그림을 그릴 수 있는, 자신만의 좌석과 휠체어를 마련했다. 큰 캔버스에서 작업하기 위해 실린더와 크랭크 시스템을 이용해서 붓이 캔버스에 닿을 수 있도록 만들었다. 손가락이 굳어지는 걸 막기 위해 틈날 때마다 저글링을 하고, 아내와 함께 당구를 쳤으며, 몸이 추워지자 고양이를 안고 몸을 따뜻하게 유지했다.

르누아르는 '큰 그림을 그리고 싶지만, 이제 나는 팔도 다리도 없다'고 굴복하지 않았다. 오히려 장애를 겪고 나서야 '그림에서 뭔가를 이해하기 시작한 것 같다'는 유언을 남겼다. 장애를 계기로 화가의 본질을 깨달았을까? 1919년 78세로 죽기 3시간 전까지 붓을 놓지 않던 르누아르는 이미 잘 알고 있었다. "고통은 지나가지만, 예술은 남습니다"(The pain passes, but the beauty remains).

[류마티스 관절염] Rheumatoid Arthritis

손과 발, 손목과 발목 같은 여러 뼈마디에 염증이 나타나 생활을 불편하게 만드는 만성 질환이다. 아침에 뼈마디가 뻣뻣했다가 풀리는 증상을 보였다가 뼈마디가 점점 아파 움직이기 어려워진다. 피부 아래 딱딱한 덩이가 생기거나, 빈혈을 일으키거나, 장기에 문제를 일으키기도 한다. 아직 원인이 밝혀지지 않은 가운데, 면역세포가 자기 몸을 공격하는 자가면역이 주요 기전으로 알려져 있다. 좀처럼 회복하기 어렵지만, 제때 치료하지 않으면 2년 이내에 돌이킬 수 없는 손상을 일으킬 수도 있다.

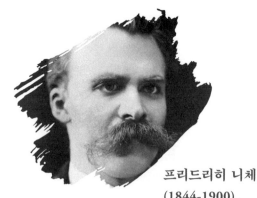

뇌종양을 앓으면서
'아모르 파티'를
외친 니체

프리드리히 니체
(1844-1900)

쌀쌀한 1889년 1월 3일 아침, 이탈리아 토리노의 카를로 알베르토 광장 한 쪽에 마차 몇 대가 손님을 기다리고 있었다. 늙은 말이 움직이지 않자 마부가 채찍을 몇 번이나 내리쳤다. 불쌍한 말은 속절없이 맞으면서 꼼짝 않고 서 있다. 연거푸 채찍을 맞는 말을 보고 중년 남자가 갑자기 끼어들어 말을 감싸 안고 울다가 쓰러졌다. 소동이 일자 경찰 2명이 다가와 그를 데려갔다.

프리드리히 니체가 제정신을 가진 것으로 보이는 마지막 날의 사건이다. '토리노의 말'(The Turin Horse)이다. 이때부터 나흘 동안 그는 짧은 글 뒤에 '디오니소스'나 '십자가에 못 박힌 자'라고 서명한 '망상의 편지'를 여기저기 보냈다. 사흘 뒤 그는 정신병원에서 '진행성 마비증'으로 진단받고, 집으로 돌아가 어머니와 누이의 돌봄을 받으며 서서히 사위어 들었다.

어릴 때부터 지독한 근시였던 그는 밝은 빛은 눈이 쓰리었기 때문에, 커튼을 친 어두운 방에서 지냈다. 바깥에 나갈 때는 두꺼운 초록안경을 끼고 챙이 넓은 모자로 얼굴을 가렸다. 20대 후반에는 읽기나 쓰기에 집중할 수 있는 시간이 하루에 1시간반밖에 되지 않을 정도로 시력이 나빠졌다. 하지만 그는 눈병을 축복으로 여겼다. 지적 독서에서 벗어나 철학적 사유로 자신의 생각을 발전시킬 수 있었다는 것이다.

흐릿한 눈으로 책을 읽고 글을 쓰려니 금세 머리가 어지럽고 아팠다. 두

그래서 차라투스트라는 이렇게 이겼다

통이 연거푸 내리치는 '망치'에 맞으면, 맥없이 소파나 침대에 파묻혀 울었다. 니체는 운명의 '망치'에 맞서 흐린 눈과 아픈 머리를 싸매고 밖으로 나섰다. 두통을 박살내기 위해 하루에 몇 시간씩 산책하고 사유했다. 결국 그는 '신은 죽었다'고 할 만큼, 커다란 '철학의 망치'로 기존 관념을 다 때려 부숴버렸다.

'위버멘쉬'(Übermensch, Overman)를 창조한 위대한 철학자의 사인은 100년 넘게 매독으로 매도됐다. 근거부터 의심스러운데다, 증상도 보이지 않았는데도 말이다. 그는 늘그막에 점점 심해지는 어지럼증과 두통과 불면증에 시달렸다. 전형적인 뇌종양이다. 극도의 고통과 혼돈 속에서도 그는 틈틈이 책을 읽고 글을 남겼다. 일찌감치 차라투스트라가 말했다. '나를 죽이지 못하는 고통은 나를 더 강하게 만든다'(Whatever does not kill me makes me stronger).

'모델하우스' 같은 집에서 니체를 돌본 누이는 열렬한 히틀러 지지자였다. 오빠의 글을 짜깁기 해서 파시스트의 입맛에 맞춰 출간한 것이다. 나치를 싫어하던 전문가들은 정치적인 이유로 음습한 매독의 딱지를 붙여버렸다. 하지만, 니체는 일찌감치 차라투스트라를 통해 이렇게 말했다. '그대의 몸은 그대의 철학보다 더 많은 지혜를 품고 있다'(신체를 경멸하는 자들에 대하여).

나쁜 시력은 두통을 낳고, 두통은 뇌종양으로 이어졌다. 니체는 시력은 안경으로 보완하고, 두통은 산책으로 돌파하고, 뇌종양은 사유로 넘어섰다. 글을 읽거나 쓸 수 있는 시간은 짧지만, 사유할 시간이 풍부했기에, 그의 문체는 구체적인 묘사나 설명보다 추상적인 비유와 상징으로 가득하다. 그래서 차라투스트라가 내뱉는 명제나 잠언 같은 짧은 아포리즘(aphorism)은 어렵다.

그 날, 차라투스트라는 마부의 채찍질에도 꼼짝하지 않고 꿋꿋하게 우뚝 선 말을 보았다. 잔혹한 채찍에 복종하지 않고 고통을 견디는 말을 보며, '두통의 망치'에 두들겨 맞고 괴로워하는 자신이 부끄러웠을지도 모른다. 그 말은 왜 그랬을까? 자신의 운명을 사랑했을까?

인간이 위대해지려면, 지금 이 순간 있는 그대로의 자신과 자신의 삶을 사랑할 수 있어야 한다. 차라투스트라는 이렇게 외쳤다. '아모르 파티'(Amor Fati. 운명을 사랑하라).

[뇌종양] Brain Tumor. 腦腫瘍

두개골 안에 (악성) 종양이 생겨 커지는 질환이다. 신경세포(뉴런)를 품고 있는 교세포에 생기는 신경교종, 뇌를 둘러싼 막에 생기는 뇌수막종, 신경의 끝부분에 생기는 신경초종, 대뇌와 소뇌 사이의 간뇌 아래 생기는 뇌하수체종양 등 부위에 따라 이름이 다르다. '뇌암'보다는 '악성 뇌종양'이라는 표현을 주로 쓴다. 종양이 커지면서 머리가 아프고 구토가 나며, 팔이나 다리, 얼굴이 마비된다. 유전적인 요인과 함께 방사선, 전자파가 원인으로 알려져 있다. 다른 곳으로 빠르게 퍼지는 악성인 경우 굉장히 위험하다.

책임을 너무 많이 져
어깨가 망가진
클라라 슈만

클라라 슈만
(1819-1896)

아버지는 모차르트나 베토벤의 아버지처럼, 음악에 천재적인 재능을 보이는 딸에게 기대가 매우 컸다. 어머니와 이혼한 다섯 살 때부터 아버지는 엄격하게 매일 한 시간씩 화음, 작곡, 노래 이론을 가르치고, 두 시간씩 피아노를 치게 했다. 아홉 살에 첫 공연을 시작해서 열한 살부터 유럽 전역을 데리고 다녔다. 열여덟에는 악보 없이 무대에 오르도록 했다. 암보(暗譜)로 피아노를 연주한 첫 피아니스트다.

클라라 비크가 열한 살인 1830년, 훤칠한 스무 살 청년이 찾아와 아버지에게 교육을 청했다. 로베르트 슈만이다. 엄한 아버지와 무관심한 새어머니 아래서 맘껏 놀아본 적이 없는 클라라에게 슈만은 신나는 놀이와 달콤한 연애를 처음 경험하게 해주었다. 슈만과 살림을 차리고 중년이 된 1853년, 또 다른 스무 살 청년이 찾아왔다. 요하네스 브람스다. 성실한 그는 버팀목처럼 든든하게 그녀를 지켜줬다.

가족의 잇단 죽음으로 클라라는 상복을 거의 입고 살다시피 했다. 남편이 조울증으로 입원했다가 죽고, 애지중지 낳은 4남4녀 중 절반이 그녀보다 먼저 죽었다. 아들 하나는 반평생을 정신병원에 갇혀 지냈다. 죽음의 그림자가 가시지 않는 집에서 어떻게 그렇게 묵묵히 인내할 수 있었을까? 클라라는 아무리 화려한 연주회라 해도 고집스레 검은 드레스를 입었다.

무능한 남편은 살림에 거의 기여하지 못했다. 클라라가 한 달간 연주 여행을 휘릭 다녀오면, 남편이 1년 끙끙 모으는 것보다 많이 벌어왔다. 남편이 죽고 나서 자녀양육과 집안살림을 도맡으면서, 클라라는 돈을 벌기 위해 쉴 틈 없이 제자를 가르치고, 연주를 기획하고, 피아노를 연습해야 했다. 왕복 2~3주 걸리는 연주여행을 다녀오면, 온몸이 쑤시고 머릿속이 다 헝클어졌다.

책임이 너무 무거우면 어깨가 무너지는 걸까? 남편이 쓰러지고 나서 공연을 늘리자, 바로 오른팔에 통증이 생겼다. 처음엔 잠시 쉬면 나았지만, 잇단 연주여행에서 까다로운 브람스의 곡을 계속 연주하면서 팔을 들 수 없을 정도로 통증이 심해져 1년 넘게 쉬어야 했다. 의사는 글도 쓰지 말라고 했다. 어깨나 팔이 단단하게 뭉친 것처럼, 시도 때도 없이 쑤시는 근막동통증후군인 걸로 보인다.

어린 시절 혹독했지만, 제대로 가르친 아버지 덕분이다. 일찌감치 요한 페스탈로치와 장자크 루소의 책을 읽은 아버지는, 딸이 하루 3시간 이상 피아노 앞에 앉아 있지 못하게 했다. 연습 전후에 준비운동과 마무리운동으로 손가락부터 어깨까지 관절을 풀도록 했다. 손가락 재주보다는 음악적인 표현에 집중토록 했다. 연습이 끝나면 반드시 산책을 하며 신선한 바람의 음율을 즐기도록 했다.

슈만도 그랬지만, 젊은 피아니스트들은 연습을 너무 많이 한 탓에 일찌감치 손가락이나 팔이나 어깨를 다치기 일쑤였다. 그에 비하면 클라라는 아버지 덕에 60년이 넘는 연주경력에, 일흔두 살에도 공개콘서트를 가질 정도로 건강을 굉장히 잘 관리해온 편이다. 틈틈이 도발하던 통증은 결국 만성으로 그녀의 어깨에 눌러붙었다. 하지만, 혼자 온갖 삶의 무게를 견뎌온 클라라의 어깨를 부러뜨리지는 못했다.

아버지의 감시를 피해 한창 애틋한 사랑을 키우던 시절, 클라라가 슈만과 주고받던 편지 속의 악보는 〈로망스〉였다. 1896년 5월, 침대에 누운 클라라는 손자에게 슈만의 〈로망스 2번〉(Op. 28. In F-Sharp Major)을 연주해

달라고 부탁했다. 향년 77세. 사인은 뇌졸중.

"그토록 애쓰지 않았더라면 건강이 더 좋았을지도 모르죠. 하지만 결국, 자신의 소명에 생명을 걸지 않는 사람이 누가 있을까요?"(My health may be better preserved if I exert myself less, but in the end doesn't each person give his life for his calling?)

[근막동통증후군] Myofascial Pain Syndrome. 筋膜疼痛症候群
근육에서 통증을 일으키는 부위를 지나치게 많이 움직일 경우, 생기는 통증과 관련된 증상을 말한다. 주로 목이 뻐근하고 뒤통수가 당긴다. 어깨나 팔에 근육이 단단하게 뭉친 듯하며, 그 부위를 누르면 쑤시고 아프다. 근육이 갑자기 또는 오랫동안 긴장하면, 근육세포의 칼슘농도가 달라지면서 근막에 찌꺼기가 쌓여 주변 혈관을 누르면서 통증을 일으킨다. 대개 마사지나 온열치료를 받으면서 쉬면 좋아지는 편이다.

클라라 슈만

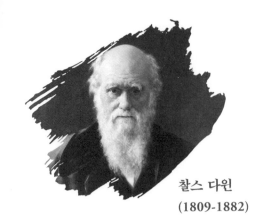

공황장애에서 적자생존하는 법을 터득한 찰스 다윈

찰스 다윈
(1809-1882)

지구 둘레로 한 바퀴 반이나 되는 거리를 5년 동안 항해하고 돌아온 스물일곱 살의 박물학자는 1836년 비글호에서 내리자마자 집에 틀어박혀 거의 나오질 않았다. 사람을 만나기 싫어 2년 뒤에는 아예 한적한 시골로 숨어버렸다. 박물학에 관심이 높던 시기에 그동안 발표한 논문으로 이미 유명인사가 되었는데, 찰스 다윈은 왜 평생을 은둔형 외톨이처럼 숨어 살았을까?

다윈은 그야말로 '종합병원'이었다. 병명을 알파벳 순으로 죽 늘어놓을 수 있을 정도다. 여덟 살에 갑작스러운 어머니의 죽음을 겪은 그는 모계에서 약한 체질을 물려받아 언제 갑자기 죽을지 모른다는 두려움에 휩싸여 살았다. 다윈 본인도 사촌 엠마와 결혼했듯이, 집안에서 이어진 근친혼이 잦은 병치레와 죽음의 그림자를 드리운 것이다. 그의 자녀 6남4녀 중에 3명이 열 살도 되기 전에 죽었다.

생물을 사랑하면 섬약할까? 학대당하는 개를 보다 못해 서커스 장을 빠져나오고, 새총으로 새를 쏘면 손이 떨려 사냥을 계속하지 못했다. 의대에서 해부학 수업을 견딜 리 없다. 시신에서 나는 흥건한 피 냄새와 고약한 악취에 얼굴을 돌리고, 마취 없는 수술 때문에 터져 나오는 환자의 비명에 병원을 뛰쳐나왔다. 갑자기 가슴이 두근거리고 손에 땀이 나며 온몸이 떨리는 공황장애가 나타난 것이다.

그래서 차라투스트라는 이렇게 외겼다

기대했던 비글호 항해도 결코 즐겁지 않았다. 바다에 떠도는 18개월 동안 심한 뱃멀미로 두통과 어지러움과 복통과 구토, 그리고 우울증으로 고생했다. 2년짜리로 알고 떠난 항해가 5년으로 늘어났으니 얼마나 힘들었을까? 육지로 나간 3년 3개월 동안은 비교적 상태가 좋았지만, 말라리아나 샤기스 병 같은 풍토병으로 자주 침대 신세를 져야 했다.

1858년은 50대를 앞둔 다윈에게 가장 힘든 시기였다. 몇 년 사이에 두 딸이 죽은데다 두 살배기 막내 아들이 심하게 아프다가 결국 죽었다. 게다가 따로 진화론을 연구한 알프레드 월리스가 보내온 논문 초고가 자신의 이론과 너무 비슷해 엄청난 충격을 받았다. 다윈을 일으켜 세운 것은 경쟁심이었다. "내가 생각한 이론을 누가 먼저 발표한다면 정말 화가 나겠지요".

집필 작업은 '참혹한 고통의 연속'이었다. 하루에 몇 시간을 토하고 침대에 누워 지냈으며, 구토가 심해 서재 뒤에 세면대를 따로 두었다. 눈에는 '종이밖에 보이지 않고, 몸은 사라지고 머리만 남은 것 같았다'. 학회에 나가 몇 분 발표하고 나면 거의 하루 종일 토하곤 했다. 전형적인 공황장애다. 불안장애와 강박장애에 폐소공포증과 광장공포증까지 겹쳤다. 자서전에는 '고문대 위에서 사는 삶'이라고 썼다.

위대한 과학자는 왜 그리도 아팠을까? 독실한 아내는 '하느님의 창조를 반박한 데서 온 죄책감 때문'일 것이라고 에둘렀다. 원래 몸이 약한데다 어머니의 죽음과 근친혼에 대한 불안, 그리고 창조론을 부정한 데 대한 죄의식까지 겹쳤을까? 끝까지 신앙을 버리지 않은 다윈은 고백했다. "아무 증거도 없이 우리가 은총을 입은 존재라고 믿을 수는 없다. 내가 볼 때 세상에는 고통이 너무 많은 것 같다."

어쨌든 그는 살 수 있는 끝까지 오래 살아남았다. 19세기 한 세기를 거의 꽉 채우다시피 일흔세 살까지 살았다. 강한 자도 똑똑한 자도 아닌, 적응하는 자가 살아남는다고 하지 않았던가? '적응하는 자'는 자서전에서 이렇게 말했다. "질병은 내 인생의 몇 년을 박살냈지만, 세상과 오락에 빠져 산만해지지 않도록 나를 구해냈다".

[공황장애] Panic Disorder. 恐慌障礙

특별한 이유 없이 갑자기 나타나는 극단적인 불안과 공포 때문에 일상 생활에 상당한 지장을 주는 질환이다. 심한 공포를 느끼면서 심장이 터질 듯이 빨리 뛰거나 가슴이 답답하고 숨이 차며 땀이 나는 증상으로 죽을 것 같은 느낌이 든다. 원인은 뇌에서 정서적인 기능을 맡은 신경전달물질이 너무 적게 또는 너무 많이 분비되기 때문이라는 가설이 유력하다. 서서히 증상이 가벼워지는 편이지만, 우울증 같은 기분장애를 동반하거나, 술을 자주 마시면 중독장애로 이어질 수 있다.

뇌전증으로
영혼의 재료를
얻은 도스토옙스키

표도르 도스토옙스키
(1821-1881)

　모여서 불온서적을 좀 읽었다고 공개처형이라니? 1849년 12월 22일 오전 9시, 영하 20도의 추위에 러시아 페테르부르크의 세묘노프 광장에 결박 당한 시국사범 21명이 눈을 가리운 채 최후를 기다리고 있었다. 죄질이 가장 나쁜 3명이 먼저 말뚝에 묶였다. 주모자 페트라쉐프스키는 눈을 가린 두건을 벗겨 달라고 했다. 집행관이 사형선고문을 읽고, 신부가 십자가를 들고 지나간 뒤, 명령에 따라 병사들이 총을 겨눴다.

　바로 1년 전, 카를 마르크스가 '공산당 선언'을 발표하자 온 유럽에 혁명의 기운이 들불처럼 번졌다. 프랑스의 2월혁명에 이어 프로이센과 오스트리아의 3월혁명이 이웃나라 학생들을 부추겼다. 당시 표도르 도스토옙스키는 유토피아적인 사회주의를 연구하는 독서모임에 나갔다가, 경찰이 심어놓은 친구의 밀고로 체포됐다. 전제주의를 비판하는 작가의 편지를 읽었다는 죄다.

　당초 황제 니콜라이 1세는 젊은 시국사범을 총살할 생각이 없었다. 아무리 젊어도 시국사범은 단호하게 일망타진할 것처럼 잔뜩 겁을 줄 요량이었다. 첫 번째 총살을 집행하기 직전, 나팔소리와 함께 황제가 보낸 부관이 나타나 집행을 중지시켰다. 꼼꼼하게 미리 짜둔 '각본'이다. 도스토옙스키는 시베리아로 추방돼 감옥과 군대에서 각각 4년 동안 온갖 흉악범과 함께 생지옥에서 버텼다.

두건을 뒤집어쓰고 총살을 기다리던 도스토옙스키는 여덟 번째였다. 세 명씩이면 세 번째로 총살당할 운명이다. 스물여덟 살 청년의 목숨이 몇 분밖에 남지 않았다. 죽음의 그림자가 코앞까지 왔다가 휙 사라졌을 때, 사형수들은 과연 기뻤을까? 황제의 '각본'은 그들의 삶에 치명적인 공포의 흔적을 남겼다. 동상에 걸린 손발을 잘라내고, 정신이상과 신경쇠약에 평생 시달리면서 몸과 맘이 불구가 됐다.

도스토옙스키는 발작이 심해졌다. 아버지가 영지의 농노에게 살해당했을 때, 열여덟의 둘째 아들은 큰 충격을 받고 발작을 일으켰다. 갑자기 온몸이 뻣뻣해지고 팔다리를 부르르 떨며 붙잡힌 물고기처럼 온몸을 펄떡거리는 뇌전증이다. 잠이 모자라거나 과로하면 증상이 살짝 나타나는 정도였지만, 죽음의 문턱에서 살아 돌아온 뒤부터 발작은 죽을 듯이 날뛰다가 자지러지곤 했다.

발작은 그의 작품에도 뚜렷한 흔적을 남겼다. 도스토옙스키는 고통을 묘사할 때 상투적인 표현을 거의 쓰지 않았다. 그 고통을 직접, 그것도 심각하게 앓아본 사람만이 공감할 수 있는, 깊은 표현이다. 『죄와 벌』의 주인공 라스콜니코프나 『카라마조프의 형제들』이 겪은 고통과 번민이다. 도스토옙스키는 자신이 겪은 '비정상적인 긴장감' 덕분에 가능했다고 고마워했다.

죽음의 기억은 소설 『백치』에서 사형수의 이야기를 들은 주인공 미시킨 공작의 입으로 전해진다. 그 사형수는 살아있을 시간이 5분도 남지 않을 것 같았다고 했다. 그래서 같이 끌려온 친구들과 작별하는 데 2분, 자신을 회고하는 데 2분, 나머지 1분은 주위를 둘러보겠다고 계획을 세웠다는 것이다. 그런데 사형수가 왜 하필 죽기 직전에, 이 생애 마지막 5분을 어떻게 쓸 것인지 구체적으로 계획을 세웠을까?

'순수하게 영혼의 재료로만 글을 쓴다'는 도스토옙스키는 그 사형수의 입을 빌려 다짐했다. '내가 만약 죽지 않는다면, 그 시간이 내 것이 된다면,

1분의 1초를 100년으로 늘려 어느 하나도 잃어버리지 않을 것이다. 그리고 그 1분의 1초를 정확하게 계산해서 한 순간도 헛되이 낭비하지 않을 것이다.'

[뇌전증] Epilepsy. 雷電症

특별한 원인이 없는데도 발작을 자꾸 되풀이하는 만성 질환이다. '간질'(癎疾)이나 '지랄병'이라고도 했다. 갑자기 쓰러져 온몸이 굳어지고 숨이 가빠지면서 얼굴이 파랗게 질린다. 팔다리를 부르르 떠는 증상도 나타난다. 가볍게 손이나 팔을 까닥이거나 멍하게 앞을 바라보기도 한다. 스스로 발작을 의식할 수도 있고, 기억하지 못할 수도 있다. 선천적으로 뇌에 문제가 있거나 태어나고 자라는 과정에서 뇌에 이상이 생기는 다양한 원인으로 짐작되고 있다. 시간이 지나면서 재발이 줄어들고 증상도 가벼워지는 편이다.

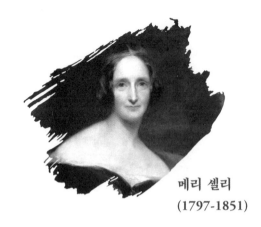

아기 넷을 잃고 '프랑켄슈타인'을 낳은 메리 셸리

메리 셸리
(1797-1851)

'백설공주'를 낳은 열흘 뒤, 어머니는 산욕열(産褥熱)로 죽었다. 아버지는 새어머니를 들였고, 사랑받지 못한 '백설공주'는 걸핏하면 교회 공동묘지로 숨어들어 '엄마와 함께' 시간을 보냈다. 묘비에 새긴 어머니의 이름을 여린 손가락으로 얼마나 따라 그렸을까? 자신의 출생이 어머니의 죽음을 불러왔다는 걸 알게 된 '백설공주'는 또 얼마나 울었을까?

아리따운 열여섯 '백설공주' 앞에 다섯 살 많은 '왕자'가 나타났다. 자유분방한 유부남 퍼시 셸리다. 아무도 오지 않는 묘지에서 '백설공주'는 아버지를 찾아온 젊은 낭만파 시인과 몰래 만나 두근거리는 '첫사랑을 빛내면서' 마침내 그의 아이까지 품었다. 그렇게 '백설공주' 메리 고드윈은 3년 뒤 결혼해서 메리 셸리가 됐다.

공포소설은 설정이 음산하기 마련이다. 1815년 인도네시아에서 탐보라 화산이 분화를 일으켰다. 화산재가 흩어져 이듬해 유럽 전역에서 햇빛이 사라졌다. 흐리고 비가 자주 내렸다. 스위스 제네바 호숫가에 낭만파 이야기꾼 5명이 모였다. 조지 바이런, 퍼시 셸리, 존 폴리도리, 그리고 메리와 배다른 자매다. 그들은 돌아가며 가장 무서운 이야기를 하나씩 하기로 했다. 14세기에 흑사병을 피해 10명이 모여 '데카메론'을 나눈 것처럼!

메리는 며칠 전에 꾼 악몽을 떠올렸다. 여러 시체에서 성한 부위를 잘라 붙인 뒤, 전기로 생명을 불어넣는다! 어린 시절을 공동묘지에서 보낸 메리에게 주검은 별로 두렵지 않다. 당시 루이지 갈바니가 동물전기를 발견하면서 동물이나 사람의 시체에 전기충격을 주는 실험이 잦았다. '프랑켄슈타인'은 그렇게 2년 뒤 태어났다. 의사였던 폴리도리는 이때 '뱀파이어'를 꺼냈다.

이상한 일이다. '왕자'와 결혼한 '백설공주'는 숨이 짧은 '난쟁이'를 자꾸 낳았다. 메리는 다섯 번 임신해서 하나를 유산하고, 셋을 잃은 뒤, 막내를 간신히 지켜냈다. 열일곱에 낳은 첫 딸은 팔삭둥이로 며칠 뒤에 죽었다. 바로 가진 아기는 탯줄을 끊지도 못했다. 이때 메리는 유산으로 거의 죽을 뻔했다. '프랑켄슈타인'이 태어난 바로 그 해, 첫돌 지난 딸이 죽었고, 이듬해 세 살배기 아들이 죽었다.

죽음의 신이 자꾸 아기를 데려가자, 메리는 '괴물'을 창조한 걸까? 막내는 '프랑켄슈타인'의 '괴물'처럼 형과 누나들이 못 누린 생명을 넘겨 받았는지, 일흔 살까지 오래 살았다. 죽음은 남편마저 앗아갔다. 1822년 퍼시는 폭풍을 만나 바다에 빠져 죽었다. 향년 30세. 청상과부 메리는 남편의 심장과, 짧은 삶을 끝낸 아들과 딸의 머리카락을 한데 모아, 남편의 시를 쓴 종이에 곱게 보관했다. 얼마나 처절한 몸부림인가?

스스로 '프랑켄슈타인'의 '괴물'처럼 고통받은 걸까? 어른거리는 죽음의 그림자에서 헤어나질 못했던 메리는 흔하지 않은 질환에 시달렸다. 어릴 땐 자가면역질환인 피부병을 앓고, 자녀와 남편을 잃으면서 우울증을 겪었으며, 40대 들어 편두통과 함께 몸이 마비되는 증상(Hemiplegic migraine)에 말년엔 결국 뇌종양까지 겹친 걸로 보인다. 1851년 2월 소설처럼 갑자기 '프랑켄슈타인'의 창조주가 사라졌다. 향년 53세. 사인은 뇌졸중.

'프랑켄슈타인'이 두려운 이유는 인간이 창조한 생명이 창조주를 죽일 수 있다는 공포일까? 메리의 출산 경험으로 볼 때 혹시, 여성 없이 인간을 만들면 '괴물'이 등장할 수 있다는 경고 아닐까? 메리는 전염병이 휩쓸고 간 뒤 인류가 멸망하고 혼자 남은 '마지막 인간'(The Last Man)을 걱정했다.

'괴물'이 울부짖었다. "아무리 괴로움이 커져도, 내게 삶은 소중합니다. 끝까지 지킬 겁니다"(Life, although it may only be an accumulation of anguish, is dear to me, and I will defend it).

[산욕열] Puerperal Fever. 産褥熱

아기를 낳고 하루 지나 열흘 이내에 체온이 38℃를 넘는 고열이 오래가는 증상을 말한다. 과다출혈, 임신중독과 함께 산모의 3대 사망질환으로 꼽히는 감염 중 하나다. 열이 많이 나고 몸살기로 괴로우며 유방이나 아랫배에 통증이 나타난다. 주로 아기나 나오는 길(産道)이 박테리아에 감염되는 경우에 발생한다. 항생제가 등장한 1930년대 전까지는 패혈증으로 악화되어 바로 사망하는 경우가 많았다.

[뇌종양] Brain Tumor. 腦腫瘍

두개골 안에 (악성) 종양이 생겨 커지는 질환이다. 신경세포(뉴런)를 품고 있는 교세포에 생기는 신경교종, 뇌를 둘러싼 막에 생기는 뇌수막종, 신경의 끝부분에 생기는 신경초종, 대뇌와 소뇌 사이의 간뇌 아래 생기는 뇌하수체종양 등 부위에 따라 이름이 다르다. '뇌암'보다는 '악성 뇌종양'이라는 표현을 주로 쓴다. 종양이 커지면서 머리가 아프고 구토가 나며, 팔이나 다리, 얼굴이 마비된다. 유전적인 요인과 함께 방사선, 전자파가 원인으로 알려져 있다. 다른 곳으로 빠르게 퍼지는 악성인 경우 굉장히 위험하다.

귀경화증으로 '침묵의 소리'를 듣게 된 베토벤

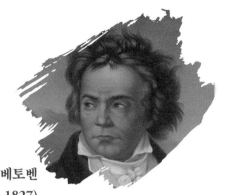

루트비히 판 베토벤
(1770-1827)

"들리지 않아요. 더 크게 말해주세요"라고 사람들을 향해 고함칠 수 있겠느냐? 다른 누구보다 완벽해야 할 나의 가장 귀중한 감각의 약점을, 한때는 지금까지 활동했던 거의 모든 음악가들 중에도 비길 사람이 없을 만큼 완벽했던 내 청각의 약점을 어찌 남에게 털어놓을 수 있겠느냐?' (하일리겐슈타트 유서)

1796년, 막 뜨기 시작한 26살의 젊은 음악가에게 사형선고 같은 시련이 닥쳤다. 귀가 윙윙 울리는 이명(耳鳴)이 나타난 것이다. 귀경화증이나 중이염으로 생긴 전음성(傳音性) 난청이다. 찬란했던 청각의 세계가 갑자기 어두워지자 젊은 음악가는 절규했다. 의사에게서 더 이상 방도가 없으니 시골에서 요양이나 하라는 권고까지 받았다. 좌절한 그는 한적한 마을 하일리겐슈타트에 스며들었다. 그리고 동생 앞으로 유서를 썼다. 서른두 살 때다.

루트비히 판 베토벤은 치명적인 장애에서 벗어나기 위해 필사적으로 의사에게 매달렸다. 시키는 대로 아몬드오일을 귀에 흘려보고, 고추냉이를 묻힌 솜을 귀에 넣고 지내기도 했다. 따끔거리는 나무껍질을 팔뚝에 싸매보고, 미지근한 욕조(Danube Bath)에 들어앉아 좋다는 차나 쓰디쓴 즙을 마시기도 했다.

처방은 '첨단'으로 치달았다. 거머리를 놓아 피를 빨게 하고, 전류를 흘리는 '갈바니즘 치료'까지 받았다. 당시 청각장애에 효험 있다는 온갖 기괴한 처방을 다 따랐지만 전혀 낫지 않자, 결국 자살까지 결심했다. '가을 잎이 나무에서 떨어져 시들 듯, 모든 희망이 퇴색해간다. 이승에서 태어났을 때와 마찬가지 모습으로 이제는 떠난다.'

하지만, 예술이 그를 자제시키고 '비참한 삶을 유예'시켰다. '인내를 지침으로, 운명의 여신이 생명의 밧줄을 끊을 때까지' 버텨보기로 했다. 유서를 부치지 못한 베토벤은 '의사놈'(medical ass)들을 경멸하고 조롱하기 시작했다. '참 많이도 도움이 됐다'거나 '이젠 어설픈 의사들 때문에 완치될 것이라는 희망을 더 이상 품지 않기로 했다'는 식이다.

원망과 저주의 대상은 인간을 넘어 신적 존재로 올라갔다. '질투심 많은 악마가 내 건강에 끔찍한 장난을 쳤다'는 정도는 약과다. '운명의 멱살을 잡고 싶다'며 증오로 가득했던 그는 마침내 하느님까지 원망하며 울부짖었다. '당신은 피조물을 가장 비천한 위험에 빠뜨려 가장 아름다운 꽃이 으깨지고 파괴되게 했습니다.'

겟세마네 동산에서 기도하는 예수의 심정이 그랬을까? '이 잔을 저에게서 거두어 주십시오'. 십자가 처형을 하루 앞둔 목요일 밤, 무릎 꿇고 고뇌하던 '하느님의 아들'의 말씀을 들었을까? 유서를 쓰고 나서 베토벤은 〈감람산의 예수 그리스도〉를 작곡했다. 무심한 가톨릭 신자였던 베토벤이 처음으로 오라토리오(종교 극음악)를 작곡한 것이다.

기적은 왜 항상 전혀 다른 방향에서 나타나는 걸까? 베토벤은 귀가 아닌 다른 경로로 소리를 '듣는' 방법을 찾아냈다. 나팔형 보청기로 소리를 느끼는 법을 배우고, 메트로놈을 보면서 박자를 눈으로 재고, 피아노에 지팡이를 대고 소리를 깨달았다. 모두 베토벤이 처음이다.

연주는 꼭 악기로만 할 수 있는 게 아니다. 베토벤은 피아노가 아닌 '마음의 악보'로 연주하는 방법을 찾아냈다. 청각장애가 나은 게 아니라, '침묵의 소리'(The Sounds of Silence)를 듣는 법을 배운 것이다. 베토벤이 악성

(樂聖)이라 불리는 이유다. '나는 천국에서 들을 것이다'(I shall hear in Heaven).

> ## [귀경화증] Otosclerosis. 귀硬化症
>
> 가운데귀에 있는 이소골이 딱딱하게 굳어져 소리를 듣는 데 어려움을 겪는 질환이다. 이소골(耳小骨)은 소리를 바깥귀(外耳)에서 속귀(內耳)로 전달하는데, 특히 속귀의 달팽이관에 연결된 아부미골이 굳어지기 쉽다. 이상한 소리가 들리는 것 같은 이명(耳鳴) 증상이 심해지면서 난청으로 악화된다. 유전되는 질병으로, 20대, 30대 여성에게 흔하다.

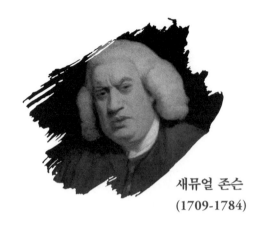

투렛증후군에도
영어사전을 완성한
새뮤얼 존슨

새뮤얼 존슨
(1709-1784)

1709년 영국 스태포드셔에서 갓 태어난 아기가 도무지 울지를 않았다. 다들 나이 마흔인 어머니의 늦은 출산 때문에 아기가 얼마 살지 못할 것이라 걱정했다. 이모는 길거리에서 주워온 아기도 그렇게 허약하지 않을 거라고 가여워 했다. 부모는 곧 죽을 것 같은 갓난아기에게 세례라도 주기 위해 사제를 부르고 대부까지 모셨다.

용케 살아남은 아기는 세 살에 목에 멍울이 나서 차례로 곪아 터지는 림프절결핵(連珠瘡)에 걸렸다. 당시 전설에 '왕의 손길'(Royal Touch)이 닿으면 낫는다는 '왕의 괴질'(King's Evil)이다. 수소문 끝에 다행히(?) 앤 여왕의 주치의에게서 수술을 받고 나았지만, 얼굴과 목에 흉터가 남았다. 그런데 흉터는 '왕이 손길'을 상징하는 부적이 되지 못했다. 아기는 오래 살았지만 온갖 궂은 질병을 다 앓았다.

서적상의 아들로 태어난 새뮤얼 존슨은 어려서부터 책에 파묻혀 살았다. 독실한 성공회 신자인 어머니는 아침을 먹고 나서 세 살짜리 아들에게 '공동기도서'를 주면서 '오늘의 말씀'을 오늘 중으로 외우라고 하고 2층으로 올라갔다. 후루룩 훑어본 아들은 어머니가 2층에 도착하자마자 '오늘의 말씀'을 바로 암송하는 걸 보여줬다. 그 짧은 시간에 두 번 읽기도 벅찬 분량을 바로 외워버린 것이다.

일곱 살에 학교에 다니면서 좋지 않은 별명이 하나 생겼다. '까딱이

샘'(Blinking Sam)이다. 걸핏하면 목을 까닥거리거나 괴상한 소리를 냈기 때문이다. 틱장애(Tic Disorder)다. 나이가 들면서 운동틱과 음성틱이 겹친 투렛증후군(Tourette's Syndrome)으로 악화됐다. 졸업한 뒤에 여러 학교에 교직을 지원했지만, 학생들이 나쁜 습관을 배우게 될 것이라고 퇴짜를 맞기도 했다.

"아저씨는 왜 그래요?" 옆집 꼬마가 물었다. 존슨이 문턱이나 현관을 지날 때마다 이상한 소리를 내고 괴상한 몸짓을 보였기 때문이다. "나쁜 습관 때문이야". 존슨은 피리 소리 같기도 하고, 암탉이 쿡쿡 거리는 것 같기도 한 이상한 소리를 수시로 냈다. 또 머리가 한쪽으로 기운 상태에서 몸을 앞뒤로 흔들기도 하고, 왼쪽 무릎을 손바닥으로 부자연스럽게 비비기도 했다.

뜻밖의 소리와 몸짓에 깜짝 놀라 쳐다보면, 덩치 큰 존슨은 언제 그랬냐는 듯 해맑게 웃었다. 자기도 모르게 터져 나오는 소리와 몸짓 때문에 놀라는 상대방을 배려하는 순박한 미소다. 그나마 토론할 때는 증상이 덜했다. 마그마 같은 욕망이 터져 나오는 듯 마치 욕설이나 폭력처럼 보일 정도로 격렬해졌다가, 토론이 끝나면 언제 그랬냐는 듯 고래처럼 큰 숨을 씩씩 내쉬기도 했다.

사전을 하나 만든다는 것은 얼마나 까다롭고 복잡한 작업일까? 존슨은 1755년 알파벳 순으로 배열한 첫 영어사전을 혼자 7년 만에 완성해냈다. 어쩌면 허약한 그의 몸은 '질환사전'이었을지도 모른다. 온갖 질병이란 질병을 평생 앓고 또 앓았다. 신앙이 깊은 그는 혹시라도 천국에 가지 못할까 봐 걱정했다. 1784년 12월, 라틴어의 대가답게 라틴어로 유언을 남겼다. "나는 곧 죽을 것이다"(I am moriturus). 향년 75세.

건강이 얼마나 부러웠을까? 평생 경건했던 존슨은 마음으로 지켜야 할 도덕이 있듯이, 몸이 지켜야 할 도리가 있다고 보았다. 건강이다. "건강을 지키는 것은 의무다. 사람들은 '육체의 도리'라는 게 있다는 걸 잘 모르는 것 같다"(The preservation of health is a duty. Few seem conscious that there is such a thing as physical morality).

[틱장애] Tic Disorder. 틱障礙

특별한 이유 없이 자신도 모르게 반복적으로, 몸의 일부를 빠르게 움직이거나 이상한 소리를 내어 주변 사람에게 가벼운 불편을 끼치는 질환이다. 눈을 깜박거리거나 얼굴을 찡그리거나 어깨를 들썩이는 증상(운동틱)과 킁킁거리거나 욕처럼 들리는 소리를 내는 증상(음성틱)을 보인다. 두 증상이 섞여 1년 넘도록 오래 가면 투렛증후군(Tourette's Syndrome)이 된다. 원인은 유전적인 요인과 환경적인 요인으로 짐작되고 있다. 나이가 들면서 대체로 증상이 좋아지는 편이지만, 만성으로 굳어질 수도 있다.

진폐증은 렌즈 깎는 스피노자의 명료한 직업병

바뤼흐 스피노자
(1632-1675)

1656년 7월, 네덜란드 암스테르담의 한 유대교회(Synagogue) 문 앞에 젊은 철학자가 내팽개쳐졌다. 화난 유대인 무리는 줄지어 한 사람씩, 쓰러진 그를 밟고 안으로 들어갔다. 어두운 회당 안에는 짐승의 피를 담은 대야에 참석한 사람 수만큼 촛불이 켜져 있다. 다 같이 저주의 주문을 읊조린 뒤 한 사람씩 촛불을 끄고 사라졌다. 마지막 촛불이 꺼지면 젊은 철학자의 영혼이 사라지게 된다.

총명한 머리로 다섯 살에 미래의 랍비로 낙점됐던 바뤼흐 스피노자는 스물네 살에 유대 공동체에서 종교재판을 받고 파문을 당해 '영혼이 사라졌다.' 신을 부정하고 교리를 비판했다는 이유다. 온갖 회유와 협박에 시달리면서도 합리론의 관점에서 유대교의 유일신을 절대 인정하지 않았다. 스피노자가 '신학에서 철학을 구해낸 철학의 그리스도'라 불리는 이유다.

할아버지는 고향 포르투갈에서 종교박해로 할머니가 마녀로 몰려 산 채로 화형을 당하는 걸 보고 종교의 자유를 찾아 프랑스를 거쳐 네덜란드에 정착했다. 하지만 암스테르담의 유대 공동체는 종교를 배신했다는 이유로 구성원인 스피노자를 줄곧 핍박했다. 종교의 자유란 어떤 것일까? 공동체에서 추방당한 그는 한때 젊은 광신도에게서 칼침을 맞을 뻔하기도 했다.

어두운 광기의 시대에 스피노자의 철학은 빛처럼 명료했다. 그는 철학을 기하학처럼 풀어냈다. 공리가 참이면 결론도 참일 수밖에 없다. 신, 자연, 이성, 자유 같은 요소를 삼각형의 각이나 원의 지름처럼 다루면서 그는 '신=자연'이라는 범신론을 주장했다. 그래서 스피노자는 논증을 마치면 맨 뒤에 '증명 끝'이라는 뜻의 라틴어 'QED'(Quod Erat Demonstrandum)를 달았다. 영어로 하면 'What was to be demonstrated'다.

추방당한 철학자는 프랑스 왕 루이 14세의 제안도 공손하게 거절했다. 자신에게 바치는 책을 하나 써주면 평생 먹고살 수 있게 해주겠다는 데도 말이다. 독일 하이델베르크의 교수 자리도 마다했다. 돈을 받으면 그의 사고가 왜곡될까 두려웠기 때문이다. "누군가에게 책을 바쳐야 한다면, 오직 진리 그 자체에만 헌정하겠다."

광학의 발달은 스피노자의 사고에 어떤 영향을 미쳤을까? 명징한 빛에 탐닉한 스피노자는 어릴 때 배운 유리 연마 기술로 생계를 꾸렸다. 안경알을 깎고 렌즈를 다듬어 망원경과 현미경을 제작하기도 했다. 렌즈를 반질반질하게 갈고 닦으면서 미세한 유리가루가 그의 코로 들어가 허파에 쌓이기 시작했다. 진폐증(규폐증)은 폐결핵으로 이어졌다. '렌즈 깎는 철학자'의 직업병인 셈이다.

죽음이 두려운가? '죽음의 공포는 필연을 이해하지 못해서 생긴다'고 했다. 1677년 2월 네덜란드 헤이그의 허름한 다락방을 찾아온 친구와 함께 평소처럼 닭죽을 먹고 하숙집 주인과 더불어 잡담을 나눴다. 그날 저녁, 주인이 찾았을 때 그는 '코나투스'(Conatus. 삶의 의지)가 꺼져 있었다. 향년 44세. 재산은 딱 장례비 정도만 남겨 놓았다.

스피노자는 언제부터 '사과나무'를 심을 준비를 하고 있었을까? 시신마저 바로 사라져 훼손당할 만큼 험악한 분위기 속에 하숙집 주인은 조용히 스피노자의 유언을 실행했다. 장비, 의자, 침대 같은 유품을 정리하면서 책상은 따로 갈무리해서 암스테르담의 한 출판사로 보냈다. 몇 달 뒤, '기하학적 순서로 증명된 윤리학'이라는 부제가 붙은 『에티카』(Ethica)가 무사히 출간됐다. 'QED'.

[진폐증] Pneumoconiosis, 塵肺症

먼지가 쌓여 상처가 생기면서 허파가 굳어지는 질환이다. 숨이 차고 기침과 가래가 나오며, 가슴이 답답하고 아프다. 먼지가 많은 환경에서 일하는 사람들이 걸리기 쉽다. 큰 먼지는 기침으로 배출되지만, 작은 먼지가 허파에 쌓이기 때문이다. 심해질수록 숨을 쉬기 어렵고, 감염이 잘 되기 때문에 폐결핵이나 폐암으로 악화되기 쉽다.

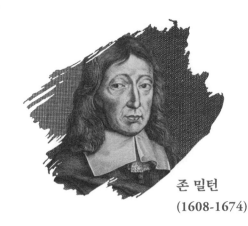

두 눈을 잃은 덕에
목숨과 명예를 얻은
존 밀턴

존 밀턴
(1608-1674)

"하느님은 빛도 주지 않고 낮처럼 일하라고 하실까?"(Doth God exact day-labor, light denied?). 1644년 어느 날, 영국에서 국왕 찰스 1세를 내쫓고 청교도혁명으로 집권한 공화정에서 외교비서관으로 눈코 뜰새 없이 바쁘게 일하던 존 밀턴은 두 눈이 몹시 아팠다. 공화정을 비난하는 다른 유럽 왕국에 대응해야 하는데, 오랫동안 과로한 탓에 시력이 갑자기 나빠진 것이다.

열두 살부터 책을 읽고 글을 쓰느라 자정 전에 잠을 잔 적이 거의 없다. 스스로 원인으로 지적했듯이 어두운 방에서 공부를 너무 많이 한 탓이다. 촛불을 보면 무지개 같은 안개가 뿌옇게 낀 것처럼 흐려 보였다. 급속도로 어두워지는 시력이 얼마나 답답했을까? "헛되이 움직이는 눈동자에 일 년 내내 해도 달도 별도, 그리고 남자도 여자도 그 모습을 드러내지 않는구나".

나이 44세가 된 1652년부터 어둠이 까맣게 몰려왔다. 10년쯤 전부터 이마에 꽉 들어찬 것 같은 '가스'가 점점 두 눈을 무겁게 짓누르다가, 점점 짙어지는 잿빛으로 눈 앞에 어른거렸다. 왼 눈부터 시작해서 두 눈이 차례로 멀어버린 것이다. 어려서부터 근시였는데다 공부와 업무로 눈을 혹사하면서 망막박리나 녹내장으로 악화된 것으로 보인다.

빛을 잃어버린 실명(失明)이 천국에서 쫓겨나는 실낙원(失樂園)으로 이

그래서 차라투스트라는 이렇게 이겼다

어졌을까? 밀턴은 '에덴'에서 쫓겨난 것처럼 비참한 신세가 됐다. 아내가 막내딸을 낳다가 죽고, 한 달 뒤 외아들들마저 어머니를 따라갔다. 1658년 공화정을 이끌던 올리버 크롬웰이 죽고, 2년 뒤 찰스 2세가 왕정으로 되돌아오면서 공화주의자 밀턴은 감옥으로 끌려가 재판을 받았다.

국왕이 물었다. "그대의 실명이 하느님의 심판이라 생각하지 않는가?" 밀턴이 꼿꼿하게 답했다. "그렇다면 하느님은 전하의 부친이신 찰스 1세에게 더 불쾌하셨을 겁니다. 저는 두 눈을 잃었을 뿐이지만, 부친께서는 머리를 잃으셨기 때문입니다." 찰스 2세는 밀턴이 실명으로 이미 천벌을 받은 것으로 보고, 굳이 사사로운 벌을 추가하지 않았다. 밀턴은 눈을 잃은 덕에 목숨을 구한 셈이다.

두 눈을 잃자 집필 활동이 오히려 활발해졌다. 떠오르는 글귀를 읊으면, 아내나 세 딸이나 서기가 일일이 옮겨 적었다. 대표작인 『실낙원』(Paradise Lost)과 『복낙원』(Paradise Regained)은 이런 식으로 입으로 '쓴' 작품이다. 찾아온 친구가 아내를 아름답다고 칭찬하자, 까칠하게 너스레를 떨기도 했다. "장미처럼 아름답긴 하지, 말을 할 때마다 장미가시처럼 날 쿡쿡 찌르니까".

시력을 잃고 나서 유일한 재능인 글쓰기를 빼앗겼다고 한탄하던 밀턴은 장님이 되자 오히려 더 열정적으로 글을 썼다. 자신의 시력보다 '자유를 지키는 숭고한 임무'(In liberty's defense, my noble task)를 택하겠다는 것이다. 심지어는 "시력을 잃었기에 '인간의 눈으로 볼 수 없는 것들'을 볼 수 있게 됐다"며, "어떤 시인도 시도해서 성공하지 못했던 하느님을 묘사하는 작업이 가능해졌다"고 떠벌리기도 했다.

늘그막에 통풍과 폐결핵에 시달리던 밀턴은 1674년 11월 이승에서 눈을 감고, '낙원'(Paradise)에서 '눈'을 떴다. 향년 65세. '마음의 눈'을 뜬 밀턴이 말했다. "마음은 그 자체로 하나의 장소다. 마음은 지옥을 천국으로, 또는 천국을 지옥으로 만들 수 있다"(The mind is its own place, and in itself can make a heaven of hell, a hell of heaven).

[망막박리] Retinal Detachment. 網膜剝離

망막이 눈알 안벽에서 떨어져 시력에 장애가 생기는 질환이다. 망막이 뜨면 영양이 공급되지 않아 시세포의 기능이 떨어지면서 눈알이 쭈그러들거나 앞을 볼 수 없게 된다. 눈앞에 날파리 같은 게 떠다니거나(비문증) 갑자기 불빛이 번쩍이는 듯한 증상(광시증)을 느낀다. 망막에 구멍이 생겨 액체가 흘러 들어가면서 망막이 뜨게 된다.

[녹내장] Glaucoma. 綠內障

눈에서 뇌로 시각정보로 전달하는 시신경이 망가져 시력에 장애가 생기는 질환이다. 시신경은 천천히 손상되기 때문에 처음에 잘 느끼지 못하다가 심해지면 시야가 좁아지고 시력이 떨어진다. 안압이 높아져 시신경을 누르거나 혈류에 문제를 일으키는 게 원인이다. 근시가 심하거나, 심혈관질환을 오래 앓거나, 어두운 곳에서 일하면 안압이 높아질 수 있다. 시신경이 심하게 망가지면 앞을 볼 수 없는 실명에 이르게 된다.

그래서 차라투스트라는 이렇게 이겼다

빛을 훔친 벌로
조울증을 앓은
렘브란트 반 레인

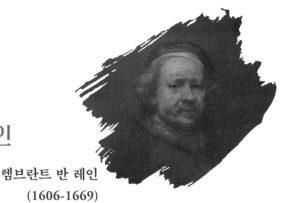

렘브란트 반 레인
(1606-1669)

렘브란트 반 레인은 빛과 어둠을 강하게 대비시키는 방법으로 인간의 섬세한 감정을 화폭에 담아낸, 바로크 시대의 대표 화가다. 그는 그림에서 빛을 표현하는 새로운 기법을 인간세계로 가져왔다. 그래서 '빛과 어둠의 마술사' 또는 '빛을 훔친 화가'로 불린다. 렘브란트는 어떻게 '빛'을 훔쳤을까? 또, 혹시 빛을 훔친 대가로 어떤 형벌을 받은 건 아닐까? 불을 훔친 프로메테우스처럼….

'빛을 훔친 화가'는 어둠을 잘 다뤘다. 어둠의 깊이부터 달랐다. 렘브란트는 검은 물감으로, 나무를 태운 그을음(Carbon Black)이 아닌 석유로 켠 등(燈)에서 나온 그을음(Lamp Black)을 썼다. 당시 조금씩 보급되기 시작한 석유등(Oil Lamp)은 불완전연소로 그을음이 많이 났다. 렘브란트는 직접 그을음을 모아 아마씨 기름에 섞어 만든 검은 물감을 즐겨 사용했다.

화폭은 온통 어두운 회갈색(earth-tone) 계통의 물감을 먼저 칠해놓고, 빛이 닿는 밝은 부분을 작게 그려넣었다. 시선을 끄는 밝은 부분이 좁고, 주변으로 갈수록 어두운 음영이 점점 넓게 짙어진다. 어둠 속에 있던 인물이 조명을 받고 서서히 다가오는 것처럼 신비로운 느낌을 주는 '키아로스쿠로'(Chiaroscuro. 명암법) 기법이다.

빛의 차원도 달랐다. '빛의 마술사' 렘브란트는 당시 막 태동한 광학에 상당한 조예를 갖췄다. 그는 자화상을 그릴 때 거울을 두 개 배치한 걸로 보인다. 평면거울 하나와 오목거울 하나다. 거리와 각도를 잘 맞추면 평면 거울을 바라보는 화가가 오목거울에서 뒤집혀 캔버스에 위아래가 바뀐 모습으로 나타난다. 두 거울로 보는 자화상이 훨씬 자연스럽고 또렷하게 드러난다.

거울 앞에서 얼마나 많은 시간을 보냈을까? 자화상만 해도 80점 가까이 된다. 가난한 화가는 거울 속의 자신과 함께 생활했다. '삶은 폭력과 탐욕이나 친절을 드러내며 우리 얼굴에 그 흔적을 남긴다'(Life etches itself onto our faces as we grow older, showing our violence, excesses or kindnesses). 렘브란트는 그 흔적을 찾고 싶어 했다. 그는 자화상을 성찰의 차원으로 끌어올렸다.

자화상에 드러나는 얼굴은 절반 이상 어두운 그림자로 덮여 있다. 그의 몸속에 있던 '원초적인 검은 물감'이 그의 정신을 듬뿍 적신 뒤, 손끝에 이어 붓끝으로 검은 물감을 흘려 보냈을 것이다. '원초적인 검은 물감'이란 인체를 채우는 네 가지 체액 가운데 하나인 '검은 담즙'(Black Bile)이다. '검은 담즙'은 성격에서 우울질(Melancholic Temperament)을 주도한다. 그렇다면⋯.

빛과 어둠을 너무 극명하게 대비시킨 탓일 것이다. 렘브란트는 조울증을 앓았다. 빛을 훔친 대가로 받은 형벌일까? 서른 중반에 아내가 죽자 증세가 심해졌고, 남은 재산을 까먹고 쉰 살에 파산 선고를 받으면서 끼니를 거를 정도로 비참한 지경에 이르렀다. '가난의 바위'에 묶여 프로메테우스처럼 고통받던 그는 1669년 절대로 헤어날 수 없는 완벽한 어둠에 갇혀버렸다. 향년 63세.

화실에 남아 있던 그의 자화상은 모두 주름이 자글자글한 검은 크레이프(Crape, Crepe) 천으로 덮였다. 검은 크레이프는 슬픔, 우울, 죽음을 상징하는 상장(喪章)이다. 자화상은 일제히 벽을 향해 '세상을 등지고' 돌아섰다. 그의 가족과 친지는 위대한 화가의 장례를 치르기 위해 자화상에 크레이프를 씌운 쓸쓸한 '전시회'를 열었다. 네덜란드의 오랜 장례 풍습이다.

[조울증] Bipolar Disorder. 躁鬱症

극단적으로 기분이 들뜨는 조증(躁症)과 가라앉는 울증(鬱症)이 번갈아 나타나 일상 생활에 상당한 지장을 주는 질환이다. 지나친 자신감과 무력감 양쪽을 극단적으로 왔다 갔다 하기 때문에 '양극성 장애'라고도 한다. 과민하고 집착이 심하기 때문에 자신이나 다른 사람에게 피해를 줄 수 있다.

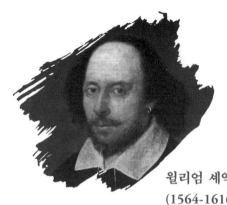

흑사병의 비극을
희곡으로 바꿔낸
윌리엄 셰익스피어

윌리엄 셰익스피어
(1564-1616)

『로미오와 줄리엣』은 왜 비극으로 끝났을까? 원수지간인 양쪽 집안의 반대는 비극의 시작일 뿐이다. 드센 부모의 반대에 몰래 야반도주하려던 계획은 안타깝게 실패했다. 철없는 청춘남녀의 비밀결혼에 주례를 섰던 로렌스 신부는 줄리엣이 자살한 걸로 위장해서 무덤으로 보내고, 로미오가 무덤에서 줄리엣을 만나 함께 만토바로 도피시킨다는 계획을 세웠다.

각본대로 줄리엣은 가짜 독을 먹고 잠에 빠져 무덤에 묻혔지만, 로미오는 아직 각본을 알지 못한다. 실행계획을 담은 로렌스 신부의 전갈을 받지 못한 것이다. 만토바 주변에 갑자기 전염병이 퍼지는 바람에, 임무를 맡은 존 수사가 환자와 접촉한 것으로 의심받고 격리됐기 때문이다. 그래서 로미오는 줄리엣이 죽은 걸로 잘못 알고 무덤을 찾아가 동반자살을 기도한다.

인류가 겪은 가장 큰 팬데믹인 흑사병은 셰익스피어의 희곡을 비극으로 만들어버렸다. 임무에 실패한 존 수사는 '서로에게 진실하지 못하면 흑사병은 더 거세진다'고 한탄했다. '리어왕'은 배신한 맏딸에게 '내 타락한 피속에 있는 역병의 상처'라고 저주를 퍼부었다. '맥베스'는 '장례 종소리가 울려도 누가 죽었는지 묻는 사람이 없다. 선량한 사람들의 목숨은 그 모자에 꽂힌 꽃보다 먼저 시든다'고 분위기를 전했다.

윌리엄 셰익스피어는 흑사병과 함께 살았다. 그가 태어난 1564년, 영국 런던에서 네 명 중 한 명이 흑사병으로 죽었다. 20대 후반, 30대 초반과 후반에 흑사병이 또 몇 년씩 휩쓸고 지나갔다. 마을은 자주 봉쇄됐고, 극장은 아무 때나 폐쇄됐다. 생계가 막막해진 배우 셰익스피어는 집에 틀어박혀 집필에 몰두했다. 배우가 작가로 전업한 것이다. 흑사병이 없었다면 "인도와도 바꾸지 않겠다"던 위대한 극작가가 없었을지도 모른다.

1600년 동인도회사가 설립되면서 빠르게 발전하던 런던은 당시 세계에서 가장 불결한 도시였다. 바야흐로 대항해 시대다. 들끓는 쥐로 흑사병이 걷잡을 수 없이 퍼졌다가 수그러들다가 도지기를 반복했다. 갑자기 나타난 매독이 음침한 유혹을 품고 사창가에 도사렸고, 천연두, 티푸스, 말라리아 같은 전염병들이 제멋대로 날뛰었다. 템즈강엔 쓰레기가 둥둥 떠다녔다.

정확한 기록은 없지만, 셰익스피어는 이들 질환을 직접 앓거나 바로 곁에서 겪었을 것으로 보인다. 아이는 열 살이 되기 전에 셋 중 하나가 죽던 시절이다. 그는 외아들 햄닛(Hamnet)을 흑사병으로 잃기도 했다. 그의 작품엔 흑사병뿐 아니라 매독과 티푸스와 말라리아에 대한 증상과 처방이 자세하게 나온다. 특히, 당시 팬데믹처럼 번진 매독은 그의 죽음과 강하게 연관되어 있다.

1616년 4월, 셰익스피어는 시인 마이클 드레이튼이 계관시인이 된 걸 축하하기 위해 극작가 벤 존슨과 셋이 모여 코가 삐뚤어지도록 술을 마셨다. 스스로 '술은 욕정을 일으키긴 하지만, 섹스에는 실패하게 한다'(It provokes the desire, but it takes away the performance)고 하지 않았던가? 창작욕을 불러 일으키던 술은 셰익스피어가 더 이상 글을 쓸 수 없게 만들었다. 향년 52세.

마녀의 예언대로 숲이 움직이는 것을 보고 죽음을 예감한 맥베스가 외치는 독백이 마치 셰익스피어의 목소리처럼 들린다. '인생은 걸어 다니는 그림자일 뿐. 무대에서 잠시 거들먹거리고 종종거리며 돌아다니지만 얼마

안 가 잊히고 마는 불행한 배우일 뿐. 인생은 백치가 떠드는 말처럼, 분노의 소리로 가득 차 있지만 아무런 의미가 없다'(Life's but a walking shadow, a poor player, That struts and frets his hour upon the stage. And then is heard no more. It is a tale. Told by an idiot, full of sound and fury, Signifying nothing).

[흑사병] Pest/Plague. 黑死病
쥐에 기생하는 쥐벼룩이 옮기는 페스트 균에 감염되어 생기는 급성 감염질환이다. 갑자기 열이 나고 온몸이 쑤시며, 증상에 따라 가래톳형, 패혈증형, 폐렴형 세 가지로 나뉜다. 페스트 균에 감염된 쥐에 기생하는 벼룩이 사람에게 옮아 붙어 피를 빨면서 페스트 균에 감염되게 된다. 항생제 치료가 늦어지면 패혈증이 생기면서 여러 장기가 제대로 작동하지 않는 다발성 장기부전으로 이어져 사망할 수도 있다.

그래서 차라투스트라는 이렇게 이겼다

3장

그래서
차라투스트라는
이렇게 떠났다

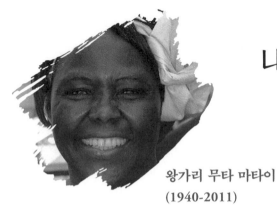

나무에서 생태계의 '난소'를 찾은 왕가리 마타이

왕가리 무타 마타이
(1940-2011)

할머니는 마을에 있는 거대한 나무를 가리키며 몇 번이나 말씀하셨다. "이 나무는 신성하기 때문에 건드리면 안 된다!" 아프리카 케냐의 키쿠유 (Kikuyu) 족이 숭배하는 '무구모'(Mugumo) 나무다. 덩굴로 무성하게 뻗는 무화과나무로, 100년 넘게 높이 10m 넘게 자라기도 한다. 키쿠유 족은 창조신 '은가이'(Ngai)가 깃든 무구모 아래에서 물을 긷고 소원을 빌고 제사를 지낸다.

미국에서 유학하고 돌아온 왕가리 마타이는 마을이 황폐해진 걸 보고 소스라치게 놀랐다. 영혼을 적시던 우물은 바닥을 드러냈고, 올챙이가 득실거리던 연못도 말랐고, 전설이 무성한 숲도 사라졌다. 할머니가 건드리면 안 된다던, 상처 입은 무구모 한 그루만 달랑 남았다. 대규모 농장을 짓기 위해 마을을 통째로 재개발하고 있었던 것이다.

생물학을 전공한 마타이는 케냐를 살리기 위해 나무부터 심어야 한다고 건의했다. 당국은 무지렁이 시골 아낙네가 나무를 심거나 관리할 수 없다고 무시했다. 마타이는 여성들이 나무에 관한 정보를 읽거나 쓸 수 있도록 가르친 뒤, 씨앗을 구하고 묘목을 심고 돌보게 했다. 가난한 여성들이 자립할 수 있도록, 살아남은 한 그루마다 10센트씩 주었다. 1977년 케냐에서 불붙은 그린벨트(Green Belt) 운동이다.

"나무를 심는 것은 평화의 씨와 희망의 씨를 뿌리는 것입니다"(When we

그래서 차라투스트라는 이렇게 떠났다

plant trees, we plant the seeds of peace and seeds of hope. We also secure the future for our children). 얼마나 많이 심었을까? '나무 여인'(Tree Woman)이라는 별명까지 붙었다. 마타이가 30년 동안 케냐에 심은 나무가 3천만 그루 넘고, 아프리카 전역으로 넓히면 4천500만 그루가 넘는다.

심는 나무보다 베는 나무가 더 많다는 것은 슬픈 일이다. 독재 정권은 원시림을 벌목한 뒤 개발 이권을 지지자들에게 나눠줬다. 마타이는 나이로비의 우후루 공원이나 카루라 숲을 개발하는 계획을 대대적으로 반대하고 나섰다. 깡패나 경찰에게 두들겨 맞기도 하고 감옥에도 끌려갔다. 분노한 마타이의 관심은 저절로 '나무→여성→인권→정치'로 커져갔다.

부인의 저돌적인 행보에 당황한 남편이 이혼하면서 자신의 성(Mathai)을 쓰지 못하게 하자, 마타이는 'a'를 하나 더 넣은 'Maathai'를 내세웠다. 나무심기로 시작한 마타이의 돌풍은 점점 드세졌다. 2002년 국회의원과 환경자원부 차관이 된 데 이어, 2년 뒤 환경운동으로 여성인권과 민주주의에 기여한 공로로 노벨평화상을 받았다. 지속가능한 발전의 틀을 인정받은 것이다.

독재정권의 강제구금과 암살위협은 마타이를 더욱 강하게 만들었다. 심은 나무들이 숲으로 점점 울창해지는 만큼, 마타이가 뿌린 '평화의 씨'와 '희망의 씨'가 멀리 퍼져나갔다. 왜 그랬을까? 독재정권의 병폐를 낱낱이 까발리던 마타이는 자신의 병만큼은 철저하게 숨겼다. 난소암이다. 나무처럼 아무도 모르게 신음하던 '나무 여인'은 2011년 9월 그토록 사랑하던 나무 아래 묻혔다. 향년 71세. 어쩌면 지구는 그녀처럼 소리 없이 앓고 있을지도 모른다.

"모든 것은 나무 한 그루에서 시작합니다." 마타이는 모든 것이 연결되어 있다고 믿었다. 나무가 뿌리를 뻗으면서 흙을 기름지게 하고, 흙은 푸른 풀을 돋게 하며, 풀은 소와 양을 먹여 그 젖으로 사람이 평화롭게 살게 해준다는 것이다. 장엄한 자연과 신비로운 신화와 교감하는 생태영성(生態

靈性)이다. 그녀의 고향 무화과나무 한 그루가 생태영성의 '난소'(卵巢)였을까?

[난소암] Ovarian Cancer. 卵巢癌

난소에 악성 종양이 생겨 퍼져나가는 질환이다. 월경이 불규칙하고, 배에 딱딱한 것이 만져지면서 속이 더부룩하고 배가 아프다. 아기를 낳거나 젖을 먹인 경험이 적은 여성, 초경이 이르거나 폐경이 늘어 생리를 오래 한 여성, 특정 유전자를 가진 여성은 특히 조심해야 한다. 유방암과 연관성이 높다. 복막과 림프절에 전이되기 쉬워 복수가 차고 헛배가 부르게 되면서 온몸으로 퍼져 나간다.

'Hungry'와 'Foolish'로 고집 부린 스티브 잡스

스티브 잡스
(1955-2011)

아내와 친구들은 경악했다. 의사의 강력한 권고에도 불구하고, 스티브 잡스가 수술을 받지 않겠다고 한사코 우겼기 때문이다. "그들이 내 몸을 여는 게 싫었어요. 그래서 다른 방법들이 효과가 있는지 알아보려 했지요." 호기심 많은 10대에 빠져들었던 '선불교와 채식주의와 LSD(환각제)에 영혼이 물든' 결과다.

스티브 잡스는 2003년 췌장에 생긴 신경내분비종양을 발견했다. 바로 시한부를 선고받는 독한 췌장선암에 비해 종양의 증식도 전이도 느린, 그야말로 '착한' 췌장암이다. 자서전에서 밝힌 대로 '전체 췌장암 사례의 약 1%에 해당하는 것'으로, '일찍 발견했기 때문에 '초기에 진단을 받으면 절제술로 완치'할 수 있으며, '방사능치료나 화학요법을 받을 필요도 없다'.

그런데 왜 수술을 받지 않으려 했을까? '모든 것을 그가 원하는 대로 통제할 수 있다고 스스로 가정'했기 때문이다. 과연 그 '마법적 사고방식'이 암에도 통했을까? 의사는 '메멘토 모리'(Memento Mori. 죽음을 기억하라)를 수없이 경고했지만, 무모하게도 그는 '마법적 사고방식'으로 죽음에 정면으로 돌진했다.

왜 그리도 늦게 '메멘토 모리'를 깨쳤을까? 2005년 미국 스탠포드 대학 졸업 축하연설에서 물었다. '오늘이 내 인생 마지막 날이라면, 지금 하려고 하는 일을 할 것인가?' 이어 그는 '죽음은 삶이 만든 최고의 발명품'이기 때문에 '다른 사람의 삶을 사느라 인생을 낭비하지 말라'고 당부하면서, 'Stay Hungry'(항상 갈망하라)와 'Stay Foolish'(우직하게 시도하라)를 외쳤다. 두고 두고 회자되는 명연설이다.

하지만, 적어도 건강에 관한 한 그의 연설은 틀렸다. 첨단의학이 권하는 수술과 치료를 거부하고, 극단적인 식이요법과 대체요법에 집착했다. 왜 자신의 건강에 꼭 필요한 영양분을 받아들이지 않았을까? 그는 식이요법으로 'Stay Hungry' 했다! 젊은 시절, 인도를 여행하면서 금식으로 몸을 '정화'하면 성취와 황홀을 경험할 수 있다는 걸 느꼈기 때문이다. 철저한 금식의 계명이 머릿속에 박혀 있었던 것이다.

왜 자신의 건강에 '바보'로 머물렀을까? 그는 대체요법으로 'Stay Foolish' 했다! 엄격한 채식주의를 기본으로, 희한한 과일요법과 약초요법에 매달렸다. 자연치료 클리닉에 다니며 유기농 채소를 먹고, 주스로 끼니를 때우고, 효험이 좋다는 특정한 물만 골라 마셨다. 의사가 권하는 위 세척은 넌더리 내면서, 대체요법이 시키는 장 세척은 고분고분 따랐다. 몸을 정화시킨다는 명상술과 심령술도 그대로 믿었다.

자신의 감정을 표현하는 데도 솔직하다 못해 직설적이었다. 오랜 투병으로 우울증이 생겼지만 약을 먹거나 치료를 받는 것을 거부했다. '암이나 곤경 때문에 슬픔이나 분노의 감정이 들 때 그걸 감추는 것은 가짜 삶을 사는 겁니다". 첨단기술은 그렇게 잘 활용한 그가, 현대의학은 왜 그리도 믿지 않았을까? 그는 우울증으로 시도 때도 없이 울고 한탄하고 소리질렀다. 그가 배운 명상은 통증을 이기지 못한 셈이다.

잡스는 자서전 마지막 페이지에서도 '메멘토 모리'를 언급했다. '죽음은 그냥 전원 스위치 같은 것일지도 모릅니다. '딸깍!' 누르면 그냥 꺼져버리는 거지요'. 정말, 그랬다. 매킨토시와 아이폰으로 세계적인 혁신의 '전원'을 켰던 그다. 2011년 10월, 그의 아슬아슬한 생명을 지탱하던 '전원'이

그래서 차라투스트라는 이렇게 떠났다

꺼졌다. '딸깍!' 향년 56세.

[신경내분비종양] Neuroendocrine Tumor. 神經內分泌腫瘍

신경계와 내분비계 조직이 뭉쳐 발병하는 종양으로, 주로 췌장, 위, 소장, 대장, 허파에서 발견된다. 암과 비슷한 경계성 종양으로, '유암종'(類癌腫) 또는 '카르시노이드 종양'(Carcinoid Tumor)이라고도 한다. 증식속도가 빠르지 않기 때문에 증상이 거의 없다가, 다른 장기에 전이되면 얼굴이 붉어지고 헛배가 부르고 가슴이 답답한 증상들이 생긴다. 가족력, 흡연, 위염, 빈혈 같은 요인이 위험요인으로 알려져 있다. 전이가 없다면 수술로 간단하게 제거할 수 있고, 종양이 천천히 자라기 때문에 비교적 오래 살 수 있다.

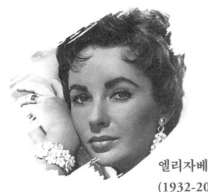

자신의 장례식에도
지각한
엘리자베스 테일러

엘리자베스 테일러
(1932-2011)

도대체 어떻게 하면 자신의 장례식에 지각할 수 있을까? 2011년 3월 24일 미국 로스엔젤레스의 한 공원묘지에서 조문객들은 예정된 오후 2시 정각에 장례식을 시작하지 못한다는 희한한 말을 들었다. '고인'이 15분쯤 늦을 것이라고 알려왔다는 것이다. '미의 화신'(Beauty Incarnate)이라 칭송받던 엘리자베스 테일러는 자신의 장례식에도 일부러 지각하는 배짱을 부렸다.

그녀는 어릴 때부터 강심장(強心臟)을 자랑했다. 웬만한 일에는 겁을 내거나 부끄럼을 타지 않고 바로 지르는 대담한 성깔이다. 12살 아역 시절부터 분장이 맘에 들지 않으면 떼를 썼다. 15살엔 매니저였던 어머니가 협상에서 밀리면, 딸이 제작사의 임원까지 몰아세웠다. 1984년엔 마이클 잭슨이 생일축하로 초대한 VIP석이 맘에 들지 않는다고 바로 나가버리기도 했다. '나처럼 유명한 스타는 절대로 싸구려 좌석에 앉지 않는다'는 것이다.

돈을 쓰는 데도 강심장이었다. 1979년 아프리카 보츠와나에 어린이 AIDS를 치료하는 병원을 세우기 위해 가장 아끼는 귀중품도 단숨에 팔아버렸다. 2번 결혼하고 2번 이혼했던 리처드 버튼이 '세상에서 가장 사랑스러운 여인이 지녀야 한다'고 선물한 '테일러-버튼 다이아몬드'다. 그녀가 1억 달러 넘게 간직했던 최고의 장신구들은 이런 식으로 팔려 나갔다.

자신의 약점도 스스럼없이 드러냈다. 1983년 알코올 중독으로 진단을

그래서 차라투스트라는 이렇게 떠났다

받자 거리낌 없이 스스로 재활센터에 들어갔다. 약물중독을 감추고 부인하려 애쓰던 할리우드 스타들이 그녀를 따라 '커밍아웃'을 선언했다. 영화 '자이언트'에서 같이 주연을 맡았던 록 허드슨이 1985년 AIDS로 죽자, AIDS에 대한 사회의 '거대하고 요란한 침묵'에 분노하며 사재를 털어 AIDS재단을 설립하기도 했다.

노화도 자연스럽게 즐겼다. 굳이 화장을 더 한다거나 호들갑 떨며 나이 든 외모를 감추려 들지 않았다. 얼굴에 핀 주름마저 당당하게 아름다운 노화였다. 자서전을 쓰는 건 '오늘을 포기하고 어제로 뛰어드는 행위'라며, '깜짝 놀랄 만큼 수많은 내일'이 있을 것이라고 호언했다. 임종을 코 앞에 두고도 '더 살기 위해 애쓰고 있다'며 대수롭지 않다는 듯 오히려 주위를 위로했다.

정작, 테일러만큼 자주 또 크게 아팠던 스타도 드물 것이다. 어릴 때 말 타는 연기를 하다 떨어져 허리를 다쳐 평생 진통제에 시달렸다. 폐렴이나 심근경색 정도도 가벼웠을까, 뇌졸중이 터져 뇌종양 제거 수술도 받고, 피부암으로 지루한 방사선 치료도 이겨냈다. 온갖 '가혹한' 질병들이 닥쳐도 강심장으로 털털하게 털고 일어섰다.

'강심장' 그녀는 결국 심장이 부었다. 만성 울혈성 심부전이다. 뭇 남성들을 '심쿵' 하게 만든 '세기의 연인'이 2011년 79세에 '심쿵'으로 쓰러져, 더 이상 '심쿵'이 없는 세계로 떠났다. 끝까지 도도한 그녀는 리처드 버튼 옆에 묻어 달라면서, 결혼식에도 그랬듯이 장례식에도 15분 늦게 입장해 달라는 익살스러운 유언을 남겼다. 그러면 버튼과는 3번째 결혼일까?

엘리자베스 테일러는 일곱 명의 남자와 여덟 번 결혼하고 여덟 번 이혼했다. 그토록 사랑에 굶주렸을까? 그녀의 고백을 들어보자. "나는 평생 화려한 보석에 둘러싸여 살아왔어요. 하지만 내가 정말 필요로 했던 건 그런 게 아니었어요. 누군가의 진실한 마음과 사랑, 그것뿐이었어요." 버튼은 강심장 그녀에게 유일하게, '사랑하는 방법을 알려준 남자'였다.

[심부전] Heart Failure. 心不全

심장 구조에 이상이 생겨 혈액을 들이고(이완) 짜내는(수축) 기능이 약해지면서 온몸에 혈액을 제대로 공급하지 못해 생기는 질환이다. 증상으로 쉽게 숨이 차고, 운동능력이 떨어지며, 금방 피로해진다. 심장혈관 질환, 심장근육 질환, 심장판막 질환, 고혈압이 주요 원인이다. 합병증으로 부정맥이 나타나고 심하면 뇌졸중이나 급사로 이어질 수도 있다.

그래서 차라투스트라는 이렇게 떠났다

AIDS의 방아쇠를
당기고 죽은
프레디 머큐리

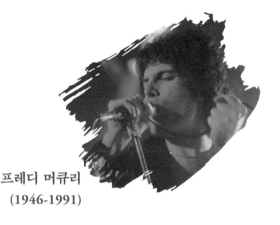

프레디 머큐리
(1946-1991)

철부지 '보헤미안'이 울먹이며 고백했다. '엄마, 방금 사람을 죽였어요 / 총을 머리에 대고 / 방아쇠를 당겼죠. 그는 죽었어요 / 엄마, 내 인생은 이제 막 시작하는데 / 지금 다 망쳐 버렸어요.'(Mama, just killed a man / Put a gun against his head / Pulled my trigger, now he's dead / Mama, life had just begun / But now I've gone and thrown it all away).

20대 청년 프레디 머큐리가 이끄는 록밴드 퀸(Queen)이 1975년 발표한 〈보헤미안 랩소디〉다. 누가 누굴 죽인 걸까? 사람을 죽인 철부지가 사형 당하기 전에 비통하게 울부짖는다. 인생을 이제 막 시작하려는데, 살인으로 인생을 망쳐버린 기분은 어떤 느낌일까? 철부지 보헤미안은 도대체 무슨 짓을 저지른 걸까? 듣자마자 가슴에 '훅' 박히는 광시곡(狂詩曲)의 '방아쇠'다.

평범하지 않은 자신의 성 정체성을 확인한 걸까? 스스로 동성애자인 걸 알게 되면서 동거하던 여인과 헤어졌다. 실연의 슬픔이 깊을까, 정체성의 혼란이 무거울까? 비슷한 시기에 발표한 감미로운 발라드 〈러브 오브 마이 라이프〉(Love of My Life)가 실연의 슬픔을 감아냈다면, 〈보헤미안 랩소디〉는 혼란스러운 심경으로 어지럽다.

사실, 머큐리는 일찌감치 그런 기미를 보였다. '동성애자'라는 뜻을 슬쩍 내비치는 록밴드 이름을 끝까지 고집했다. 긴 머리칼, 검은 매니큐어,

짙은 눈 화장, 나비날개 같은 옷, 달라붙는 타이즈처럼 민망해서 동료들이 싫어하는 의상을 한사코 양보하지 않았다. 게이클럽에 들락거리면서는 콧수염으로 뻐드렁니를 감추고, 짧은 머리와 가죽자켓으로 남성미를 강조했다.

10년 뒤쯤 AIDS(후천 면역결핍증)로 진단받았을 때 그런 절망적인 기분이 들었을까? 의사가 감염을 확인하는 '방아쇠'를 당겼을 때, 그는 충격을 받고 눈물까지 보였다. '이게 꿈이야, 생시야?'(Is this the real life? Is this just fantasy?) 두리번거리다가 '맙소사, 살려주세요'(Mamma mia, Let me go)를 연거푸 조아리던 '보헤미안'은 예감한 '사형선고'에 섬뜩했을 것이다.

동료들은 침묵했고, 언론은 눈치를 챘다. 아무리 부인해도 랩소디는 이어진다. '너무 늦었어요, 내 차례가 왔어요 / 등골이 오싹하고 몸이 아파와요 / 모두 안녕, 나는 가야 해요 / 여러분 모두를 뒤로 한 채 현실을 마주해야 해요.'(Too late, my time has come / Sends shivers down my spine, body's aching all the time / Goodbye, everybody, I've got to go / Gotta leave you all behind and face the truth).

노래 그대로 1991년 '보헤미안'은 현실을 마주하고, 팬을 뒤로 한 채 떠났다. 11월 늦가을 아침, 이젠 스스로 일어날 힘조차 없다는 걸 깨달은 그는 '방아쇠'를 준비했다. 줄곧 부인하던 AIDS 감염을 공식적으로 인정한 것이다. 언론이 시끄러워진 바로 그 다음 날 '보헤미안'은 45년 동안 부르던 '랩소디'를 끝냈다.

'보헤미안'은 한 발로 끝내는 '방아쇠'를 그렇게 좋아했을까? 마지막 앨범의 마지막 곡을 녹음하던 날, 쇠약한 프레디는 높은 음을 걱정하는 동료의 배려에 또 다른 '방아쇠'를 당겼다. 독한 보드카를 한 잔 쭉 들이켜고 한 방에 녹음을 끝냈다. '원샷원킬'(One Shot On Kill)을 확인한 그는 창백하게 '씨익' 웃었다. 그 곡이 (내가 없더라도) 〈쇼는 계속해야지〉(The Show Must Go On)다.

그래서 차라투스트라는 이렇게 떠났다

'가슴이 갈갈이 찢어지고 / 화장도 다 날아갔지만 / 내 미소는 여전히 남아있지'(Inside my heart is breaking / My makeup may be flaking / But my smile still stays on).

[후천면역결핍증]

AIDS(Acquired Immune Deficiency Syndrome). 後天免疫缺乏症

사람면역결핍바이러스(HIV)에 감염돼 면역기능이 떨어지는 질환이다. 열이 나고 두통이 생기며 목이 아프고 임파선이 커진다. 사소해 보이는 초기 증상이 지나면 면역기능이 갑자기 떨어져 폐렴이나 결핵 같은 질환에 쉽게 무너지게 된다. 대부분 성적접촉으로 감염되지만, 수혈이나 주사바늘 찔림 사고, 산모→태아로 인한 감염이 늘어나는 추세다. 내버려 두면, 건강한 사람일 경우 쉽게 극복하기도 하나 잘 걸리지 않는 질환에 걸려 사망에 이르기도 한다.

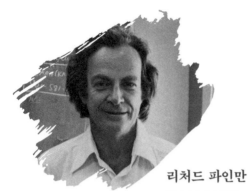

지루해서 두 번
죽는 짓은
못 하겠다는 파인만

리처드 파인만
(1918-1988)

1945년 7월 16일 새벽 5시 반 무렵, 미국 뉴멕시코의 앨러모고도 부근 사막에서 엄청난 인공폭발이 일어났다. TNT 2만 톤을 한꺼번에 터트린 것 같은 위력은 버섯구름이 12km 높이로 치솟게 만들었다. 거리 3km에 있던 헌 집은 사라져버렸고, 160km에서 충격파가 느껴졌으며, 240km에서도 그 빛을 볼 수 있었다. 미국이 처음 원자폭탄을 실험한 '트리니티'(Trinity) 작전이다.

작전에 참여한 리처드 파인만은 그 역사적인 장면을 맨눈으로 보고 싶었다. 거리 16km에 있는 관제본부에서 보안경을 쓰고도 고개를 못 든 채 후폭풍에 시달릴 바엔, 차라리 멀리서 맨눈으로 보는 게 낫다는 계산이다. 그는 30km 밖의 트럭에 앉아 '보랏빛 얼룩점'을 보았다. 원자폭탄이 터질 때 나오는 자외선을 트럭 창유리가 막아준다는 걸 알고 있었던 것이다.

한 달 뒤 일본에 원자폭탄이 떨어지자 '맨해튼 프로젝트'의 과학자들은 엄청난 충격과 죄책감에 시달린 반면, 파인만은 별다른 심리 변화를 보이지 않았다. 폭탄의 위력과 그 피해는 이미 다 계산해둔 것이다. 성공했다고 자축하던 과학자들이 갑자기 반핵 모드에 돌입해 '궁상'떠는 모습이 도리어 어색하게 보였다. 실은 그들이 자축할 때 파인만은 한구석에서 먼저 '궁상'을 떨고 있었다. 평소에 계산이 워낙 빨랐기에 원폭의 죄책감도 먼저 '계산'한 덕이다.

파인만은 계산이 너무 빨랐다. 유명해지면 귀찮아질 것 같아 노벨상을 받지 않으려 했다가 거부하면 더 유명해질 것이라는 '치밀한' 계산 끝에 마지 못해 노벨상을 받았다. 두 번째 부인이 제출한 이혼 사유는 남편이 '항상 계산만 한다'는 것이다. "그는 깨어나자마자 머릿속에서 미적분 문제를 풀기 시작해요. 차를 운전할 때, 거실에 앉아 있을 때, 그리고 밤에 침대에 누울 때도 미적분을 합니다."

핵무기를 개발하는 맨해튼 프로젝트에 참여하면서 쬔 방사선이 계속 쌓인 탓일까? 1978년 파인만은 배가 아파 병원에 갔다가 희귀한 육종암으로 진단받았다. 왼쪽 콩팥과 지라(비장)도 거의 망가졌다. 걱정하는 10대 중반의 아들에게 깔끔하게 설명했다. "내 뱃속에 축구공만 한 암 덩어리가 자라고 있단다". 실제로 의사는 수술로 거의 3kg 가까운, 축구공만 한 종양을 잘라냈다.

1986년 우주왕복선 챌린저호가 열 번째 임무를 띠고 발사된 지 73초 만에 폭발하면서 대원 일곱 명이 모두 희생됐다. 레이건 대통령이 소집한 조사위원회에서 파인만은 작은 고무링(O링)으로 빚어진 엄청난 사고라는 걸 밝혀내면서, NASA(항공우주국)의 관료주의와 보신주의를 질타하기도 했다. 당시 그는 신부전으로 투석을 받던 시기였다.

암세포는 허파와 간으로 번졌고 림프종으로 이어졌다. '축구공'을 떼낸 8년 뒤 다시 수술을 받았지만, 더 이상 가망 없는 신장투석을 거부한 그는 1988년 그토록 추구하던 '양자역학'의 세계로 떠났다. 향년 69세. 파인만은 1945년 원자폭탄 실험 장면을 맨눈으로 본 유일한 사람이라는 게 자랑거리였지만, 그 실험 때문에 43년 뒤에 죽은 첫 희생자일 수도 있다.

침울할 것 같은 병실에서도 파인만은 농담과 장난을 그치지 않았다. 오랫동안 눈을 감고 누워 있는데, 주변에서 혹시 싫어 조심스럽게 소근거리면 갑자기 눈을 동그랗게 뜨고 놀렸다. "나 아직 안 죽었거든!" 곁에서 침울한 표정으로 간호하는 가족과 친구를 보고 익살 섞인 유언을 던졌다.

"두 번 죽는 짓은 정말 못해 먹겠네. 너무 지루해"(I'd hate to die twice. It's so boring).

> **[육종암]** Sarcoma. 肉腫癌
>
> 뼈 같은 딱딱한 조직이나 연골, 근육, 신경, 지방 같은 부드러운 조직에 악성 종양이 생겨 퍼져나가는 질환이다. 조직 바깥에 생기면 피부암이 되고, 안에 생기면 육종암이다. 뼈에 생기면 '골육종'이라고 한다. 무릎을 비롯해 팔, 다리, 엉덩이에 주로 생긴다. 붓고 아픈 증상이 길고 점점 심해진다. 여느 암과 달리 흡연, 음주 같은 요인이 뚜렷하지 않아 아직 원인이 알려지지 않았다. 초기 증상이 없고 발견하기 어려우며, 진행될수록 뼈가 잘 부러진다.

유방암에 맞서
'달콤한 인생' 즐긴
잉그리드 버그만

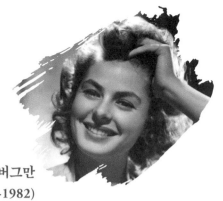

잉그리드 버그만
(1915-1982)

"키스할 때 코는 어디에 둬야 하죠?" 이런 질문엔 도대체 뭐라고 답해야 할까? 영화 〈누구를 위하여 종은 울리나〉에서 '세기의 연인'이 천진난만하게 물었다. 세계 영화사에 남는 가장 달콤한 장면 중 하나다. 영화 〈카사블랑카〉에서 유명한 건배사 '그대 눈동자에 건배'를 받은 그녀는 '가장 달콤한 여배우'가 됐다.

잉그리드 버그만은 영화에서만 달콤한 게 아니었다. 평생 달콤한 연애와 사랑을 즐겼다. 이탈리아의 로베르토 로셀리니 감독은 버그만에게서 뜻밖의 편지를 받았다. '만약에 영어와 독일어는 할 수 있지만 이탈리아어는 "당신을 사랑합니다"밖에 할 줄 모르는 스웨덴 여배우를 찾고 계신다면, 달려가서 당신과 함께 영화를 만들 준비가 되어 있습니다.' 이렇게 달콤한 제안을 어떤 감독이 뿌리칠 수 있을까?

그녀는 먹성도 좋았다. 땀을 흘리는 운동을 싫어했고, 먹지 말라는 것도 별로 신경 쓰지 않았다. 담배도 많이 피우고 술도 즐겨 마셨다. 워낙 솔직하고 털털한 성격이라 먹고 싶은 대로 놀고 싶은 대로, 밤늦도록 즐겼다. 오히려 남편이나 연인들이 음식을 가리고 운동 좀 하라고 눈치를 줬다.

'가장 달콤한 여배우'는 가장 달콤한 군것질을 즐겼다. 아이스크림이다. 하루에 아이스크림을 4개씩 먹는 날이 흔했다. '평생 아이스크림을 먹을 수 있다면 다이어트를 포기할 수 있다'고 했을 정도다. '뜨거운 초콜릿을 살짝 흘린 하얀 아이스크림은 다이어트에 가장 큰 적'이라고 고백하기도 했다.

달콤한 것을 너무 좋아해서는 아닐 것이다. 버그만은 쉰여덟 살에 유방암으로 진단받았다. 의사는 '가장 사랑스러운 여배우'에게 아름다운 가슴이 '불구'가 될 수 있다는 진단 결과를 어떻게 알려야 할까? 그녀는 오히려 난처한 의사를 배려했다. 하지만 불행하게도 몇 년 사이에 양쪽 가슴을 다 수술해야 했다.

'행복이란 건강은 좋은데 기억력이 나쁜 것'이라고 자주 깔깔거리던 그녀다. 버그만은 달콤한 연애를 할 때마다 '기억력'이 나빴다. '한 번도 사랑다운 사랑을 해보지 못한 사람들은 모를 거에요. 내가 불륜을 저지르는 게 아니라, 사랑을 하고 있다는 것을…'. 연애는 달콤했을지 모르지만, 투병은 결코 달콤할 수 없지 않을까?

정말, 그녀는 하루하루를 최선을 다해 '달콤하게' 살았다. 암세포가 뼈로 전이되어 투병하는데도 고통스러운 기억은 바로바로 잊으려 애썼다. '시한은 줄어들고 있지만, 암에 도전해서 살아남는 하루하루가 내게는 승리랍니다.' 그 승리의 비결은 뜻밖에도 '승복'이다. '때로는 적대적인 상황과 타협해야 합니다. 따라야죠. 승복하는 것도 삶의 일부입니다'(Submission is part of life).

1982년 예순일곱 번째 생일날, 버그만은 또 다른 '달콤한 세상'으로 건너갔다. '내게서 연기를 뺏는 것은 목숨을 뺏는 것이다'던 자존심대로 묘비엔 '생애 마지막까지 연기했다'고 씌어 있다. 실제로 그녀는 마지막 작품인 '골다라는 이름의 여자'를 찍을 때 아픈 티를 전혀 내지 않았고, 목숨을 잃는 것보다 연기를 못 하게 될 것을 더 두려워했다. 그래서 림프부종으로 팔이 붓는 것을 걱정해, 움직이기도 힘든 팔을 아예 머리 위쪽에 묶어놓고 자기도 했다.

[유방암] Breast Cancer. 乳房癌

유방에 악성 종양 덩이가 생겨 퍼져나가는 질환이다. 유방에 종양 덩이가 만져진다. 유방에 느끼는 통증은 별 관련이 없고, 젖꼭지에서 나오는 피나 분비물도 관련성이 그리 크지 않다. 아기를 낳거나 젖을 먹인 경험이 적은 여성, 초경이 이르거나 폐경이 늦어 생리를 오래 한 여성, 특정 유전자를 가진 여성은 특히 조심해야 한다. 난소암과 연관성이 높다. 가슴 일부 조직이 상해 꺼지거나 겨드랑이에 종양 덩이가 생길 수 있다.

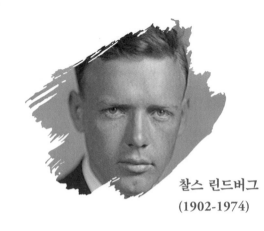

저승도 대서양처럼 직접 날아간 찰스 린드버그

찰스 린드버그
(1902-1974)

1927년 12월 마지막 주, 창간 4년차인 미국의 시사주간지 〈타임〉(Time)의 편집자들은 새해 첫 주의 '이 주의 인물'(Man of the Week)로 올릴 후보를 정하지 못했다. 눈에 띄는 인물이 없었기 때문이다. 급하게 떠오른 대안이 기획을 '올해의 인물'(Person of the Year)로 바꾸는 것이다. 그렇게 해서, 대서양 횡단비행에 처음 성공한 찰스 린드버그가 '타임'이 선정한 '올해의 인물' 1호가 됐다.

다른 문제가 생겼다. 린드버그에 대한 정보가 그리 많지 않아 '올해의 인물'에 걸맞게 지면을 화려하게 채울 내용이 없었다. 엔진 225마력짜리 단엽기 '스피릿 오브 세인트루이스'(Spirit of St. Louis)를 몰고, 뉴욕에서 파리까지 5천815km 거리를 33시간 32분 동안 혼자서 쉬지 않고 비행하는 데 성공해서 상금 2만5천 달러를 손에 쥐었다는 이미 알려진 이야기뿐이다.

'타임'은 린드버그의 습관과 취미는 물론 발까지 기사로 올렸다. 발이 너무 커서 파리에 도착했을 때 맞는 신발을 구하지 못했다는 것이다. 발이 크면 키도 크다. 린드버그는 몸이 커서 비행에 불리했다. 당시 키가 191cm, 몸무게가 68kg이다. 쉬지 않고 대서양을 횡단하려면 비행기가 작고, 싣는 무게도 줄여야 한다. 경쟁자들은 만약을 대비해 쌍발 엔진을 달고, 조종사 2명에 연료와 물을 많이 실었다.

기계공학을 좋아했던 린드버그는 대서양을 건널 수 있는 가장 작은 비

그래서 차라투스트라는 이렇게 떠났다

행을 기획했다. 조종사는 1명, 엔진은 단발, 연료는 비행거리보다 조금 더 갈 정도면 된다. 싣는 무게를 1g이라도 줄이기 위해 몸무게부터 줄이고, 사고에 대비한 무전기, 조명탄은 물론 낙하산조차 챙기지 않았다. 음식도 샌드위치 5조각과 물 1리터에 약간의 비상식량이 전부다. 심지어 지도조차 필요 없는 부분은 잘라냈다.

숨길 수 없는 비행 본능은 2차 대전에서 유감 없는 실력을 발휘했다. 독일 나치를 옹호하는 발언과 행동으로 한때 구설수에 오른 그는 참전에 거절당해 비행기 개발과 운용을 자문해 주는 데 그치다가, 1944년 일본 군사기지 폭격 임무에 50번 참여하고, 일본군 관측기 1대를 직접 격추하기도 했다. '위험이 없는 인생은 살 가치가 없다'(Life without risks is not worth living).

어쩌면 린드버그에게 죽음은 '또다른 비행'일지도 모른다. 1972년 림프종으로 진단받자, 그는 남은 '연료'가 얼마 없다는 것을 깨달았다. '착륙'할 곳을 찾았다. 하와이에서 두 번째로 큰 섬 마우이에서 바다가 내려다 보이는 허름한 교회의 뜰에 있는 벚나무 옆이다. 그리고 '다음 비행'을 준비했다. '조종복'(수의)을 고르고, '비행기'(관)와 '비행장'(무덤)을 직접 스케치했다. 유칼립투스 나무로 만든 관에 전통 하와이 스타일의 무덤이다. 대서양을 건넌 그의 단엽기처럼 가장 홀가분한 '여행'이다.

이듬해부터 소중한 '연료'가 갑자기 닳기 시작했다. 대상포진과 인플루엔자가 얼마 남지 않은 그의 '연료'를 잡아먹은 것이다. 몸무게가 13kg이나 빠지고, 열이 40도를 넘나들었다. 린드버그는 자신의 '눈금'을 정확하게 읽었다. 병원에서 보내는 무의미한 시간을 하루라도 아껴야 한다고 고집부렸다. 하와이로 날아가 아내와 마지막 비행을 즐긴 그는 일주일 뒤 '돌아오지 못할 비행'을 떠났다. 1974년 8월, 향년 72세.

저승으로 가는 그의 소박한 '비행장'엔 시간과 장소를 알리는 표지석(묘비)이 놓여있다. 독실한 신자였던 린드버그는 현장 풍경과 딱 어울리는 성경의 시편 139편 9절을 묘비명으로 골랐다. '아침의 날개를 붙들고 저 바다 맨 끝에 산다고 해도'(If I take the wings of the morning and dwell in the uttermost parts of the sea). 아침의 그 바다 맨 끝은 '이륙'하는 여기일까, '착륙'하는 거기일까?

[대상포진] Herpes Zoster. 帶狀疱疹

수두-대상포진 바이러스가 신경이 모인 마디(신경절)에 오랫동안 숨어있다가 한참 지나 말썽을 일으키는 질환이다. 며칠 사이에 갑자기 살갗에 두드러기나 물집이 여럿 생기면서 심하게 아프다. 기다란 띠처럼 나타나기 때문에 '대상포진'이라는 이름이 붙었다. 어릴 때 앓은 수두(水痘)의 바이러스가 몸에 숨어 있다가 60세를 넘거나 몸이 몹시 약할 때 다시 움직이는 것이다. 나은 것 같아도 몸이 약해지면 다시 재발할 수 있다.

[림프종] Lymphoma. 淋巴腫

자연살해세포(Natural Killer Cell)를 비롯한 림프구에 생긴 악성 종양이 림프액에 섞여 온몸으로 퍼지는 질환이다. 백혈병, 골수종과 함께 '혈액암'이라고도 한다. 거대세포가 나타나는 호지킨(Hodgkin) 림프종과 그렇지 않은 비호지킨 림프종으로 나뉜다. 목이나 겨드랑이에서 림프절(임파선)이 붙는데 별로 아프지 않은 게 특징이다. 원인은 면역기능이 떨어진 정도로만 알려져 있다. 호지킨 림프종은 치료로 좋아질 수 있지만, 비호지킨 림프종은 재발을 걱정해야 한다.

그래서 차라투스트라는 이렇게 떠났다

스테로이드의 '만 번 발차기'에 쓰러진 이소룡

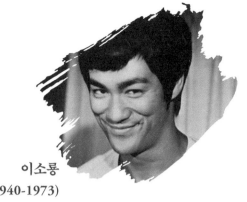

이소룡
(1940-1973)

홍콩영화 〈사망유희〉(死亡遊戲)는 법주사 팔상전 5층 목조탑에서 촬영할 예정이었다. 1층은 발차기(태권도) 고수가, 2층은 손기술(영춘권) 고수가, 3층은 무기술(쌍절곤) 고수가, 4층은 관절기(유술) 고수가, 5층은 키가 2.2m가 넘는 거인이 지키고 있다. 대본에서 이소룡은 한 층씩 오르면서 고수들을 격파하기로 되어 있었다.

〈사망유희〉는 제목 그대로 '죽음의 경기'(Game of Death)였을까? 제작하는 도중에 주인공이 죽어버렸다. 주인공이 죽은 걸로 위장한다는 줄거리가 불길했을까, 1층, 2층을 미루고 그 위층부터 먼저 촬영했기 때문일까? 느닷없는 주인공의 죽음은 영화는 '유희사망'(Death of Game)이 되어 버렸다. 영화는 쫄딱 망했지만, 죽은 주인공은 처음 선보인 '노란 운동복'으로 되살아났다.

이소룡은 몸이 약해 잔병을 달고 살다가 일곱 살에 태극권(太極拳)을 처음 배웠다. 불량학생으로 매일같이 골목에서 싸움질이나 하던 그는 체조 같은 무술에 금방 싫증을 냈다. 골목에서 살아남는데 별로 도움이 되지 않은 것이다. 그나마 4년 정도 배운 무술이 영춘권(詠春拳)이다. 자신에게 맞는 무술을 추구하던 그는 마침내 자신만의 실용무술, 절권도(截拳道)를 만들어냈다.

키 172cm, 몸 62kg으로 약간 마른 듯한 신체조건을 가진 그가 어떻게 세계적으로 가장 인기 높은 무림(武林)의 고수가 됐을까? 절권도는 (상대의) '주먹(拳)'을 막는(截) 방법(道)'일 뿐이다. 싸우지 않고, 싸우더라도 덜 싸우는 방법을 찾는 것이다. "자신에게 가장 맞는 몸을 만들고, 자신의 몸을 완벽하게 이해하고, 자신의 몸을 가장 실용적으로 사용할 방법을 끊임없이 찾아라".

천하무적처럼 보이던 그를 누가 쓰러뜨렸을까? 영화〈용쟁호투〉(龍爭虎鬪)에서 너무 많은 악당과 싸워 지쳤을까? 이소룡은〈용쟁호투〉개봉을 3주 앞두고 쓰러졌다. 1973년 7월 어느 날 축축한 공기가 스미던 홍콩의 저녁, 그는 머리가 아파 진통제를 먹고 잠든 뒤 깨어나지 못했다. 부검해 보니 뇌가 13%나 부어 있었다. 사인은 뇌부종. 향년 33세.

3년 전 무리하게 리프트 운동을 하다가 척추 4번 천골신경을 다쳤다. 심각한 허리부상이다. 다시는 발차기를 할 수 없을지도 모른다는 경고까지 들었다. 입원 6개월을 마치고 퇴원한 뒤, 정말 죽을 만큼 수련해서 재활에 성공했다.〈당산대형〉(唐山大兄. 1971),〈정무문〉(精武門. 1972),〈맹룡과강〉(猛龍過江. 1972) 같은, 빛나는 그의 작품들은 모두 재활한 뒤 찍은 것들이다.

이때 이소룡은 허리근육통을 줄이기 위해 스테로이드 주사를 너무 많이 맞은 것으로 보인다. 코르티코 스테로이드(당질 코르티코이드)는 염증을 낮추고 통증을 줄이는 효과가 가장 높기 때문에 만병통치약으로 꼽힐 정도다. 하지만 면역을 떨어뜨리는 부작용 때문에 오래 그리고 많이 사용할 경우 만병의 근원이 될 수도 있다.

절권도는 가능한 한 싸우지 않고 적을 제압하는 무술이다. 그는 통증을 피하기 위해 스테로이드를 맞았다. 때때로, 통증과는 정면으로 싸워야 했던 게 아닐까? "만 가지 발차기를 한 번씩 연습한 사람보다, 한 발차기를 만 번 연습한 사람이 더 두렵다"(I fear not the man who has practiced 10,000 kicks once, but I fear the man who has practiced one kick 10,000 times)던 그였다. '신이 내린 몸'으로 '절대 근육'을 자랑하던 이소룡도 스테로이드의 '만 번 발차기'에 쓰러진 것이다. "아뵤~"

[중독장애] Addictive Disorders. 中毒障礙

어떤 물질이나 행동을 지나치게 많이, 자주, 그리고 오래 하다 보니 그 효과가 점점 떨어져, 더 많은 양이나 더 잦은 빈도로 빠져들게 되어 일상 생활에 상당한 지장을 받는 질환이다. 점점 더 강한 자극을 추구하며, 못하게 됐을 때 매우 고통스러워 한다. 알코올, 니코틴, 카페인, 마약, 약물 같은 물질중독과, 도박, 폭식, 섹스, 쇼핑 같은 행동중독이 있다. 중독행동을 하면 뇌에서 관련 신경전달물질이 증가하는 것으로 설명되고 있다. 심해지면 자신을 통제하지 못할 뿐 아니라 가정과 사회를 해롭게 할 수 있다.

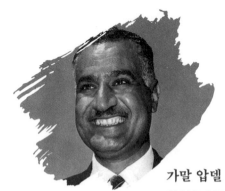

아랍의 분쟁처럼
자꾸 재발한
나세르의 대사증후군

가말 압델 나세르
(1918-1970)

'3차 중동전쟁'이라고도 불리는 '6일 전쟁'은 1967년 6월 이집트·요르단·시리아 연합군이 이스라엘군에 엿새 만에 패한 졸전 중의 졸전이다. 그것도 첫날 이스라엘 공군의 기습공격 3시간 만에 전세가 거의 결정되어 버렸다. 이 짧은 전투로 연합군은 시나이반도, 수에즈운하, 골란고원 일부를 빼앗겼고, 이스라엘은 본래 영토의 여섯 배나 되는 새로운 땅을 확보했다.

이집트의 가말 나세르 대통령은 개전 나흘 만에 패배를 인정하고 사임을 발표했다. 이때 그는 이스라엘에 대해 '나크사'(Naksa)라는 표현을 썼다. 대역병(大疫病)이 다시 도졌다는 뜻이다. 의학용어로 치면 '재발'이나 '악화'(Setback)다. 이스라엘을 나쁜 역병으로 언급한 것이다. '나크사'는 '대재앙'(大災殃)이라는 뜻인 '나크바'(Nakba)와 그대로 이어진다. 그런데 대통령은 왜 의학용어를 썼을까?

대통령은 자신의 지병이 자꾸 재발하는 걸 상당히 걱정하고 있었다. 일찌감치 40대 초반부터 심장질환을 앓았다. 1965년 아랍사회주의연합당 행사에서 연설을 하다가 심장발작으로 쓰러졌다. 2년 뒤 '6일 전쟁'이 끝나고 심장마비가 도지는 바람에 소련을 찾아 치료를 받기도 했다. 공식적으로는 회담을 가진 뒤 당뇨병과 좌골신경통 진료를 받았다고 밝혔다.

가족력도 큰 고민거리였다. 어린 시절 어머니가 나이 서른에 동생을 낳다가 죽었다. 어머니의 죽음이 심혈관질환 때문인지 알 수는 없지만, 가족이 제때 알려주지 않는 바람에 나세르는 어머니의 죽음을 오랫동안 떨치지 못했다. 남동생 하나도 심장질환과 당뇨병의 합병증으로 죽었다. 사망한 나이와 사인이 나세르와 똑같다. 몇 년 뒤 또 다른 동생도 심장질환으로 죽었다.

'재발'(Naksa) 수준이던 대통령의 지병은 '6일 전쟁'을 겪고 나서 '대재앙'(Nakba)이 됐다. 견딜 수 없는 스트레스로 건강이 최악으로 치달았기 때문이다. 만성적인 비만과 당뇨에, 동맥경화증과 고콜레스테롤혈증과 당뇨병성 신경병증까지 겹쳤다. 말년엔 심부전과 심근경색에 자주 시달렸다. 연관성이 높은 여러 질환이 한꺼번에 나타나는 대사증후군이다.

'6일 전쟁'에서 망신을 당하고 나서 대통령은 현실에 눈을 떴다. 미국의 중재를 받아들이고 팔레스타인해방기구(PLO)를 비롯한 아랍국가들을 설득하며 이스라엘과 평화를 모색했다. 하지만 대통령은 자신의 건강에 대해서 애써 눈을 감았다. 스트레스로 줄담배를 피워 대면서 일정을 줄이지 않고 아랍 정상들을 만나고 다녔다.

건강은 결국 '나크사'를 지나 '나크바'로 넘어갔다. 1970년 9월 요르단의 후세인 국왕과 PLO의 아라파트 의장을 설득한 대통령은 '검은 9월'로 알려진 분쟁을 드디어 해결하는 희망적인 신호를 이끌어냈다. 하지만 바로 다음 날, 그토록 애타게 경고를 보내던 그의 심장은 더 이상 아무런 신호를 보내지 않았다. 사인은 심장마비. 향년 52세.

"운명은 농담을 하지 않는다"(Fate does not play jokes)는 말을 자주 하던 대통령은 이집트와 아랍의 자주국방을 강조했다. "스스로 지킬 수 없는 사람은 스스로 결정할 수 없다"(He who can not support himself, can not take his own decision). 그런데 대통령은 왜 자신의 건강을 스스로 지키지 못했을까?

[대사증후군] Metabolic Syndrome. 代謝症候群

고혈당, 고혈압, 고지혈증, 비만, 죽상경화증처럼 관련성이 높은 여러 질환이 한꺼번에 나타나는 상태를 말한다. 영양소를 분해하고 필요한 물질을 합성하는 신진대사에 만성적인 장애가 생겨 혈당이나 혈압을 스스로 조절하지 못하게 된다. 초기에는 증상이 없다가, 개별 질환의 증상이 점점 드러나게 된다. 여러 원인 중에서 인슐린이 듣지 않는 저항성이 가장 큰 요인으로 짐작되고 있다. 관리하지 않으면 합병증이 생길 확률이 굉장히 높아진다.

그래서 차라투스트라는 이렇게 떠났다

'세상을 파괴하는 죽음의 신'이 된 로버트 오펜하이머

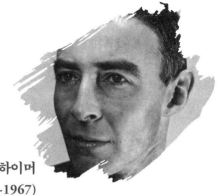

로버트 오펜하이머
(1904-1967)

1926년 3월, 영국 케임브리지 대학생 넷이 프랑스의 코르시카섬으로 휴가를 갔다. 열흘쯤 함께 신나게 쏘다녔을까, 도스토옙스키에 대해 토론하는데 로버트 오펜하이머가 갑자기 안절부절못하며 혼자 먼저 돌아가겠다고 고집을 부렸다. 친구들의 추궁에 결국 그는 지도교사의 책상에 독사과를 놓고 왔다고 털어놓았다. 그 자리는 당황과 공포로 아수라장이 됐다.

이론물리를 좋아했던 오펜하이머는 케임브리지 대학에서 실험물리를 무척 힘들어 했다. 불안과 우울이 커지면서, 하필 실험을 챙기던 지도교사가 제물이 될 뻔했다. 오펜하이머가 시안화물(cyanide)을 주사한 사과를 그의 책상에 올려놓은 것이다. 다행히 아무도 그 사과를 먹지 않았다. 조현병(정신분열증)으로 진단받은 오펜하이머는 치료를 계속한다는 조건으로 간신히 퇴학을 면했다.

파란 눈에 까만 곱슬머리는 연약하고 수줍은 아이였다. 친구보다 물리를 더 좋아한 탓에 따돌림을 자주 당했다. 열네 살 때 일부러 여름캠프에 보냈는데 신기한 돌을 수집하며 혼자 시간을 보냈을 뿐이다. 짓궂은 친구들은 그의 옷을 벗기고 사타구니에 초록물감을 뿌린 뒤 창고에 가두기도 했다. 섬약한 그는 20대에 문학에 심취하면서 뛰어난 업적을 남기면서도 '눈물로 얼룩진 얼굴'을 존경했다.

여느 천재와 달리 오펜하이머는 오래 앉아 집중하는 '엉덩이 힘'이 부족

했다. 불안하고 우울한 성격 탓이다. 오히려 흡연이 숨을 쉬는 것처럼 편안하게 느껴졌을까? 일찌감치 10대에 흡연에 빠져들어 30대에 결핵에 걸렸다. 대학에서 강의를 하면서도 줄담배를 피워댔다. 말도 빨리 하고 연기도 쉽게 내뱉었다. 꽁초까지 타도록 들고 있다가 비벼 끄면서 재빨리 다른 한 개피에 불을 붙였다. 이렇게 피워댄 담배가 하루에 5갑이다.

1945년 8월, 일본 히로시마와 나가사키에서 원자폭탄이 폭발하면서 무려 12만 명이 죽었다. 불안하고 우울할 때 그리스나 라틴어는 물론 심지어 산스크리트어로 된 고전까지 탐독하던 그였다. 사상 최악의 참사를 전해 들은 오펜하이머에게 힌두 경전의 두려운 저주가 떠올랐다. "이제 나는 세상을 파괴하는 죽음의 신이 된다"(Now I am become Death, the destroyer of worlds).

엄청난 살상을 확인하고 못내 견딜 수 없던 그는 "내 손에 피가 묻었다"라며 해리 트루먼 대통령에게 죄책감을 호소했다. 대통령은 "피가 묻은 건 내 손"이라고 달래고 나서는, 뒷전에서 징징대는 '울보 과학자'라고 투덜거렸다. 오펜하이머는 혼잣말로 "저 불쌍한 작은 사람들"을 되뇌이며 계속 울먹거렸다. 스스로 '눈물로 얼룩진 얼굴'(a tear-stained countenance)이 된 셈이다.

원자폭탄이 무서울까, 담배가 무서울까? 1965년 말 '죽음의 신'은 후두암으로 진단받았다. 10대부터 하루에 100개피씩 50년 동안 줄담배를 피워댄 결과다. 거의 180만 개피의 '작은 원자폭탄'으로 자신의 입속을 폭격한 셈이다. '세상을 파괴한 죽음의 신'은 1945년 하늘에 떠오르는 '수십만 개의 태양'을 마주한 뒤, 20년 넘도록 고통스럽게 울다가 1967년 2월 땅속으로 사라졌다. 향년 62세.

힌두 경전 '바가바드 기타'(Bhagavad Gita)는 왕자 아르주나와 스승 크리슈나의 대화를 담고 있다. 서로 물러설 수 없는 건곤일척(乾坤一擲)의 전쟁에서 형제와 싸워야 하는 딜레마에 빠진 왕자에게, 스승은 다르마(Dharma,

法), 카르마(Karma. 業), 즈나나요가(Jnana yoga. 智), 박티요가(Bhakti yoga. 愛)를 깨치게 해준다. 전투에 나선 왕자는 '수십만 개의 태양'을 한꺼번에 하늘에 떠오르게 한 뒤, 마침내 '죽음의 신'이 되었다.

[조현병] Schizophrenia. 調絃病

생각하고 듣고 말하는 내용이 심하게 왜곡되고, 감정과 정서도 둔감해져 사회적 기능에 지장을 주는 질환이다. 정상적으로 생각하지 못하는 망상이 잦고, 바깥 자극이 없는데 헛것을 보거나 듣고, 이상한 말이나 행동을 한다. 원인은 뇌에서 도파민이 너무 많이 분비되기 때문이라는 가설이 유력하다. 빨리 치료할수록 정상에 가깝게 회복하고 재발도 적다.

[후두암] Laryngeal Cancer. 喉頭癌

목 가운데에서 호흡과 발성에 관여하는 후두에 악성종양이 생겨 퍼져나가는 질환이다. 목소리가 탁하게 바뀌고 목에 혹이 만져지며 목에 뭔가 걸려 있어 음식을 삼키기 어려워진다. 흡연과 음주가 가장 심한 원인이며, 공기 오염물질을 자주 들이마시는 경우도 위험하다. 암이 후두 바깥으로 퍼지면 걷잡을 수 없게 된다.

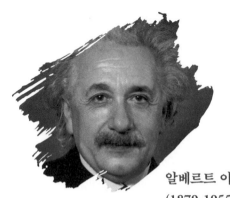

아인슈타인이
모차르트를 듣지
못하게 만든 동맥류

알베르트 아인슈타인
(1879-1955)

문법을 싫어하고 맞춤법이 틀리며 말도 어눌하다 → 난독증일까? 신발 끈을 제대로 묶지 못한다 → 통합운동장애일까? 사회성이 떨어지고 관심사가 매우 좁고 깊다 → 자폐스펙트럼장애일까? 작은 심부름도 제대로 못한다 → 인지장애일까? 학교에서 산만하고 무기력하며 반항하기도 한다 → 혹시 ADHD(주의력결핍행동장애)가 아닐까? 현대 의학이라면 어린 알버트 아인슈타인을 이렇게 진단했을 수도 있다.

부모는 난독증, 통합운동장애, 자폐스펙트럼장애, 인지장애, ADHD를 가졌을지도 모르는 어린 아들을 '가장 위대한 이론물리학자'로 길러냈다. 아파 드러누운 다섯 살 때 세일즈 엔지니어였던 아버지가 선물한 나침반은 꼬마가 살아갈 인생의 방향을 바꿔주었다. 피아니스트였던 어머니가 여섯 살에 가르쳤던 바이올린은 꼬마의 인생이 즐거운 리듬으로 박동하게 만들었다.

아인슈타인의 인생을 결정적으로 바꿔놓은 것은 모차르트의 〈바이올린 소나타〉다. 바이올린을 그냥 켜기만 하던 아인슈타인은 7년 뒤, 모차르트의 〈바이올린 소나타〉가 아름다운 수학적인 구조로 짜여 있다는 것을 스스로 깨달았다. 아인슈타인은 그때 스스로 깨친 음악에서 직감을 배웠고, 그 직감에서 상대성이론이 탄생했다고 털어놓았다.

바이올린은 아인슈타인에게 그야말로 '도깨비 방망이'였다. 필수품처

그래서 차라투스트라는 이렇게 떠났다

럼 품고 다니면서 시도 때도 없이 연주했다. 연구하다 잘 풀리지 않으면 바이올린을 몇 번 뚱땅거리다가 뭔가 생각난 듯 책상으로 돌아갔다. 결혼도 '도깨비 방망이'로 해결했다. '도깨비 방망이'는 두 번째 아내 엘사에게 사랑의 화살을 쏘았다. "모차르트의 바이올린 소나타를 연주하는 모습이 그렇게 멋져 보였어요."

'가장 위대한 이론물리학자'는 1935년 우주공간에서 블랙홀(Black Hole)과 화이트홀(White Hole)을 연결하는 웜홀(Wormhole) 모형을 만들었다. '모든 걸 빨아들이는 구멍'과 '모든 걸 뱉어내는 구멍'(화이트홀)을 잇는 가상의 통로. 벌레가 사과 반대편으로 가려면 표면을 기어가는 것보다 속에 파놓은 구멍으로 가는 게 훨씬 빠르다는 데서 착안한 이름이 벌레구멍(Wormhole)이었다.

이론으로만 존재하는 그 가상의 통로가 왜 하필 그의 배 속에서 '발견'됐을까? 1955년 아인슈타인이 이스라엘 건국 75주년 축하 연설 원고를 쓰다가 복부 대동맥이 터져 쓰러졌다. 심혈관계 공간과 복강(배 안)은 확실하게 분리된 서로 다른 공간인데, 그 흔하지 않은 '웜홀'이 생겨 두 공간이 연결되어버렸다. 심장에서 밀어낸 붉은 피가 배 속으로 줄줄 새어 나온 것이다.

웜홀의 창시자는 뜻밖에도, 그 '웜홀'을 막는 공사(수술)를 하려는 의사를 말렸다. "나는 내가 떠나고 싶을 때 떠날 거요. 인위적으로 수명을 늘리는 건 천박한 짓이오. 내 할 일을 다 했어요. 갈 때가 됐죠. 우아하게." 아인슈타인은 목숨을 연장하기 위한 어떤 시도도 하지 않았다. 하던 일을 병실에서 계속 하다가 이튿날 아침 또 다른 '웜홀'을 따라 다른 '공간'으로 건너갔다. 향년 76세.

위대한 과학자는 멋진 유언을 남기지 못했다. 숨을 거두기 전에 독일어로 몇 마디 말했는데, 주변에 미국 친구들뿐이라 아무도 알아듣지 못했다. 그래서 평소에 하던 말이 유언처럼 남았다. "죽음이란 모차르트의 아름다운 음악을 더 이상 들을 수 없게 되는 것이다." 모차르트가 선물해준 소중한 '도깨비 방망이'를 내려놓은 것이다.

[동맥류] Aneurysm. 動脈瘤

동맥혈관 벽이 약해져 말랑말랑한 혹처럼 부풀어 오르는 질환이다. 작은 경우는 증상이 없지만, 혹이 자라면서 옆의 장기를 눌러 통증을 일으키는데, 머리, 가슴, 배 등 부위에 따라 증상이 다르다. 원인은 동맥경화처럼 나이가 들면서 생기는 퇴행성 노화가 가장 흔하다. 혹이 부풀다가 터지면, 피를 많이 흘리고 주변 장기에 혈액이 모자라게 되어 생명까지 위험할 수 있다.

그래서 차라투스트라는 이렇게 떠났다

전립선암으로 죽음의 '기쁨'을 받아들인 비트겐슈타인

루트비히 비트겐슈타인
(1889-1951)

1914년 1차 대전이 터지자 스물다섯 살 청년은 조국 오스트리아-헝가리 제국을 위해 군대에 지원했다가 퇴짜를 맞았다. 탈장(脫腸) 때문이다. 면제 판정에도 열혈청년은 입대를 고집했다. '다른 사람이 되고 싶은 열망'으로 가득했기 때문이다. 동부전선 폴란드 비스와강에서 탐조등을 지키던 그는 적군을 처음 보고 묘한 희열을 느꼈다. 일기에 '훌륭한 인간이 될 기회가 왔다. 죽음과 마주했기 때문'이라고 썼다.

'죽음'에 심취한 청년은 점점 더 위험한 임무를 자원했다. 포격 받을 것이 뻔한 최전방 관측소다. 2년 뒤 브루실로프 전투에서 집중사격을 받은 그는 후퇴하라는 명령까지 어기면서 진지를 고집했다. 공포에 휩싸여 오로지 살아야겠다는 동물적인 본능으로 버티던 그는, 끝까지 고수할 것 같던 윤리적인 가치를 너무 쉽게 내던지는 자신을 발견했다.

"어제 사격을 당했다. 무서웠다! 죽을까 봐 두려웠다. 그처럼 현재의 나는 살려는 욕망이 강하다. 생명을 즐기고 있을 때 그것을 포기하는 것은 어려운 일이다." 루트비히 비트겐슈타인은 죽음 자체보다, '내적인 구원의 가능성 없이' 동물처럼 사는 고통을 두려워했다. 1918년 전쟁이 끝날 즈음 이탈리아군에 잡혀 겪은 열 달 남짓한 포로수용소 경험도 큰 도움이 됐다. 『논리철학논고』를 정리할 수 있었기 때문이다.

1941년에 일어난 2차 대전도 마찬가지다. 영국 케임브리지 대학에서 강의나 하고 있을 수는 없었다. 쉰 줄에 들어선 그는 가끔씩 폭격 당하는 병원에서 약품을 나르는 잡역부로 일했다. 비트겐슈타인은 철학을 '연구했다'기보다 철학 그 자체를 '살았다'는 게 옳을 것이다. "죽음에 직면해서 두려워하는 것은 잘못된 인생, 곧 올바르지 않은 삶을 살았다는 걸 드러내는 가장 분명한 표시다."

왜 그토록 '죽음'에 집착했을까? 그가 열세 살 때 큰 형, 2년 뒤 셋째 형에 이어 14년 뒤 둘째 형도 자살했다. 도대체, 집안에 '자살 유전자'라도 있는 걸까? 1919년 포로수용소에서 석방된 비트겐슈타인은 자신의 동성애 성향을 깨닫고 '가장 마지막 지점까지 가라앉아' '생명을 끊는 것을 계속 생각'하곤 했다. '상황이 얼마나 끔찍했으면 불시에 목숨을 끊을 수밖에 없었을까?' 하는 고찰이다.

천재와 광기는 신이 되기 위해 치러야 하는 양날의 고통일까? 경제학자 존 케인즈조차 '신'(Deus)이라 부르던 비트겐슈타인은 너무 엄격하고 직선적이고 충동적이어서 스스로 불안에 떠는 '신'이었다. 지도교수인 버트런드 러셀에게 면박을 주고, 칼 포퍼에게 부지깽이를 휘둘렀으며, 당황스럽게도 제자들에게 '죽음'을 권하기도 했다. 가장 침착했던 것은 '죽음' 앞에서였다.

1949년, 갑자기 쓰러진 비트겐슈타인은 전립선암이 골수로 전이돼 시한부로 진단받았다. "삶의 의미를 깨달았다 하자. 이제 무엇을 하겠는가? 그냥 하던 일을 계속할 것이다." 그는 아무 동요없이, 집필하던 철학일기 「확실성에 관하여」를 계속 썼다. 그러던 그는 1951년 4월, 평생 생명을 걸고 집요하게 고찰하던 '죽음'을 직접 몸으로 체험하는 '기쁨'을 누렸다. 향년 62세. 그는 아버지의 죽음도 '기쁨'으로 받아들였었다!

'말할 수 없는 것은 침묵해야 한다'(Whereof one cannot speak, thereof one must be silent)던 그였다. 좀처럼 말을 잘 하지 않던 비트겐슈타인은 주치의가 살 날이 며칠 남지 않아 친구들을 불렀다고 알리자, 눈을 반짝이며 말했다. "좋습니다. 전해주세요, 내가 멋진 인생을 살았다고 말입니다"(Good. Tell them I've had a wonderful life)".

[탈장] Hernia. 脫腸

배 속의 장기가 제자리에서 벗어나 다른 곳으로 튀어 나오거나 빠져 나오는 질환이다. 사타구니나 넓적다리 부근의 피부 아래 부드러운 덩어리가 만져진다. 밀면 제자리로 돌아가던 덩어리가 점점 부풀면서 제자리를 벗어나 곪기 시작하면서 배가 아프고 속이 더부룩해진다. 노화, 출산, 수술로 배 속의 복벽이 약해져, 기침을 하거나 똥을 누면서 배에 힘을 줄 때 장기가 밀려나게 된다. 장기에 피가 제대로 돌지 않아 곪으면 막히거나 구멍이 생겨 생명이 위험할 수도 있다.

[전립선암] Prostate Cancer. 前立腺癌

전립선에 악성 종양이 생겨 퍼져나가는 질환이다. 전립선이 부풀어 오줌보를 누르면서 오줌누기가 불편하고, 오줌을 지리거나 피가 섞여 나온다. 나이, 가족력, 화학약품 따위가 원인으로 꼽힌다. 오줌을 내보내지 못해 콩팥 기능에 문제가 생기고, 뼈로 쉽게 전이되어 뼈가 쑤시고 아프며 부러지기 쉽다.

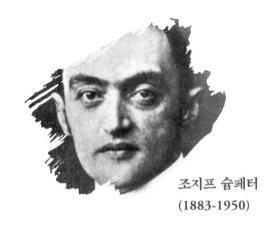

죽음마저 '창조적 파괴'로 받아들인 슘페터

조지프 슘페터
(1883-1950)

촌뜨기 조지프 슘페터는 20대에 오스트리아 수도 비엔나 생활에 익숙해지자 세 가지 야망을 품었다. 첫째는 비엔나에서 가장 위대한 연인이 되는 것이고, 둘째는 오스트리아에서 가장 위대한 마부가 되는 것이며, 마지막은 세계에서 가장 위대한 경제학자가 되는 것이다. 늘그막에 그는 세 가지 중 두 가지는 달성했지만, 하나는 실패했다고 털어놓았다. 무엇에 실패했을까?

아버지가 사냥을 하다 뜻밖의 사고로 돌아가셨다. 네 살 때다. 강인한 어머니는 외아들을 데리고 고향을 떠나 서른세 살 연상의 귀족과 결혼했다. 의붓아버지 덕에 슘페터는 비엔나에서 최고의 교육을 받고 사교계의 귀공자로 떠올랐다. 옷을 입는 데 한 시간 넘게 걸릴 정도로 옷차림에 신경을 쓰는데다, 그리스어와 라틴어를 섞은 해박한 지식으로 재치있고 자신만만하게 대화를 주도했다.

사교계 생활을 맘껏 즐기던 슘페터는 열두 살 연상의 여인과 결혼했다가 이혼하고, 스물 살 아래 여인과 결혼했다가 사별한 뒤, 제자였던 열다섯 살 아래 여인과 결혼했다. 한때 이집트 공주의 재정 자문을 맡아 재산을 두 배로 불려주고, 세금은 반으로 줄여주는 성과를 자랑하기도 했다. 재능을 과시하는 걸 좋아했던 그는 사교계에서 연애마저도 자신의 성취로 인정받고 싶어한 것으로 보인다.

슈페터는 '혁신의 예언자'다. 자본주의를 이끄는 힘으로, 아담 스미스는 '거래'(Trade)를 꼽았지만, 슈페터는 '혁신'(Innovation)이라고 주장했다. '기업가정신'(Entrepreneurship)이 혁신을 이끄는 주체라는 것이다. 혁신을 위한 '창조적 파괴'(Creative Destruction)도 그가 빌명한 용어다. '마차를 연결한다고 기차가 되는 것은 아니다'. 기업가정신으로 마차를 창조적으로 파괴해야 기차를 달리게 할 수 있다는 것이다.

'혁신의 예언자'에게 말은 혁신의 상징이었다. 슈페터는 말은 힘과 자유의 원천으로, 승마는 새로운 도전을 즐기는 일종의 기업가정신이라고 생각했다. 그래서 가끔 승마복 차림으로 교수회의나 사교파티에 참석해 사람들을 깜짝 놀라게 만들었다. 말이나 글에도 '승마'를 자주 들먹였다. '정치인은 안장에 앉는 데 정신이 팔려 말이 어디로 가는지 신경 쓰지 못하는 나쁜 기수와 같다'(Politicians are like bad horsemen who are so preoccupied with staying in the saddle that they can't bother about where they're going).

'세계적으로 위대한 경제학자'는 늘그막에도 강의와 연구와 집필로 너무 바빴다. 1949년 친구가 유럽에 가서 좀 쉬고 올 것을 권하자, 슈페터는 휴가를 갈 만큼 '도덕적인 용기'가 없어, 휴가가 오히려 혈압을 오르게 할 것이라 대꾸했다. 승마로 단련한 그의 몸엔 늘그막에도 '창조적 파괴'의 열정이 콸콸 흐르고 있었을까? 그는 고혈압과 동맥경화를 앓고 있었다.

1945년 미국 프랭클린 루즈벨트 대통령이 뇌출혈로 죽었을 때, 슈페터가 말했다. "운 좋은 사람, 권력의 절정에서 죽다니"(Lucky man: to die in fullness of power). 1950년 1월, 슈페터는 평소처럼 침실에서 읽던 책을 덮고 잠이 들었다. 죽음도 '창조적 파괴'였을까? 슈페터는 부러워하던 루즈벨트 대통령처럼 '권력의 절정'에서 떠났다. 향년 67세. 사인은 뇌출혈.

대화할 때 재치있는 운율을 즐기던 슈페터는 'Health'와 'Wealth'로도 운율을 맞췄다. '건강과 재산은 절대로 거저 얻는 것이 아니다'(Health is wealth, and it is something that we should never take for granted). 하지만 '돈을 주

고 살 수 없기 때문에, 건강이 가장 중요하다'(Health is the most important thing in life, and it is the only thing that cannot be bought).

[뇌출혈] Cerebral Hemorrhage. 腦出血

머리뼈 안에서 피가 새는 질환이다. 머리에 강한 충격을 받은 외상성 출혈과 머리뼈 안에서 혈관이 터진 자발성 출혈로 나뉜다. 자발성 뇌출혈은 원인이나 부위에 따라 증상이 다르지만, 대개 머리가 아프거나 정신이 흐려지고 팔다리에 마비가 온다. 원인은 혈압이 높거나, 뇌혈관이 기형이거나 혹이 있는 경우다. '출혈성 뇌졸중'이라고도 한다. 활동장애나 의식장애가 계속될 수 있고 출혈이 심하면 사망할 수도 있다.

엄청난 돈을 들여 '변비 탈출'을 시도한 간디

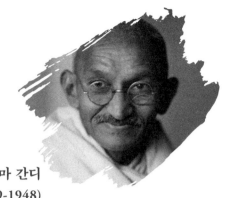

마하트마 간디
(1869-1948)

'위대한 영혼'이라는 뜻인 '마하트마'가 건네는 아침 인사는 전혀 뜻밖이었다. "오늘 아침에 똥은 잘 누었는가?" 본인의 가장 큰 관심사가 '변비 탈출'이었기 때문이다. 그를 따르는 추종자 중에 변비로 고생하는 사람이 많았기 때문이기도 하다. 그는 똥을 누기 위해 한 번에 20분씩, 하루에 두 번 변기에 앉았다. 그리고 묵은 똥을 빼내기 위해 매일 저녁마다 관장을 했다.

영국의 식민지배에 맞서 비폭력 무저항 운동을 벌인 마하트마 간디는 머리부터 발끝까지 철저한 금욕주의자이자 채식주의자였다. 정치사회적인 사건이 생길 때마다 단식을 그야말로 밥 먹듯이 했다. 영국인 주치의가 내린 채식과 단식의 결과는 변비와 치핵이었다. 무혈혁명(無血革命)을 외쳤지만, 정작 본인은 너무 자주 피를 흘렸다. 변기에서!

유학시절, 서양의 합리주의에 반한 그는 한때 육식을 즐겼다. 친구가 가져온 염소고기를 호기심 때문에 1년 남짓 먹다가 '고기맛'을 알게 된 것이다. 영국 유학을 반대하던 어머니를 설득하기 위해 세 가지(음주, 육식, 불륜)를 하지 않겠다고 약속한 터였다. 곧바로 육식을 끊은 그는 독실한 어머니를 따라 힌두교와, 불교의 일종인 자이나교에 깊이 빠져 들었다.

비폭력과 불복종을 외치는 간디의 사상은 자이나교에 바탕을 두고 있다. 살면서 저지른 나쁜 짓으로 쌓은 카르마(業)를 없애려면 고행을 해야 한다. 모든 욕망을 차단하기 위해 적게 먹거나 굶고, 화나는 일도 참고 견디며, 무소유로 수행하는 것이다. 간디는 자이나교의 가르침을 정치사회적으로 확장해서 사티아그라하 운동을 벌였다. '진리(사트야)를 찾는 노력'(아그라하)이다.

아힘사(Ahimsa)는 살아있는 생물을 죽이지 않는 불살생(不殺生)의 최고 계율이다. 밥상에 고기나 생선을 올리지 않는다. 물은 안에 든 미생물을 같이 마시지 않도록 체로 거른 뒤 마셔야 한다. 양파, 당근, 감자 같은 땅속식물은 그 식물 자체를 죽이기 때문에 안 되고, 벌레가 없는 잎과 과일만 먹을 수 있다. 꿀도 벌에게 피해를 주기 때문에 대신 설탕을 먹는다. 사람은 어릴 때 먹는 어머니 젖 외에 다른 젖은 먹으면 안 된다.

얼마나 소박한 밥상일까? 간디는 육식만 하지 않았을 뿐 음식에 굉장히 까다로웠다. 금식을 하지 않는 기간엔 배가 고프다 보니 때를 가리지 않고 자주 먹었다. 물도 그냥 마시지 않았다. 레몬주스에 탄산소다를 넣은 뒤 신맛을 없애려고 꿀을 살짝 넣었다. 꿀과 달걀과 우유는 치열한 논쟁으로 그가 번복을 거듭한 식품이다. 요즘으로 치면 최고급 유기농 식단을 꾸린 셈이다. 누가 그 밥상을 차려줬을까?

"나는 가난한 탁발승입니다. 가진 것이라고는 물레와 교도소에서 쓰던 밥그릇과 염소젖 한 깡통, 허름한 담요 6장, 수건, 그리고 대단치도 않은 평판, 이것뿐입니다." 그는 그랬을지 모른다. 하지만, 간디를 후원하던 지지자가 털어놓았다. "간디의 가난한 생활을 유지하는 데는 엄청난 돈이 듭니다."

일찌감치 마하트마는 나라를 망하게 하는 '일곱 가지 사회악'을 지적했다. '원칙 없는 정치' '노동 없는 부'(富) '양심 없는 쾌락' '인격 없는 지식' '도덕성 없는 상업' '인간성 없는 과학' '희생 없는 예배'다. 엉터리 건강정보가 해악을 키우는 요즘, 항목 하나를 추가해야 할 것이다. '근거 없는 건강'(Health without Evidence)!

그래서 차라투스트라는 이렇게 떠났다

[변비] Constipation. 便秘

똥이 딱딱하게 굳었거나 똥을 덜 눈 느낌(잔변감)이 남아, 똥을 눌 때 힘이 너무 많이 들어 똥누기가 불편한 질환이다. 똥구멍이 막힌 느낌이 들며 똥을 눈 회수가 1주일에 3번도 되지 않는다. 식사량이 적거나 섬유질이 모자라면 소화찌꺼기가 큰창자(대장)를 통과하는 시간이 길어져 똥이 딱딱해지게 된다. 큰창자가 늘어나거나 운동성이 떨어지거나 골반바닥(骨盤底) 근육에 문제가 생기면 똥을 밀어내기 힘들게 된다. 또 운동 부족이나 장거리 여행으로 생기기도 하고, 대장염, 게실염, 탈장, 치질, 항문협착 같은 질환 때문에 나타나기도 한다.

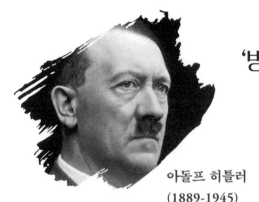

'병균'을 '박멸'하려고
홀로코스트를
저지른 히틀러

아돌프 히틀러
(1889-1945)

'보헤미아 상병'(Bohemian Corporal)은 담배를 매우 싫어했다. 담배는 '백인이 독한 술을 퍼뜨린 데 대한 인디언의 복수'라 여겼다. 평생 담배를 멀리하고, 자기 앞에서 담배를 피우지 못하게 했다. 서열 2, 3위의 가장 가까운 측근은 물론 죽음까지 함께한 연인 에바 브라운도 예외가 아니었다. 딱 한 사람, 추축국 동맹인 이탈리아의 베니토 무솔리니 수상만 그 앞에서 담배를 피웠다.

짙고 뭉툭한 콧수염이 인상적인 '상병'은 '똑똑한 인재를 담배 때문에 잃기 싫다'며, 금연에 성공하면 금시계나 초콜릿을 주겠다고 금연 캠페인을 벌였다. 병사들이 거세게 '흡연의 자유'를 요구하자, 전쟁을 끝낸 뒤에 하겠다고 미뤘다. 대신 대상을 여성으로 돌렸다. 전쟁 중에 독일 여성은 담배를 피울 수 없다는 것이다. '보헤미안 상병'은 상병으로 제대한 독일 총통 아돌프 히틀러를 깔보는 별명이다.

'도덕적인 지도자'로 인정받고 싶었던 히틀러는 금주와 금욕에도 지나치게 모범적이었다. 술은 냄새조차 싫어했지만, 소화에 도움을 준다는 코냑은 억지로 한 잔 마셨다. 육식을 거의 하지 않고 채식을 고집했다. 매독 같은 성병이 두려워 매춘은 물론 평범한 성관계도 꺼렸다. 성기가 상당히 작은데다, 요도가 아래로 열리고(요도하열), 고환이 발달하지 않은(잠복고환) 콤플렉스 때문이라고도 한다.

그래서 차라투스트라는 이렇게 떠났다

별스레 깔끔을 떨던 히틀러는 병균을 굉장히 싫어했다. 채소는 반드시 데쳐 먹고, 감기 걸린 사람은 면담을 피했으며, 몸을 하루에 아홉 번이나 씻었다. 조금만 아프면 주치의를 찾고, 처방을 철저하게 따랐다. 병적인 건강염려증이다. 독극물이 두려워 음식이나 세숫물은 시녀를 시켜 확인하는 정도는 약과다. 암살위기를 마흔세 번이나 넘기면서 온갖 불안이 강박증으로 치달았다. 심할 때는 하루에 무려 스물여덟 가지 약을 먹으면서 약물 중독이 됐다.

당시 결핵이나 콜레라를 일으키는 박테리아가 하나씩 밝혀지고, 소아마비나 인플루엔자 바이러스도 정체를 드러내던 시기다. 히틀러는 몸에 해로운 세균을 몰아내듯이, 독일을 좀 먹는 민족을 '박멸'해야 한다는 망상을 품었다. 유대인은 '영원한 기생충, 흡혈동물, 가장 널리 퍼진 세균'이기 때문에 '박멸'해야 한다는 것이다. 홀로코스트는 세균을 박멸하는 한갓 '소독'에 불과했다.

어느 날 '박멸'은 독일 내부를 향했다. 자서전 『나의 투쟁』에서 히틀러는 '육체적인 정신적인 퇴폐의 싹을 완전히 제거한 인종'을 만들겠다고 선언했다. 인류를 유전적으로 개량하겠다는 우생학의 난도질이다. '쓸모 없이 밥만 먹는 것들'과 '열등 인간'을 제거하는 'T4 프로그램'이다. '불량품'으로 판정 받은 장애인 수십만 명이 안락사를 당했고, 유전병이 있는 여성 40만 명이 강제로 불임수술을 받았다.

1945년 4월, 패망이 코앞에 닥치자 히틀러는 불안이 극에 달했다. 이틀 전에 무솔리니가 공개 처형되어 군중에게 수모를 겪었다는 소식을 들은 그는 소련군에게 붙잡히면 모스크바 동물원에 전시되거나 유대인이 연출한 연극에 악역으로 모욕당할 것을 걱정했다. 죽은 뒤에 시체가 훼손되는 것도 두려웠고, 포르말린에 절어 전시되는 것도 불안했다. 흔적도 없이 완벽하게 사라져야 했다.

침착하게 준비를 마친 히틀러는 애완견 블론디부터 독약을 먹여 죽였다. 에바 브라운과 결혼식에 이어 피로연까지 마친 그는 자살이 실패하지 않도록 함께 독약을 머금고 권총으로 머리를 쏘았다. 향년 56세. 부하들은 유언대로 총통의 주검을 수습하고 화장했다. 휘발유를 무려 190리터나 뿌렸지만, 재가 되지 못한 유해는 탄약상자에 담겨 여덟 곳이나 떠돌다가 결국 소련군에게 발각됐다.

[건강염려증] Hypochondriasis. 健康念慮症

심각한 질병에 걸렸다는 생각이나 걸릴 수 있다는 두려움에 사로잡혀, 건강에 대한 집착으로 생활에 지장을 주는 질환이다. 어려운 의학용어를 쓰며 증세를 호소하고, 걱정할 것 없다는 의사를 믿지 않는다. 여러 병원을 돌아다니며 반복적으로 진료를 받고 건강식품이나 민간요법에 빠지기도 한다. 불편이나 통증에 대한 인내심이 낮아 불안 수준이 쉽게 높아지는 것으로 짐작되고 있다.

누가 버지니아 울프의 조울증을 두려워하랴?

버지니아 울프
(1882-1941)

'언젠가 서펀타인 연못에 1실링짜리 동전을 던진 적이 있다. 그 밖에는 다른 어떤 것도 던진 적이 없다. 하지만 그는 자기 몸을 던졌다. 우리는 계속 살아가겠지. 우리는 계속 늙어가겠지. 그녀에게도 지켜내고 싶은 중심의 뭔가가 있겠지만, 쓸데없이 복잡한 일상에서 잡담에 파묻히고 거짓말에 더럽혀지면서 녹아 없어졌다. 하지만 그 남자는 그 중심을 지켜냈다.'

소설 『댈러웨이 부인』에서 주인공은 직접 준비한 저녁 파티에서, 1차 세계대전에서 정신병을 얻은 퇴역군인 셉티머스가 요양원에 가두려는 의사를 피해 창 밖으로 몸을 던졌다는 이야기를 들었다. 동전을 던지는 연못에 어떻게 자기 몸을 던질 수 있을까? '의식의 흐름'은 이어졌다. '죽음은 그것을 지켜내려는 저항이다. 죽음은 그 중심을 사람들에게 알리고자 하는 소통의 시도다.'

사실, 작가도 그랬다. 열세 살에 어머니가 죽은 충격으로 정신이상 증세가 생겼고, 돌봐주던 의붓언니도 2년 뒤에 죽었다. 여섯 살 때부터 집적거리던 의붓오빠와 그 사촌들이 그 뒤로 더 집요한 추행을 거듭했다. 스물두 살에 아버지가 앓다가 죽고, 2년 뒤 의지하던 오빠마저 죽어버렸다. 10년 사이 가족 네 명을 잃었다. 작가는 자서전에 '날개도 채 펴지 못한 애벌레'가 치명상을 입었다고 썼다.

다친 '애벌레'는 '중심을 지켜내기' 위해 몇 번이나 자살을 시도했다. 수면제를 먹기도 하고 창 밖으로 몸을 던지기도 했다. 그녀는 정말 미쳤을까? 감수성이 예민하고 지성과 극기심이 유달리 강했던 그녀는 '미쳤다'기보다 견디기 힘든 증상으로 너무 오래 고통 받았고 그 증상과 싸우기 위해 '미친 듯이' 몸부림친 게 아닐까?

버지니아 울프에게 사색과 글쓰기는 삶 그 자체였다. 하지만 가부장적이고 여성을 차별하는 사회에서 사색과 글쓰기에 집중하기란 정말 어려웠다. 산책하거나 도서관에 갈 때 시도 때도 없이 방해 받으면서 사색의 '작은 물고기'가 금세 숨어버리기 때문이다. 그래서 '여성이 소설이나 시를 쓰려면, 연간 500파운드의 돈과 문에 자물쇠가 달린 방이 있어야 한다'고 했다.

절실하게 정말 절실하게 그녀는 '자기만의 방'이 필요했다. 자신의 병에 대처하는 방법은 사색하고 글을 쓰는 것이라는 걸 깨달았기 때문이다. 안으로 안으로 가라앉고 가라앉아 아무도 방해하지 않는 '자기만의 방'에 들어가고 싶었다. 그 방은 어디에 있을까?

'내가 다시 미쳐가고 있는 것이 확실해요. 그 끔찍한 시간들을 다시 되풀이할 순 없어요. 이번에는 회복하지 못할 거예요. 목소리들이 들리기 시작했고 집중력을 잃었어요. 그래서 내가 생각할 수 있는 최선의 선택을 하고 있어요.'

환갑을 앞둔 1941년 3월, 버지니아 울프는 유서를 남겨놓고 지팡이를 짚으며 산책을 나갔다. 봄이 되어 물이 불어난 우즈강을 보며, 큼직한 돌을 주워 침착하게 모피코트에 넣었다. 곧 그녀는 아래로 가라앉았고 지팡이는 물 위로 떠올랐다. 그녀는 '자기만의 방'에 도착했을까?

울프가 치를 떨며 두려워했던, '죽음보다 삶이 더 끔찍한 순간'은 도대체 언제였을까? 어머니가 죽자 실성한 그녀에게 의사가 책을 읽거나 글을 쓰면 해로우니 쉬면서 산책하라고 처방했을 때다. 증상이 심하다고 요양원이나 수용소에 보내려 할 때마다 극도의 두려움으로 발악했다. 유서에

그래서 차라투스트라는 이렇게 떠났다

서 그녀는 남편에게 '최선의 선택'을 하게 된 배경을 담담하게 설명했다.

'내가 이제 한 자도 쓸 수 없고 한 줄도 읽을 수 없다는 것을 당신은 잘 알 겁니다'.

[조울증] Bipolar Disorder. 躁鬱症

극단적으로 기분이 들뜨는 조증(躁症)과 가라앉는 울증(鬱症)이 번갈아 나타나 일상 생활에 상당한 지장을 주는 질환이다. 지나친 자신감과 무력감 양쪽을 극단적으로 왔다 갔다 하기 때문에 '양극성 장애'라고도 한다. 과민하고 집착이 심하기 때문에 자신이나 다른 사람에게 피해를 줄 수 있다.

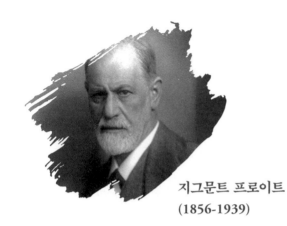

구강암 앞에서
당당하게 시가를
즐긴 프로이트

지그문트 프로이트
(1856-1939)

담배에 관한 한 그는 평생 '구강기'에서 벗어나지 못했다. 스물네 살에 흡연을 시작해서 거의 매일 같이 하루에 20개비나 피워댔다. 그것도 궐련이 아닌 시가를! 환갑도 더 지나 입에 염증이 생긴 걸 알았지만, 담배를 못 피우게 할까 봐 겁이 나 6년 동안 숨겼다. 결국 예순일곱 살에 구강암으로 진단받은 뒤, 15년 동안 수술을 서른세 번이나 받으면서도 조금도 굽히지 않고 담배를 계속 피웠다.

정신분석을 창시한 의사 지그문트 프로이트는 극단적인 담배중독에 빠져 살았다. 담배를 끊기 위해 잠시 코카인에 손댔다가 위험하다는 걸 알고 바로 끊어버렸다. 마약을 끊을 정도로 굳센 정신력이 왜 담배 앞에서 나약해진 걸까? 담배를 끊으면 바로 머리가 아프고 기분이 우울해졌다. 정신분석의 대가도 작심삼일(作心三日)을 수없이 반복했다. 우리처럼….

흡연을 위한 변명도 (우리처럼) 찌질하고 구차했다. '담배는 나의 지적 자양분'이고, 흡연은 원초적인 욕구를 다스리는 '자위 행위'라는 것이다. '담배가 없으면 편지를 쓰는 것 외에는 아무 글도 쓸 수가 없다'며, 흡연은 '삶이라는 전투에서 우리를 보호하는 참호이자 무기'라고 역설하기도 했다. 그의 아버지도 평생 담배를 물고 81세까지 잘 살았다고 강조했던 그는 아버지보다 2년 더 살았다.

정신분석의 창시자답게 스스로 담배를 끊지 못하는 이유를 '구강기'적

그래서 차라투스트라는 이렇게 떠났다

집착으로 인정했다. 본인이 만든 '성심리 발달 5단계'(구강기→항문기→
남근기→잠복기→생식기)에서 입을 통해 생리적인 쾌감을 느끼는 첫 단
계에서 아직 벗어나지 못했다는 것이다. 대가의 '리비도'(Libido)가 왜 젖
꼭지나 손가락을 빠는 구강기에서 헤어나질 못했을까?

죽음의 본능 '타나토스'(Thanatos) 때문이다. 삶의 본능 '에로스'(Eros)가
먹고 돕고 사랑하려는 본능이라면, 타나토스는 싸우고 파괴하고 죽이려는
본능이다. 타나토스 앞에서 그는 초연하려고 필사적으로 담배를 물었다.
"맑은 정신으로 생각할 수 없다면, 고통이 없는 것보다 차라리 고통을 받
으며 생각하는 쪽을 택하겠다."

타나토스가 곁으로 바싹 다가왔다. '입안이 곪기 시작해서 결국 볼에 구
멍이 뚫렸다. 고약한 악취가 진동하자 파리 떼가 몰려 들었다. 딸은 아버지
가 누운 침대를 방충망으로 둘렀다. 애견마저 그에게 다가오지 않았다.' 아
무리 고통스러워도 정신이 희미해지는 진통제는 거부했다. 오히려 정신이
맑아지는 담배를 원했다.

프로이트는 '맥베스'가 피비린내 나는 살인을 벌이는 이유가 불안 때
문이라고 해석했다. 당당하게 죽지 못할 것을 걱정하는 '맥베스 콤플렉
스'(Macbeth Complex)다. 프로이트도 불안했다. '아무 일도 하지 못하고 병
석에서 시름시름 앓다가 죽는 것'이다. '담배연기 없이 프로이트도 없다'
는 평가처럼, 담배가 없으면 불안했다. 스스로 '자신이 거둔 탁월한 성과
의 반은 담배의 몫'이라고 하지 않았던가?

타나토스 앞에서 프로이트는 당당하게 '무기'를 들었다. 고통이나 죽음
이 두려운 게 아니라, 그 때문에 정신이 혼미해질까 봐 불안했다. 입이 문
드러져 벌어지지 않자, 입술에 헝겊을 밀어 넣은 틈으로 필사적으로 시가
를 물었다. 그리고, 맥베스처럼 '갑옷을 입은 상태'로 당당하게 죽음을 맞
았다. 그에게 담배는 평생을 함께 한 '맥베스의 갑옷' 같은 무기였던 것
이다.

[구강암] Oral Cavity Cancer. 口腔癌

입안에 악성 종양이 생겨 퍼져나가는 질환이다. 입안에 희거나 붉은 점, 상처, 혹 같은 게 생겨 잘 낫지 않고 아프며 피가 난다. 즐겨 담배를 피우거나 술을 마셔 입안의 위생이 깨끗하지 않은 경우, 특히 씹는 담배를 즐기는 경우 위험하다. 노인이 늘면서 틀니나 임플란트 같은 기계적인 자극이 심한 경우도 점점 늘고 있다. 사람유두종바이러스에 감염되는 경우도 흔하다. 입냄새가 점점 심해지면서 입을 벌리기 힘들어지고, 상당히 나쁜 상태로 악화되기 쉽다.

간경변으로
'사자의 시간'을 멈춘
무스타파 아타튀르크

무스타파 케말 아타튀르크
(1881-1938)

1918년 1차 대전이 끝나자, 오스만 제국은 600년이 넘는 찬란한 역사를 더 이상 이어가기 어려운 긴박한 위기에 몰렸다. 오스트리아–헝가리 제국을 중심으로 하는 동맹국에 가담했다가 패전했기 때문이다. 영국과 러시아를 중심으로 하는 연합국은 오스만 제국을 점령한 뒤, 이권에 따라 분할할 계획을 세우고 있었다.

콘스탄티니예(이스탄불)를 장악한 영국 육군 장교들이 한 호텔에서 술을 마시다 주변에 못마땅한 표정으로 앉아있는 오스만 제국의 장교를 보았다. 패전국 장교를 놀려주고 싶은 생각에 자기네 테이블로 와서 같이 한 잔할 것을 권했다. 오스만 장교는 무뚝뚝하게 답했다. "여기는 우리 땅이요. 그러니 당신들이 내 테이블로 와야지."

오스만 장교의 이름은 시간이 갈수록 점점 길어졌다. 평민 출신인 그는 성도 없이 아랍어로 '선택 받았다'는 뜻인 '무스타파'로 불렸다. 수학을 잘해서 교사가 '뛰어나다'는 뜻의 별명 '케말'(Kemal)을 붙였다. 고위 장교가 되면서 존칭 '파샤'(Pasha)가 뒤에 붙거나, '신앙의 수호자'를 뜻하는 '가지'(Ghazi)가 앞에 붙었다. 말년엔 '튀르키예의 아버지'라는 뜻의 '아타튀르크'(Atatürk)가 아예 성이 됐다.

그 이름의 변화는 근대 튀르키예의 역사를 보여준다. 제국의 평민이 군인으로 나서 나라를 지키다가 '사자' 같은 혁명가로 변신하여 새로운 나라를 건설했다. 일찌감치 서구 문물을 이해한 그는 패전으로 엉망이 된 나라를 수습하면서 1923년 오스만 제국의 틀을 벗고 튀르키예 공화국을 수립했다. 제정분리, 민족주의, 법률, 문자, 경제, 혁명 등 '여섯 개의 화살'을 쏘아 나라를 혁신해갔다.

군인 출신이어서 그런지 건강에도 매우 엄격했다. 대통령이 되고 나서도 과식은 해롭다고 소박한 식사를 고집했다. 공식 행사에서 귀빈은 푸짐하게 대접하면서도, 본인은 간단하게 먹었다. 어릴 때 고향에서 먹던 음식이나 트럭 기사들이 기사식당에서 먹는 음식을 즐겼다. 흠이라면, 커피를 너무 좋아해서 하루에 10잔 넘게 꼬박꼬박 챙겨 마신 정도가 좋지 않은 습관일 것이다. 게다가!

"100개비!" 격무에 시달리던 대통령은 흡연량을 일부러 2배로 불려 답했다. 절반으로 줄이라는 주치의의 권고를 과연 받아들인 걸까? 대통령은 평소대로 시가를 하루 50개비씩 계속 피워댔다. 술도 많이 마셨다. 튀르키예에서 식사 전에 마시는 전통주 라크(raki)는 도수가 40도가 넘어 '사자의 젖'이라 불린다. 우리나라로 치면, 소주보다 2배 독한 술을 매일 1병 반 남짓 마셨다.

'사자의 용맹'을 보여주고 싶었던 군인 출신 대통령은 결국 지나친 흡연과 과음으로 무너졌다. 1937년 몸에 이상을 느낀 대통령은 간경변으로 진단받고 요양을 권고 받았다. 하지만 '사자'는 평소대로 돌마바흐체 궁전에서 집무를 고집했다. 건강이 급속도로 나빠지면서 이듬해 11월 10일 오전 9시 5분 돌마바흐체 궁전의 시계가 멈췄다. 향년 57세.

'사자의 시계'는 영원히 멈췄다. 튀르키예에서 돌마바흐체 궁전은 물론 아타튀르크의 흔적이 남은 곳은 시계가 그 시각에 멈췄다. 지금도 매년 11월 10일 오전 9시 5분이 되면 묵념을 한다. 사자 같은 대통령이 말했다. "이 나라에 정말 많은 것을 가르쳤지만, 머슴이 되는 법은 가르치지 않았다"(I have been able to teach many things to this nation, but I haven't been able to teach how to be lackeys).

[간경변] Liver Cirrhosis. 肝硬變

오랜 염증으로 작은 덩어리가 뭉치면서 간이 서서히 굳어지는 질환이다. 간경화(肝硬化)라고도 한다. 살갗에 붉은 반점이 거미 모양으로 생기고 손바닥이 붉어진다. 지라(비장)가 커져 왼쪽 옆구리에서 만져지고, 배에 복수가 차며 얼굴이나 손이 누레지는 황달이 생기기도 한다. 만성 B형·C형 간염이 주요 배경으로, 오랫동안 알코올 같은 독성물질이 쌓이는 경우 나타나기 쉽다. 간 기능이 점점 떨어지면서 간암이나 여러 합병증으로 악화될 가능성이 높다.

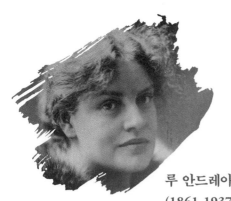

유방암도 두 손 든
루 살로메의
가짜 가슴

루 안드레아스 살로메
(1861-1937)

"깡마르고, 더럽고, 냄새 나는 교활한 여자. 가짜 가슴이나 달고 다니는 주제에"(Thin, dirty, bad-smelling monkey with false breasts). 세상에! 이렇게 심한 욕을 해도 되는 걸까? 그것도 철학교수가 17년이나 어린 여인에게. 1882년 스물한 살의 아리따운 루 살로메를 짝사랑하다 실패한 프리드리히 니체는 입에 담을 수 없는 저주를 퍼부었다. 그녀는 한때 '우리가 어느 별에서 내려와 여기서 만나게 되었을까요?'라고 칭송하던 '뮤즈'였다!

서른여덟 살의 냉철한 철학자가 이성을 잃게 만든 '팜파탈'(Femme Fatale)의 치명적인 매력은 도대체 어디서 온 걸까? '팜파탈'은 철학자의 '욕설'에 철학의 문법으로 당당하게 맞받았다. "당신이 내게 준 행복은 어느덧 사라지고 없어요. 그래도 당신은 값진 고통을 여전히 가지고 있지 않나요?" 스스로 고백했듯이, 그녀에게 '우주적 사랑'의 '광기'를 느꼈던 철학자의 완패다.

당대 철학자들과 교류할 정도로 지적으로 조숙했던 루이자 살로메는 사랑마저 철저하게 이성적으로 받아들였다. 사랑의 감정은 20대까지 미숙했다가, 30대 들어 늦게 발달했다. 유명한 하인리히 길로트 목사는 신학을 공부하러 온 루이자를 '루'라고 불렀다. 나이가 스물다섯 살이나 많은 목사의 '흑심'을 눈치챈 열일곱 루는 단호했다. "저는 영원히 당신의 아이로 남아 있을 것입니다."

그래서 차라투스트라는 이렇게 떠났다

루는 '기묘한 동거'를 고안하기도 했다. 프리드리히 니체, 파울 레와 함께 하는 '학문 공동체'다. 스물한 살 여인이 30대 남자 둘을 데리고 사는 생활방식이다. 니체는 첫사랑이자 끝사랑에 대한 광기에 좌절했고, 구혼에 실패한 레는 애처로운 절벽에서 몸을 던졌다. 서른여섯에 만난 열네 살 아래 라이너 릴케는 막내처럼 매달렸고, 다섯 살 위였던 지그문트 프로이트는 동료로 돈독한 관계를 유지했다.

최고의 지성인들이 왜 그녀에게 빠져 헤어나지 못했을까? 루는 강렬한 눈매와 줏대가 강한 코와 두툼한 입술로 얼굴이 분명한 반면, 목이 길고 허리가 가늘어 몸은 전체적으로 가냘퍼 보였다. 니체가 비겁하게 '꼬집은' 볼품없는 가슴도 약점이다. '팜파탈' 하면 떠오르는 이미지가 전혀 아니다. 남성 지성인들은 그녀가 뿜는 이지적인 매력에 황홀한 '지적 오르가슴'을 경험했을 것이다.

안타깝게도 루는 남자를 사랑하는 방법을 몰랐다. 짝사랑에 치인 지성인들은 바위처럼 끄덕하지 않는 그녀에게 부딪혀 달걀처럼 깨졌다. 정신적으로 심각한 타격을 입거나, 칼부림이나 자살 같은 극단적인 몸부림을 보이기도 했다. 프로이트는 루가 '장군의 딸'로 다섯 오빠와 함께 생활하면서 독립적인 삶을 추구하기 때문에 남성과 일대일 관계에서 어려움을 겪는 것이라 진단했다.

프로이트를 만나면서 루는 정신분석에서 돌파구를 찾았다. 젊은 시절 청순한 플라토닉 사랑에 빠져 결혼과 섹스에 두려움을 느꼈지만, 예순을 넘어 성욕에서 벗어나면서 남성을 이해하고 인생을 관조하게 됐다. 짝사랑의 저주가 말년에 쏟아진 걸까? 허리통증에 이어 당뇨와 심장질환과 유방암 같은 온갖 질환들이 몰려와 달달 볶아 댔지만, 지성의 '뮤즈'는 바위처럼 흔들리지 않았다.

오랜 병고 때문일까, 나치의 박해 때문일까, 아니면 삶에 대한 최종 결론일까? 요독증을 앓다 1937년 편안하게 눈을 감은 루의 유언은 간명했다.

"최선은 결국 죽음이군"(The best is death, afterall). 향년 76세. 그런 그녀에게 유방암은 아무 것도 아니었다. 루는 일흔네 살에 한쪽 유방을 도려내는 수술을 받고도 태연했다. "니체가 옳았어. 지금 이렇게 가짜 가슴을 달고 있잖아."

[유방암] Breast Cancer. 乳房癌

유방에 악성 종양 덩이가 생겨 퍼져나가는 질환이다. 유방에 종양 덩이가 만져진다. 유방에 느끼는 통증은 별 관련이 없고, 젖꼭지에서 나오는 피나 분비물도 관련성이 그리 크지 않다. 아기를 낳거나 젖을 먹인 경험이 적은 여성, 초경이 이르거나 폐경이 늦어 생리를 오래 한 여성, 특정 유전자를 가진 여성은 특히 조심해야 한다. 난소암과 연관성이 높다. 가슴 일부 조직이 상해 꺼지거나 겨드랑이에 종양 덩이가 생길 수 있다.

그래서 차라투스트라는 이렇게 떠났다

청나라의 '폐병'을
고발하고 폐결핵으로
죽은 루쉰

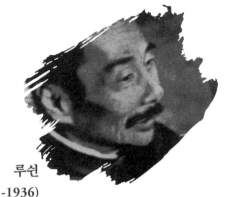

루쉰
(1881-1936)

1906년 일본 센다이 의학전문학교 강의실에서 환등기(Slide projector)로 세균을 보여주던 교수는 시간이 남자 중국 북동부에서 벌어진 러일전쟁 사진을 몇 장 보여줬다. 한 장이 눈에 확 들어왔다. 눈을 가리운 중국인 포로가 묶인 채 꿇렸고, 주변에 기세 등등한 일본군 몇 명과 '마비된 표정'의 중국인들이 둘러 서 있다. 포로는 러시아군에 정보를 제공했다는 죄로 목이 잘리기 직전이다.

박수와 갈채를 보내는 일본 학생들 가운데, 중국 학생 한 명은 심한 굴욕을 느꼈다. 처형당하는 동포의 죽음을 어찌 넋 놓고 바라만 보는가? '중국인은 구경꾼'이다! 루쉰[魯迅]은 주저 없이 의대를 중퇴했다. '일반 의학으론 이 상황을 바꿀 수 없다. 필요한 건 영적 의학이다. 진정으로 계몽하고 현대화시킬 수 있는 문학에 헌신해야 한다.' 그가 의학을 버리고 문학을 좇는 '기의종문'(棄醫從文)의 계기가 된 '환등기 사건'이다.

할아버지에서 아버지를 거쳐 루쉰으로 이어지는 3대는 중국의 '아픈' 근대사를 3세대로 요약한 듯하다. 과거에 급제해 관직을 지낸 할아버지는 과거에 자꾸 떨어지는 아버지를 위해 뇌물을 쓰려다 망신을 당했다. 무능한 아버지는 술과 아편에 찌들어 자주 아프면서 가세가 기울었다. 총명한 루쉰은 어머니에게 떼밀려 집안을 일으키기 위해 혈혈단신 일본으로 유학을 떠났다.

일본에서 근대의학을 맛본 루쉰은 한의학(漢醫學)을 굉장히 싫어했다. 한의사(漢醫師)는 '고의든 아니든 사기꾼'[有意或無意的骗子]이라는 극언까지 서슴지 않았다. 어린 시절, 폐병을 앓는 아버지를 위해 어머니가 주는 물건을 전당포에 잡히고 매일 한의원에 들러 약을 받아 왔다. 아버지는 아무 효험을 보지 못하고 죽었고, 지극정성으로 간호하던 어머니는 한숨만 내쉬었다.

폐병은 루쉰의 소설을 관통하는 질환이다. 당시 청나라 말기의 안타까운 현실을 그대로 대변한다. 그의 소설 '약'(藥)을 보자. 폐병에 걸린 아들을 살리려고 부부는 새빨간 액체가 뚝뚝 흐르는 만두를 구해왔다. 결국 아들을 묻은 어머니는 공동묘지 건너 칸에서 얼마 전에 살해당한 혁명가의 어머니를 만났다. 아들에게 먹인 '인혈만두'(人血馒头)에서 흐르던 액체는 바로 그 혁명가의 피였다.

봉건시대는 효(孝)와 열(烈)과 충(忠)을 위해 온몸을 바치는 지극정성을 장려했다. 이념은 의학에도 반영됐다. 당나라 의서 『본초습유』(本草拾遺)는 인혈(人血)과 인육(人肉)을 최후의, 최고의 약으로 권했다. 루쉰은 『광인일기』(狂人日記)에서 우매한 '식인'(食人) 풍습을 고발하고, 『아Q정전』(阿Q正傳)에서 나약한 '정신승리'를 꼬집었다. 당시 '폐병'이 깊어지던 청나라의 망조(亡兆)였다.

한때 의학까지 공부한 루쉰이 왜 그렇게 담배를 많이 피웠을까? 하루에 30~50개피를 피워대는 바람에 방 안의 벽과 이부자리가 누렇게 찌들었다. 마당에 떨어진 꽁초의 양을 보고 그가 집에 있는지 나갔는지 가늠했을 정도다. 건강이 나빠지자 마누라의 성화에 하루 30개피로, 의사의 경고에 15개피로 줄였다. 1936년 10월 마당에 꽁초가 더 이상 쌓이지 않았다. 향년 55세.

청나라 말기의 '폐병'이 꼿꼿한 루쉰에게까지 옮겨 붙었을까? 어릴 때 진저리 친 아버지의 폐병이 못마땅한 아들에게 도진 걸까? '폐병쟁이들이

찐빵으로 그 피를 찍어 핥아 먹던' 시대에, 루쉰은 붉은 피를 토하면서도 죽기 직전까지 형형한 눈빛으로 꼿꼿하게 담배를 피웠다. '절망이 허망한 것은, 희망과 똑같다'던 그였다. 죽은 뒤에 흘릴 것 같다던 '흐뭇한 울음'은 도대체 어떤 걸까?

[폐결핵] Pulmonary Tuberculosis. 肺結核

결핵균이 허파에 들어와 일으키는 전염병이다. 결핵균은 허파, 콩팥, 신경, 뼈, 뇌 등 대부분의 조직을 파괴할 수 있지만, 허파에 생기는 폐결핵이 가장 흔하다. 기운이 없고, 입맛이 떨어지며, 몸무게가 줄어든다. 기침이나 가래가 심해지다가 피가 섞여 나온다. 결핵균은 잠복했다가 오랜 시간이 지난 뒤에 발병하거나, 매우 천천히 증식하면서 영양분을 가로채고 조직을 파괴하기 때문에 알아차리기가 쉽지 않다. 환자가 말을 하거나 기침, 재채기를 할 때 퍼져나간 결핵균이 공기에 떠다니다가 다른 사람의 호흡기로 들어가 감염을 일으킨다.

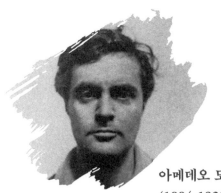

'모가지가 길어서
슬픈' 여인을
그린 모딜리아니

아메데오 모딜리아니
(1884-1920)

1906년 '예술가들의 성지'로 꼽히는 프랑스 파리 몽마르트에 '저주받은' 이름을 가진 젊고 잘 생긴 화가가 나타났다. 이탈리아에서 그림 공부하러 온 아메데오 모딜리아니다. 친구들은 그를 짧게 '모디'(Modi)라 불렀다. 발음이 같은 프랑스어 'maudit'는 하필 '저주받은'이라는 뜻이다. '저주받은 화가'는 낮에는 인정받지 못하는 그림을 그리고, 밤에는 술과 담배와 마약에 찌든 모습으로 금방 유명해졌다.

준수한 외모 덕에 모디는 술집 여자들에게 인기가 많았다. 낮에는 그들을 모델로 누드를 그리고, 밤에는 그들과 어울려 흥청망청 방탕에 빠져들었다. 몽마르트에서 소문난 '저주받은 화가'는 밥값 대신 준 그림이 욕설과 함께 거리에 내던져지고, 전시회에 출품한 작품이 외설스럽다고 철거당하는 수모까지 당했다. 이렇게 망신당한 그림 몇 점은 지금 경매에서 1천억 원이 넘는다.

어릴 때 몸이 약해 다들 오래 살지 못할 거라 걱정했다. 열한 살에 늑막염에 걸린 것을 비롯해서 열셋에 장티푸스에 이어 열일곱에 덜컥 결핵에 걸렸다. 당시 결핵은 목덜미를 붙잡는 죽음의 신이나 마찬가지였다. 몽마르트에 도착한 모디는 결핵을 숨기기 위해 필사적으로 술과 담배와 마약에 빠져들었다. 자포자기다. 얼마 남지 않은 목숨, 결핵이 알려지면 그림을 그릴 수 없다.

당시 모딜리아니가 그린 초상화의 주인공은 대개 눈을 감거나 눈동자가 보이지 않는다. 눈을 뜰 자신이 없었을까? 누드는 더 그렇다. 열린 공간에서 벽에 걸린 벌거벗은 여인의 풍만한 몸을 감상할 엄두를 내기 어렵다. 아무리 그림이라도 알몸을 드러낸 여인과 눈이 마주치는 건 부담스럽다. 모디는 결핵을 마주할 용기가 없었던 것이다.

모딜리아니는 모델의 아름다운 동작을 단박에 포착하는 놀라운 눈을 가졌다. 갸름하게 긴 얼굴, 사슴처럼 긴 목, 살짝 오므린 입술, 그리고 눈동자가 없는 눈을 가진 여인은 알 듯 모를 듯 꿈꾸는 듯한 표정을 지었다. 여인은 갸우뚱한 얼굴로 긴 손가락을 뺨에 대거나 가냘픈 팔로 턱을 괴었다. 1917년 불꽃처럼 짧은 인생을 함께 했던 잔느 에뷔테른느가 뮤즈처럼 나타났다.

잔느는 '모가지가 길어서 슬픈' 여인이었다. 열아홉의 꽃다운 미술학도가 왜 열네 살이나 많은 가난한 미남화가에게 빠졌을까? 실제로 그녀는 그림처럼 목이 길고 살짝 뒤틀렸다. 근육이 비틀어져 불안한 자세와 어색한 운동을 보이는 근육긴장이상증이다. 사랑에 빠진 잔느를 그리면서 모딜리아니는 술도 줄이고 담배도 끊었다.

영화 〈모딜리아니〉에서 자신의 초상화를 본 잔느가 물었다. "당신이 그리는 내 얼굴엔 왜 눈동자가 없나요?" 모딜리아니가 답했다. "당신의 영혼을 다 알고 난 뒤에 눈동자를 그릴게요." 얼마나 멋진 대사인가! 1918년 첫딸이 태어나면서부터 모딜리아니가 그리는 잔느에게 눈동자가 생겼다. 현실을 마주 보기 시작한 것이다.

'모디'의 저주는 현실이 됐다. 무절제한 생활로 몸이 다 망가진 모딜리아니는 3년 남짓한 행복을 누리고 1920년 결핵성 뇌수막염으로 눈을 감았다. 향년 35세. 병원으로 달려온 잔느는 주검을 붙들고 미친 듯이 울다가, 이틀 뒤 머물던 아파트 5층에서 배 속의 아기와 함께 몸을 던졌다. 긴 목을 늘어뜨리고 슬픈 눈도 뜨지 않았다. "천국에서도 당신의 모델이 돼 드릴게요.” 향년 21세.

[뇌수막염] Meningitis. 腦髓膜炎

뇌를 둘러싸고 있는 얇은 막(뇌수막)에 염증이 생기는 질환이다. 뇌수막은 척수와 바로 연결되기 때문에, 뇌척수막이라고도 한다. 갑자기 머리가 아프고 열이 나며 온몸을 떨게 되는데, 그 강도가 상당히 심한 편이다. 일곱 살 이하의 어린이나 쉰 살 이상의 노인에게 잘 생긴다. 에코바이러스 같은 바이러스나 폐렴연쇄구균 같은 세균이 뇌수막에 들어와 염증을 일으킨다. 바이러스성 뇌수막염은 쉽게 낫지만, 세균성 뇌수막염은 심각한 후유증과 함께 치사율도 높다.

[근육긴장이상] Dystonia. 筋肉緊張異常

근육이 계속 오그라들면서 몸의 일부가 꼬이거나 뒤틀린 자세를 보이는 증상을 말한다. 어린이는 주로 다리에, 어른이 되면서 얼굴, 목, 팔에 증상이 나타난다. 목이 기울어진 경우 ‘기운목’(사경증. 斜頸症)이라고도 한다. 자기도 모르게 턱이나 눈꺼풀을 부르르 떨기도 한다. 유전적인 원인으로 알려져 있으며, 특정 원인 질환의 합병증으로 생기기도 한다.

그래서 차라투스트라는 이렇게 떠났다

'목신의 오후'에 클로드 드뷔시가 앓은 대장암

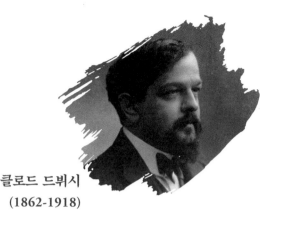

클로드 드뷔시
(1862-1918)

목신(牧神)은 오후가 되면 왜 졸릴까? 그리스 신화에서 판(Pan)은 얼굴과 몸은 사람이고, 허리 아래는 짐승인, 반인반수(半人半獸) 목축의 신이다. 따뜻한 여름날 오후, 무성한 나무 그늘에서 문득 잠에서 깬 판은, 피리를 불다가 물속에서 노는 님프를 보았다. 수련(睡蓮)일까, 백조(白鳥)일까? 판은 멍하게 님프를 좇다가 함께 어울려 뒹구는, 나른하고 관능적인 몽상에 빠진다.

「목신의 오후」는 스테판 말라르메가 쓴 시다. 클로드 드뷔시가 전주곡으로 풀어냈다. 드뷔시는 전주곡으로 충분하니, 간주곡이나 피날레는 필요 없다고 호언했다. 플루트가 앞장서 뽑아내는 선율을 오보에와 클라리넷이 받쳐주면서, 모호한 화음이 몽롱하고 신비로운 관현악을 들려준다. 햇살 나른한 숲에서 일어나는 풋풋한 풀 냄새와 살랑거리는 바람소리를 목가적인 풍경으로 그려낸 것이다.

드뷔시는 당시 작곡에 필수적인 화성법(和聲法)을 따르지 않았다. 학창시절 교수가 "도대체 자네는 어떤 규칙을 따르는가?"라며 짜증내자, 악동 드뷔시는 "즐거움만 따를 뿐"이라 대꾸했다. 시시각각 바뀌는 자연의 모습에 어찌 규칙의 잣대를 들이댈 수 있을까? 숲, 물, 햇살, 구름, 바람 같은 자연이 주는, 그때그때의 미묘한 느낌을 화성과 음색으로 표현하려는 인상주의 음악이다.

악동은 목신처럼 살고 싶었을까? 열여덟 살에 유부녀와 사랑에 빠졌다가, 스물다섯 살에 헌신적인 아가씨의 내조를 받다가, 서른일곱 살엔 그 친구와 결혼해버렸다. 4년 뒤 제자의 어머니와 사랑에 빠져 마흔여섯 살에 두 번째 결혼을 저질렀다. 드뷔시에겐 사랑도 '인상주의'였을까? 그의 음악처럼, 사랑도 '이중주' 또는 '삼중주'로 숨가쁘게 옮아 다녔다. 여기저기 헤프게 양다리를 걸쳤다는 이야기다.

목가적인 연애편력에 갑자기 총성이 울렸다. 그것도 두 번이나! 10년 동안 내조했던 아가씨는 자신의 친구와 염문을 뿌리는 드뷔시에게 진저리를 치다가 1897년 자살을 시도했다. 드뷔시와 결혼한 친구는 남편이 제자의 어머니와 불륜에 빠지자, 자살 미수에 그쳤던 친구처럼 파리의 콩코드 광장 한복판에서 권총을 들고 난동을 부렸다. 방탕한 '목신'은 아랑곳하지 않고 결혼 9년 만에 제자의 어머니와 재혼했다.

건강에도 '총성'이 울렸다. 재혼한 다음해인 1909년 진단받은 대장암이, 한적한 시골에 울린 총성처럼 목가적인 낭만을 박살내버렸다. 똥에 피가 섞여 나오는 증상을 지저분한 치질이라 여겨 창피하다고 미루다가, 말기암으로 진단받은 것이다. 6년을 버티다가 대장을 일부 잘라내는 수술을 받고, 2년 뒤 인공항문까지 달았다. 그의 푸념대로 '걸어다니는 시체'가 됐다. 목신은 반인반수라, 허리 아래가 결국 짐승이 된 걸까?

드뷔시는 조국 프랑스에 대한 자부심이 강했다. 한때 독일의 리하르트 바그너에 심취했지만, 그 음악을 '일출로 착각할 뻔한 일몰'이라 애써 깎아내렸다. '음악의 본질은 형식이 아니라, 색과 리듬을 가진 시간에 있다'는 것이다. 드뷔시는 독일 음악을 극복한 프랑스 음악을 만들고 싶었다. 하지만 파리에서 난데없이 독일군 포탄 소리가 들렸다. 1차 대전이다.

따뜻한 오후가 아닌데 시도 때도 없이 나른하고, 맥없는 졸음이 쏟아졌다. 의사가 처방한 코카인과 모르핀 같은 약물 때문이다. 신화의 숲에서 목신은 한가로이 피리를 불었지만, 당시 파리에선 다급한 사이렌이 울렸다. 방탕한 '목신'은 1918년 3월 목가적인 피리 소리가 아닌, 요란한 포탄 소리를 들으며 영원한 몽상에 빠져들었다. '목신의 오후'가 끝났다. 향년 54세.

[대장암] Colorectal Cancer. 大腸癌

대장의 점막에 악성 종양이 생겨 퍼져나가는 질환이다. 자주 배가 아프고 설사나 변비가 나타나며 똥에 피가 섞여 나온다. 동물성 지방을 많이 먹고 섬유질을 적게 섭취하며, 운동을 하지 않는 게 원인이다. 점막을 지나 림프 절을 타거나 대장 벽을 뚫고 다른 조직으로 빠르게 전이될 수 있다.

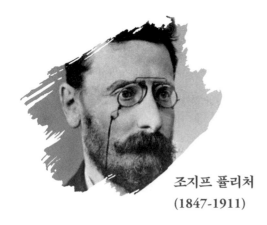

신문왕으로 등극하면서 장님이 된 조지프 퓰리처

조지프 퓰리처
(1847-1911)

"갑자기 어두워졌네." 1889년 튀르키예 콘스탄티노플 항구를 떠나는 크루즈에서 조지프 퓰리처는 주변을 둘러보며 말했다. 비서가 답했다. "어둡지 않은데요." "글쎄, 난 어두운데…." 휴양차 뉴욕을 떠날 때 주치의가 흥분하지 말라고 주의를 주었다. 하지만 그는 그리스에 머물 때 뉴욕에서 날아온 전보를 받고 벌컥 화를 냈다. 갑자기 눈 앞이 캄캄해진 건 격노의 대가였을까?

망막박리증이다. 눈에서 화면 역할을 하는 망막이 안쪽 벽에서 떨어져 떠 있기 때문에 상(像)이 맺히지 않는다. 모니터가 컴퓨터와 제대로 연결되지 않거나 전원이 빠진 것과 마찬가지다. 이 때 퓰리처는 불과 42세였다. 미국으로 돌아오자 주치의는 당장 은퇴하는 게 좋겠다고 따끔하게 경고했다. 이대로 가면 여생을 어둠 속에 살게 될 것이란다.

비슷한 상황은 6년 전에도 벌어졌었다. 주치의의 권고로 유럽에서 휴양하기 위해 출국하려고 잠시 뉴욕에 들렀다가, 퓰리처가 자꾸 고집을 부리는 바람에 크루즈가 발이 묶였다. 당시 뉴욕의 신문사 '뉴욕 월드'를 인수하기 위한 투자를 받는 데 '혈안'이 되어 있었기 때문이다. 바로 이 투자를 기반으로 그는 미국을 호령하는 '신문왕'(King of The Press)으로 등극할 수 있었다.

퓰리처는 어릴 때부터 근시가 매우 심한데다 안경을 써도 별 효과가 없는 약시까지 겹쳤다. 돈을 벌기 위해 오스트리아, 프랑스, 영국 군대에 잇달아 지원했지만 '저질 체력'으로 번번이 퇴짜를 맞았다. 독일군에 지원해서 미국 남북전쟁에 북군의 용병으로 투입됐다. 하지만 눈이 나쁜 탓에 '관심병사'로 몰렸으며, 하사관의 가혹행위에 맞서다가 상관폭행죄로 영창에 갇히기도 했다.

의사의 경고를 무시한 대가는 끔찍한 현실이 됐다. 왼 눈은 완전히 깜깜해졌고 오른 눈도 실명으로 치닫다가 10년 뒤엔 거의 장님이 됐다. 그래도 퓰리처는 고집스럽게 편집과 경영에서 물러나지 않았다. 결재할 때 서류를 읽을 수 없어 비서가 짚어주는 아래 쪽을 더듬어 'J. P.'라고 서명했다. 하지만, 시력을 바친 대가로 차지한 '월드' 본사는 24년 동안 세 번밖에 방문하지 못했다.

눈이 깜깜해지자 온갖 질병이 한꺼번에 몰려왔다. 두통, 천식, 소화불량, 불면증에 시달리던 퓰리처는 귀까지 예민해졌다. 앞이 안 보이면 신경도 날카로와지게 마련이다. 사무실엔 아예 나가지 못하고 집과 별장에 무덤처럼 적막한 방음실을 설치했다. 기자 출신답게 방음실 이름도 본인이 정했다. 'Vault'(납골당)와 'Tower of Silence'(침묵의 탑)다. 묘하게도 둘 다 '죽음'과 연관되어 있다.

가능한 한 번잡한 세상과 멀리 떨어져 있으라는 주치의의 권고에, 말년엔 아예 전용 요트 '리버티'에 실려 바다 위에서 세계를 떠돌았다. 퓰리처의 건강문제는 주로 배에서 벌어진 사건으로 기록된다. 그의 죽음도 '리버티'에서 벌어졌다. 1911년 10월, 책을 읽어주는 비서에게 그는 '좀 더 부드럽게' 읽어달라는 말을 남기고 완벽한 '어둠' 속으로 꺼져 들었다. 향년 64세.

늘그막에 퓰리처는 "하느님은 '뉴욕 월드'를 살리고 내 눈을 빼앗아 갔다"고 후회했다. 그는 '월드'를 살리려고 어긋난 취재와 선정적인 기사로 경쟁 신문과 진흙탕 싸움을 벌였다. '황색저널리즘'(Yellow Journalism)에 눈이 멀어버린 것이다. '재미없는 신문은 죄악'이라고까지 했다. 장님이 되고 나서야 '눈'을 뜬 것일까? 죽기 전에 그는 탁월한 참 언론인에게 주는 '퓰리처 상'을 제정했다.

[망막박리] Retinal Detachment. 網膜剝離

망막이 눈알 안벽에서 떨어져 시력에 장애가 생기는 질환이다. 망막이 뜨면 영양이 공급되지 않아 시세포의 기능이 떨어지면서 눈알이 찌그러들거나 앞을 볼 수 없게 된다. 눈앞에 날파리 같은 게 떠다니거나(비문증) 갑자기 불빛이 번쩍이는 듯한 증상(광시증)을 느낀다. 망막에 구멍이 생겨 액체가 흘러들어가면서 망막이 뜨게 된다.

그래서 차라투스트라는 이렇게 떠났다

대체의학으로
본인은 살아남은
마크 트웨인

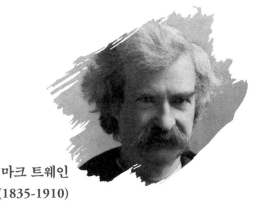

마크 트웨인
(1835-1910)

'톰 소여'와 '허클베리 핀'은 세계적으로 유명한, 소설 속의 개구쟁이다. 부모를 잃고 이모에게 얹혀사는 톰과, 주정뱅이 아버지에게서 도망친 허클베리는 걸핏하면 친구들과 싸우고 숲에 숨어 담배를 피우고 뗏목을 타고 도망 다니는 사고뭉치다. 저자 마크 트웨인은 본인과 친구들의 경험을 바탕으로 썼다고 했다. 19세기 중반 미국 미시시피강 주변 마을에서 벌어진, 거의 실화라는 이야기다.

요즘으로 치면 아슬아슬한 촉법소년 같은 톰이나 허클베리를 아들은커녕, 아들의 친구로조차 삼고 싶은 부모는 없을 것이다. 둘은 이미 '주의력결핍 과잉행동장애'(ADHD) 단계를 훌쩍 넘어선 걸로 보인다. '청개구리증후군'이라 불리는 '적대적 반항장애'(ODD. Oppositional Defiant Disorder)랄까? 실화를 토대로 썼다면, 혹시 마크 트웨인 본인이 ADHD나 ODD를 앓은 걸까?

팔삭둥이로 태어난 마크 트웨인은 죽음을 몹시 두려워했다. 죽음이 정말 가깝고 흔했던 시절이다. 일곱 형제 중에 넷이 어려서 죽었다. 죽은 아버지를 의사가 부검하는 걸 엿보고 열한 살 때 큰 충격을 받았다. 강가를 쏘다니다, 살해된 남자의 시체에 걸려 넘어져 소스라친 적도 있다. 사고로 죽은 동생 주검을 붙들고 일주일 넘게 울었다. 살아남으려면 톰이나 허클베리 같은 반항아 기질이 필요했을까?

일곱 중 넷을 잃은 어머니는 허약한 팔삭둥이를 살리기 위해 필사적이었다. 특허를 받은 약부터 시작해서 동종요법과 주술치료까지 효험있다고 소문난 요법은 다 해봤다. 어린 아들에게, 당시 만병통치약처럼 팔던 '돌팔이 진통제'(Perry Davis' Pain Killer)를 자주 먹였다. 알코올에 아편과 약초 따위를 섞은 독한 약물이다. 어쨌든 효과가 있었는지, 아들은 오래 살아남았다.

어머니의 극성 아래, 살아남은 아들은 열렬한 대체의학 지지자가 됐다. 못 미더운 의사의 처방보다, 무턱대고 종기를 잘라내고, 고름을 터뜨리고, 피를 짜내는, 고문 같은 민간요법에 매달렸다. 물요법, 전기요법, 단식요법, 정골요법, 동종요법, 대증요법 같은 민간요법에 두루 정통했다. 심지어 등유에 향수를 섞은 동창(凍瘡) 치료제나 탈지유(Skim Milk)로 만든 만능 건강기능식품을 직접 개발해서 팔다가 몽땅 날려 빈털터리가 되기도 했다.

늘그막엔 아내가 건강 때문에 극성을 부렸다. 장티푸스를 앓은 뒤 심한 신경쇠약으로 히스테리성 마비까지 나타났다. 아내의 죽음을 전후로 네 자녀 중 셋이 디프테리아, 뇌수막염, 심장마비로 잇달아 죽었다. 가족을 지키지 못했다는 자책이 심해졌다. 어머니는 일곱 중에 셋을 살렸지만, 자신은 넷 중에 하나밖에 살리지 못했다! 자신이 처방한 건강요법조차 전혀 듣지 않자 우울증이나 조울증까지 앓은 것으로 보인다.

마크 트웨인은 예지몽(豫知夢)을 믿었다. 어떤 큰 일은 꿈이 먼저 알려준다는 것이다. 동생 헨리가 죽는 꿈을 꿨는데 며칠 뒤에 실제로 죽자 동생을 지키지 못했다고 자책했던 그다. 마크 트웨인은 자신이 핼리 혜성과 연결되어 있다고 생각했다. 핼리가 지구로 다가온 1835년 태어났으니, 핼리가 다시 지나갈 때 죽을 것이라 예언했다. 1910년 4월 20일 핼리가 발견됐다. 하루 뒤 그는 혜성을 따라갔다. 향년 75세. 사인은 협심증으로 인한 심장마비.

19세기마저도 의학이 대중에게 신뢰를 주지 못하던 시절이었을까? 너무 가까운 고통과 흔한 죽음에 사람들은 대체의학이나 주술에서 헤어나질 못했다. 톰과 허클베리의 '반항장애'에서 필사적으로 몸부림치는 마크 트웨인의 모습이 엿보인다. "건강에 대한 책을 읽을 땐 조심하세요. 잘못된 글자 때문에 죽을 수도 있습니다"(Be careful when reading health books; you may die of a misprint). 웃으라는 유머일까, 웃지 말라는 조롱일까?

[반항장애] Oppositional Defiant Disorder(ODD). 敵對的 反抗障碍

상대방에 맞서 뚜렷하게 대들거나 반대하거나 화를 돋우는 짓을 6개월 이상 계속하면서 사회적인 관계에 해를 끼치는 행동장애의 일종이다. 또래와는 잘 지내면서 부모나 교사처럼 윗사람에게 대들기 때문에 아동기 품행장애(Conduct Disorder)라고도 한다. 대개 주의력결핍 과잉행동장애(ADHD)를 함께 갖고 있다. 어릴 때는 먹기, 자기, 똥오줌 가리기를 훈련할 때 반항적인 행동과 함께 분노발작을 일으키며, 10대에는 정리정돈, 목욕, 말대꾸, 숙제 같은 걸로 마찰을 일으킨다. 나이가 들면서 대개 상당히 누그러드는 편이다.

[대체의학] Alternative Medicine. 代替醫學

병원의 표준 치료에서 벗어나, 나름대로 철학적이거나 문화적이거나 주술적으로 고유한 가치관에 따라 진단하거나 치료하는 방법이다. 정규 의학교육으로 얻은 지식이 아니고, 병원에서 일반적으로 사용하지도 않기 때문에, 의료보험을 적용받지 못한다. 논문이나 임상으로 충분히 검증되지 않거나, 아직 또는 전혀 권장되지 않는 예방·진단·치료 방침이다. 정통의학과 연결해서 보완의학(Complementary Medicine)이나 통합의학(Integrative Medicine)이라고도 한다. 정규 교육과정에서 벗어나 고유한 가치관을 추구하는 대안학교(Alternative School. 代案學校)와 비슷한 맥락으로 보면 된다.

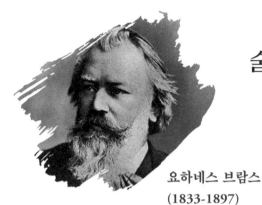

술에 취해 코를 고는 브람스를 좋아하세요?

요하네스 브람스
(1833-1897)

19세기 후반, 음악의 도시 오스트리아 빈의 고급 레스토랑 '붉은 고슴도치'(Rother Igel)에 뚱뚱한 노신사가 매일같이 친구들과 함께 찾아와 푸짐한 점심을 즐겼다. 그는 쇠고기덮밥과 쇠고기스튜를 좋아했다. 매번 맥주를 한두 주전자씩 곁들었고, 가끔 헝가리 와인도 찾았다. 생선요리도 빼먹지 않았다. 청어 샐러드를 우물거리다가, 부족하면 정어리 통조림을 들고 그 기름을 홀짝거리기도 했다.

점심을 먹고 나면 부근에 있는 카지노에 들러 코냑을 섞은 커피를 놓고 느긋하게 신문을 읽었다. 술이 거나하게 취하면, 가끔 근처 제과점에 들러 염치도 없이 세상 떠나갈 듯 코를 골았다. 유명한 작곡가의 대중적인 낮잠이 빈의 '관광거리'로 떠오를 정도였다. 20대에 헝가리에 연주여행을 다니면서 집시처럼 생활했던 흔적이다. 〈헝가리 무곡〉(Op. 39)에 영감을 주었던 경험이다.

연주여행을 다닐 때 동료들은 수면장애를 호소했다. 그 유명한 〈자장가〉(Op. 49)는 그들을 달래기 위한 것이었을까? 1853년 프란츠 리스트는 자신의 연주에 잠든 그를 보고 기분이 상했고, 1890년 구스타프 말러는 그가 코를 고는 바람에 지휘를 그만두기도 했다. 여행으로 피곤했다고 둘러대긴 했지만, '빈의 명물' 코골이는 자면서 숨이 멈추는 듯한 수면무호흡증까지 앓은 것으로 보인다.

1853년 존경하는 로베르트 슈만의 대문 앞에서 두근거리던, 스무 살의 젊고 야심 찬 요하네스 브람스는 어디로 갔을까? 스승의 아내 클라라를 남몰래 연모하던 수줍은 청년은 어디로 숨었을까? 뚱뚱해진 30대 중반에 코트가 끼어 못 입게 되고, 목도 부풀어 넥타이를 싫어하다 아예 목 단추까지 풀어버렸다. 살찐 목을 가리기 위해 40대 중반부턴 수염을 길게 길렀다. 술을 많이 마시고, 아무 데서나 코를 골며, 짜증을 자주 냈다. 수면부족 때문일 것이다.

호사가들은 브람스를 요한 제바스티안 바흐, 루트비히 판 베토벤과 함께 독일을 대표하는 음악가 '3B'로 불렀다. 브람스에게도 '3B'가 달렸다. Beer(맥주), Belly(배불뚝이), Beard(털보)다. 술을 그렇게 많이 마셨으니 간이 성할 리 없다. 'B'를 하나 더 추가해야 할 것이다. 'B형 간염'이다. 실제로 그는 간염에 간경변까지 앓았고, 간암 증상까지 보였다. 그의 아버지도 간암으로 죽었다.

1896년, 평생 애타게 연모하던 여인이 뇌졸중으로 죽었다. 향년 76세. 조울증에 시달리던 남편 슈만이 폐렴으로 죽은 뒤 40년을 꼿꼿하게 홀로 살았던 클라라다. 이틀을 달려 장례를 치르고 돌아온 브람스는 갑자기 살이 빠지면서 피로가 잦아졌다. 눈동자와 얼굴이 누레지는 황달에 이어, 간경변으로 진단받았다. 나중엔 췌장암이 간으로 퍼져 간암까지 생긴 걸로 보인다.

이듬해 3월, 빈에서 열린 음악회에 브람스는 허옇게 센 수염과 누렇게 뜬 눈에, 옷걸이에 걸린 듯 여위고 늘어진 몸을 끌고 나타났다. 자신의 마지막 〈교향곡 4번〉(Op. 98) 연주회에 초청받은 것이다. '늦가을의 교향곡'이라는 별명 때문일까, 작곡가의 몸도 앙상하게 말랐다. 한 달도 지나지 않은 어느 날 새벽, 목이 마른 작곡가는 마지막 와인으로 목을 축였다. 향년 64세. "음, 맛이 좋군."

프랑스인들은 브람스를 그리 좋아하지 않는 편이다. 독일인이기 때문이다. 프랑스 소설가 프랑수아즈 사강이 1959년 그녀의 소설에서 불쑥 브람스를 불러냈다. 서른아홉 나이든 이혼녀가 스물다섯 젊은 남자에게서 느끼는 미묘한 감정의 변화를 그린 소설이다. 브람스와 클라라도 열네 살 차이였다. 연하남이 연상녀에게 데이트를 청했다. "브람스를 좋아하세요?"

[코골이] Snoring.

자면서 숨을 쉴 때, 좁은 숨길을 지나는 숨이 코, 입천장, 목젖, 후두 같은 주변에 반복적인 진동을 일으키는 호흡잡음이다. 관련 질환으로 편도가 붓거나, 몸이 살이 찌면서 주변 근육이 늘어지는 경우, 숨길이 좁아져 진동이 생기게 된다. 비만은 물론 흡연, 음주, 피곤도 중요한 요인이다. 숨길이 조금 막히면 코고는 소리만 나고, 많이 막히면 수면무호흡으로 악화된다. 저산소증과 고탄산혈증으로 멍한 상태가 잦고, 아무 때나 자주 졸게 된다.

[수면무호흡증] Sleep Apnea Syndrome. 睡眠無呼吸症

코를 골면서 자는 도중에 숨이 끊기는 듯한 증상이 자주 발생하는 수면장애로, 옆 사람은 물론 본인도 깊은 잠에 빠지기 어려운 질환이다. 힘들게 숨을 쉬며, 가슴을 헐떡이고 땀을 많이 흘린다. 바로 누우면 숨쉬기가 어려워 몸을 자주 뒤척인다. 밤에 제대로 자지 못한 탓에 낮에 자주 졸게 된다. 비만으로 지방이 쌓이면서 목 안의 공간, 숨길이 좁아진 것이 원인이다. 오랫동안 계속되면 산소 공급이 모자라, 부정맥, 고혈압, 심부전, 호흡부전 같은 질환으로 이어질 수 있다.

그래서 차라투스트라는 이렇게 떠났다

니트로글리세린으로
돈을 벌고
건강은 잃은 노벨

알프레드 노벨
(1833-1896)

달콤한 맛이 나는 투명한 액체인 니트로글리세린은 너무 예민해서 '깃털만 살짝 닿아도' 바로 폭발할 정도로 위험하다. 1847년 니트로글리세린을 처음 합성한 이탈리아의 아스카니오 소브레로도 사고로 얼굴을 크게 다쳐 '만들어서는 안 될 걸 만들었다'며 벌벌 떨며, 그 폭발력에 너무 놀란 나머지 발명품이 알려지지 않도록 한동안 비밀에 부치기도 했다.

에덴동산의 선악과였을까? 토리노 대학에서 소브레로와 같이 공부한 알프레드 노벨이 '선악과'의 비밀을 눈치챘다. 친구가 따지 말라고 경고한 '선악과'에 반한 노벨은 니트로글리세린에 흙(규조토)을 섞은 고체 형태의 다이너마이트를 만들어냈다. 그리고 당시 수에즈운하 같은 대형 토목공사에 납품해서 큰 돈을 벌었다. 다이너마이트가 터널을 파는 데 혁신을 가져온 것이다.

선악과를 건드린 대가였을까? 노벨은 가족과 직원을 잃었다. 다이너마이트를 개발하는 과정에서 1864년 니트로글리세린이 폭발을 일으켜 막냇동생 에밀과 직원 4명과 행인 1명이 죽었다. 막내의 죽음에 아버지도 충격을 받고 장애인이 됐다. 사고 소식이 일파만파 퍼지면서 스톡홀름 시내에서는 더 이상 실험을 할 수 없게 됐다. '에덴동산'에서 쫓겨난 그는 호수에 배를 띄워놓고 실험을 계속했다.

다이너마이트는 전장에서 수많은 사람을 죽인 살상무기로 변질됐다. 노벨은 '무기를 버리라'는 평화운동을 지원하면서 자신의 업적에 회의감을 품었다. 결정타는 프랑스의 한 신문기사였다. 형 루드비그가 죽었는데, 그가 죽은 것으로 부음이 났다. '내 발명품이 평화조약보다 더 빠른 평화를 불러올 것이다'고 호언하던 노벨은 자신이 '죽음의 상인'이라 불린 것에 큰 충격을 받았다.

니트로글리세린은 사람의 몸 속에 있는 터널(혈관)을 뚫는 데도 놀라운 '폭발력'을 인정받았다. 다이너마이트 공장 직원들은 두통이 잦고 흉통이 적었다. 단맛이 나는 니트로글리세린을 슬쩍슬쩍 먹었던 것이다. 이를 눈치챈 영국의 윌리엄 머렐은 1878년 니트로글리세린을 물로 희석한 의약품을 개발했다. 빠른 혈관확장 효과로 심혈관 질환의 묘약으로 인정받은 니트로글리세린은 환자들이 무서워하지 않도록 약명이 '트리니트린'으로 정해졌다.

협심증을 앓던 노벨이 찾아간 의사는 공교롭게도 트리니트린을 처방해 주었다. 머리가 아프고 가슴이 답답했다. 아픈 원인이 머릿속 두통일까, 마음속 양심일까? 어쩌면 자신의 몸에 '폭약'을 넣는 게 두려웠을지도 모른다. 노벨은 친구에게 푸념의 편지를 보냈다. "니트로글리세린을 복용하라고 처방 받았다네. 그야말로 운명의 아이러니가 아닌가!"(Isn't it the irony of fate that I have been prescribed N/G 1, to be taken internally!).

'선악과'의 저주였을까? 니트로글리세린이 두통을 일으키는 것을 너무 잘 아는 노벨은 약을 먹지 않고 버티다가 결국 63세에 뇌출혈로 죽었다. '재산은 물려줄 수 있지만, 행복은 물려줄 수 없다'는 그의 명언에 '건강'도 추가해야 할 것이다. 유언에 따라 인류의 복지의 공헌한 사람에게 주는 노벨상이 만들어졌다.

노벨이 푸념했던 '운명의 아이러니'는 그가 죽은 뒤에도 계속됐다. 그가 사망한 102년 뒤인 1998년 미국의 세 과학자가 니트로글리세린에 관한 연구로 노벨생리의학상을 받았다. 니트로글리세린의 대사물질인 일산화

질소가 평활근에 작용해 혈관을 확장하는 기전을 밝혀낸 공로를 인정받은 것이다. 하늘에서 노벨이 쓴웃음을 지었을 것이다.

[협심증] Angina Pectoris. 狹心症
심장동맥(관상동맥)이 좁아져 심장근육이 산소와 영양분을 제대로 공급받지 못하게 되면서 가슴에 통증을 일으키는 질환이다. 가슴을 쥐어짜는 듯한 통증과 호흡곤란이 잠시 지나갔다가 다시 찾아온다. 고령, 흡연, 고혈압, 당뇨병 같은 요인으로 생길 수 있다. 그대로 두면 심장근육에 손상이 생기는 심근경색으로 이어지기 쉽다.

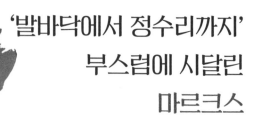

'발바닥에서 정수리까지'
부스럼에 시달린
마르크스

카를 마르크스
(1818-1883)

'정말 보헤미안 지식인처럼 살고 있다. 씻거나, 꾸미거나, 이불을 빠는 일은 거의 없고, 술 마시기를 좋아한다. 다만, 며칠을 빈둥거리다가도 작업이 많을 때는 밤이고 낮이고 쉴 새없이 일한다.' 국적없이 독일, 벨기에, 프랑스를 떠돌아다니다가 영국 런던의 두 칸 다락방에 숨어 살던 카를 마르크스를 몰래 감시하던 경찰이 남긴 기록이다.

그 '캄캄한 동굴'(방)에 들어가면 석탄에서 나오는 연기와 마르크스가 피우는 담배 연기가 뒤섞여서 앞이 보이지 않을 지경이었다. 눈이 익숙해지면 더럽고 먼지 덮인 가구가 어슴푸레 모습을 드러냈다. 이렇게 불결한 환경에 사는 가족이 건강할 리 없다. 마르크스는 일곱 자녀 중에 넷을 어린 시절에 잃었다. 스스로도 '존재의 비참한 상태'라고 비관할 만큼 평생 건강이 좋지 않았다.

마르크스는 10대에 폐렴과 늑막염을 앓고 프로이센에서 병역을 면제받았다. 나이 서른을 넘으면서 간과 쓸개가 나빠졌다. 어두운 곳에 앉아 글만 쓰다 보니 두통과 신경통과 결막염이 잦아지고, 밤늦게까지 일을 하다 보니 만성 불면증에 시달렸다. 열악한 환경에서 제대로 먹지 않으면서, 운동도 하지 않고, 집필에 전념하기 위해 술과 담배와 아편에 의존했다.

'프롤레타리아의 질병!' 마르크스는 자신이 앓는 병이 자본주의가 자신에게 내린 천형이라 여겼다. 런던의 열악한 환경이나 더러운 다락방의 석탄아궁이는 그럴 수 있지만, 술과 담배는 자신이 절대 양보하지 않는 기호품이었다. '자본론'을 탈고하면서, 허옇게 부푼 수염 사이로 누렇게 찌든 이를 드러내며 말했다. "'자본론'으로는 이걸 쓰느라 피워댄 시가 값도 안 나올 걸세."

부스럼은 가엾은 마르크스를 가장 괴롭힌 질환이다. 그가 보낸 편지 곳곳에 부스럼 때문에 겪은 고통이 구구절절 드러난다. 마흔 중반 들어 발에 나기 시작한 부스럼이 등으로 옮겨갔다가 뺨으로, 다시 등으로 되돌아왔다. '두더지 잡기'처럼 짜증나게 힘들었을까? 결국 부스럼은 겨드랑이, 허벅지, 사타구니, 항문 주위로 번져 그의 온몸을 지배했다. '공산당 선언'에서 배회하는 '유령'처럼!

'주먹 크기'로 부푼 부스럼에 좌절한 마르크스는 스스로 면도칼을 들고 부스럼을 찌르거나 도려내기도 했다. 엉덩이가 아파 앉지도 못하고, 서서 집필을 이어갔다. 얼마나 고통스러웠을까? 그는 발바닥에서 정수리까지 온통 부스럼으로 시련을 겪은 구약성서의 의인 욥을 떠올렸다. '나는 욥만큼 고통을 받고 있다네. 단지 하느님을 두려워하지 않을 뿐'. 마르크스가 앓은 부스럼은 '화농성 땀샘염'(한선염)일 가능성이 높다.

아무리 그래도 부스럼이 생명을 위협할 리 없다. 석탄 그을음과 담배 연기가 마르크스의 코와 목과 기관지와 허파에 오랫동안 검은 흔적을 남겼다. 급성 기관지염이 결정타를 날렸다. 1883년 3월, 평생을 후원하던 절친 프리드리히 엥겔스가 눈물을 흘렸다. '살아있는 사람 가운데 가장 위대한 사상가가 생각하기를 그만두었다'(The greatest living thinker ceased to think). 향년 64세.

'약은 질병뿐만 아니라 의심도 치료한다'(Medicine heals doubts as well as diseases)던 그였다. 부스럼의 고통이 얼마나 처절했을까? 강퍅했지만 농담도 즐기던 마르크스는 자본주의에 대한 분노는 한사코 감추지 않았다. 자신이 겪은 부스럼의 고통을 부르주아가 그대로 치르도록 저주를 퍼부었다. "역사에서 사라질 때까지 부르주아 놈들이 내 부스럼을 기억하게 되기를."

[화농성 땀샘염] Hidradenitis Suppurative. 化膿性 汗腺炎

피부 깊숙이 생긴 붉은 부스럼과 흉터가 계속 나타나는 만성 피부질환이다. 한선염(汗腺炎)이라고도 한다. 사춘기 이후에 겨드랑이나 사타구니처럼 살갗이 접히는 부위에 붉은 부스럼이 커지다가 곪아 터지면서 고름이 나온다. 시간이 갈수록 통증이 심해지고 부위가 넓어지면서 만성 궤양으로 악화될 수 있다. 흡연이 증상을 악화시키는데, 원인은 유전적인 요인이나 자가면역 때문으로 짐작되고 있다. 심할 경우 살갗 아래 고름끼리 이어지는 길(농양 터널)이 생길 수도 있다.

그래서 차라투스트라는 이렇게 떠났다

침대에서 떨어진
'미운 오리새끼'
한스 안데르센

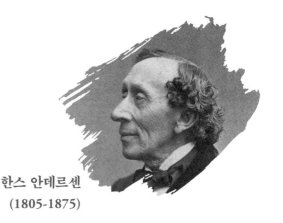

한스 안데르센
(1805-1875)

'꺼벙이 한스'(Stupid Hans)는 누가 봐도 눈에 띄었다. 라틴어 문법학교에서 큰 키(185cm)는 다른 학생보다 머리 하나만큼 더 크고, 자세도 구부정했다. 앞짱구 이마와 푹 꺼진 눈과 두드러진 코도 못생겼다. 입을 열면 말을 더듬거리고, 책도 제대로 못 읽고, 삐뚤삐뚤 맞춤법도 틀렸다. 그야말로 천생 '미운 오리새끼'였다. 교장은 아무데서나 대놓고 '미운 오리새끼'를 조롱했다.

열아홉에 학교에 가서 여섯 살이나 어린 동생 뻘들과 어울려 늦깎이로 문법을 배우던 한스 안데르센은 얼마나 힘들었을까? 한때 자살까지 고민했다. 열한 살에 아버지를 여의고, 어머니는 2년 뒤 재혼해버렸다. 학교에 가지 못하고 잡일로 생계를 유지하며 글을 썼지만, 맞춤법조차 몰라 퇴짜를 맞았다. 이 경험으로 쓴 게 「미운 오리새끼」(The Ugly Duckling)다. 안데르센은 단박에 날아올라 '백조'가 됐다.

구두수선공 아버지는 나폴레옹 전쟁에서 돌아온 뒤 신경쇠약으로 비실대다 눈이 내리는 날 죽었다. 어머니는 어린 아들에게 '눈의 요정'이 아버지를 데려갔다고 설명했다. 안데르센이 「눈의 여왕」(The Snow Queen)을 쓰게 된 배경이다. 일자무식 어머니는 부잣집에 빨래와 청소를 하러 다녔다. 「성냥팔이 소녀」(The Little Match Girl)는 어머니의 아픈 경험을 담은 눈물 나는 이야기다.

동화 같은 사랑만 알았던 탓일까? 불행하게도 '꺼벙이 한스'는 '플라토 닉 러브'(Platonic Love)에 집착하다 평생 독신으로 산 양성애자였다. 짝사 랑했던 스웨덴 여가수에게 거절당하자, 노래로 황제 곁을 지키는 동화 '나 이팅게일'(Nightingale)을 썼다. 후원자의 아들에게 호감을 고백했다가 받아 들여지지 않자, 왕자를 짝사랑하는 「인어공주」(The Little Mermaid)를 지어 냈다.

큰 키에 왜 그리 겁이 많았을까? 안데르센은 개를 무서워했다. 돼지에 기생하는 기생충 때문에 선모충증에 걸릴까 봐 돼지고기는 아예 먹지 않 았다. 불이 나면 바로 탈출하기 위해 여행 다닐 땐 짐 속에 밧줄을 넣어 다 녔다. 산 채로 생매장 당하는 것도 걱정거리였다. 매일 밤 잠자리에 들기 전에, 침대 옆에 '죽은 것처럼 보일 뿐입니다'(I only appear to be dead)라는 쪽지가 붙어 있는지 확인하곤 했다.

불안이 심하면 잠을 제대로 잘 리 없다. 헛된 백일몽(白日夢. Day-dream-ing) 때문이다. 예순이 넘어도 '미운 오리새끼' 시절이 악몽으로 재현됐다. 안데르센은 수면장애로 겪은 고통을 일기에 자주 남겼다. 잠이 오지 않아 이리저리 뒤척거리다가 침대에서 자주 떨어졌다. 한 번은 세면대에 이마 를 세게 부딪혀 오랫동안 통증을 호소하기도 했다. 낙상(落傷)을 자주 겪 다 보니, 아예 바닥에서 자는 날이 잦아졌다.

1872년, 침대에서 짐짝처럼 "콰당" 떨어졌다. 노년의 낙상은 좀처럼 회 복하기 어려웠다. 한번 드러누우니 온갖 질환들이 마귀 떼처럼 덤벼들었 다. 결정적으로 목을 조른 건 간암이다. 3년 뒤 여름, 안데르센은 동화의 나 라로 떠난 뒤 돌아오지 않았다. 향년 70세. 그는 장례식 음악으로 "나를 따 라 걸을 사람은 대부분 어린이일 것이니, 작은 걸음으로 박자를 맞춰 달 라"고 미리 부탁해뒀다.

만사에 그렇게 겁이 많고 소심했던 한스는 뜻밖에 죽음 그 자체에 대해 선 별로 두려워하지 않았다. 오히려 죽음을 하나의 멋진 사건으로 여긴 듯하다. "즐겨라. 죽을 시간은 충분하다"(Enjoy life. There's plenty of time to be dead). "죽음은 가장 아름다운 모험이다"(Death is the most beautiful adventure in life). 죽음조차 동화의 영역으로 여겼을까?

[낙상] Fall. 落傷

넘어지거나 떨어져서 몸을 다치는 상태다. 나이든 노인일수록 많이 발생하며 더 치명적이다. 주로 다치는 부위는 엉덩이뼈(골반), 넙다리뼈, 척추, 머리, 팔인데, 주로 남자노인은 뇌출혈, 여자노인은 엉덩이뼈나 넙다리뼈 골절이 흔하다. 넘어지거나 떨어지기 쉬운 주변 환경이 가장 큰 원인이며, 알코올이나 약물 때문에도 자주 발생한다. 낙상은 그 자체로도 위험하지만, 다칠까 봐 지나치게 조심하면, 오히려 근력이 약해져 낙상이 더 잘 생기기 쉽다.

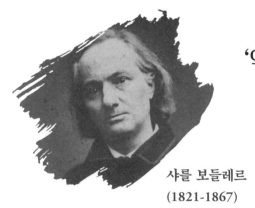

'악의 꽃'을 가꾸다가
실어증에 걸린
샤를 보들레르

샤를 보들레르
(1821-1867)

1840년대 중반 프랑스 파리의 멋쟁이 거리에, 머리부터 발끝까지 잔뜩 멋을 부린 젊은 파리지앵(Parisien)이 카페에 등장했다. 고급스러운 검은 정장에 보석 빛의 실크나 벨벳 스카프를 감고 짙은 향수를 둘렀다. 어떤 날은 넓은 이마에 빈약하게 헝클어진 머리카락을 짙푸른 색으로 염색하고 나타나, 친구들을 놀라게 하면서 루비 빛깔 나는 레드와인을 마구 들이켜기도 했다.

샤를 보들레르는 프랑스 사교계에서 금세 댄디즘(Dandyism)의 선구자로 떠올랐다. 천박한 부르주아의 속물주의를 거부하고, '정신적 귀족주의'의 자존심을 과시하려는 몸짓이다. 댄디즘은 관능적이거나 병적이거나 기괴하고 악마같은 소재에서 탐미적인 예술을 추구하는 퇴폐주의(Décadence)로 흘러갔다. 보들레르는 그 퇴폐적인 아름다움을 '악의 꽃'(Les fleurs du mal)이라 칭송했다.

'악의 꽃'은 도대체 어떻게 피어났을까? 스무 살도 되기 전에 퇴학당하고 사창가를 드나들던 보들레르는 일찌감치 매독(梅毒)에 시달렸다. 몸에 '매화꽃'처럼 징그럽게 핀 종기가 '악의 꽃'처럼 아름답게 보였을지도 모른다. 한 친구는 보들레르가 머리에 난 종기를 감추기 위해 일부러 머리카락을 짙은 초록으로 염색했다고 떠벌리기도 했다.

갑자기 쏟아진 아버지의 유산은 '악의 꽃'이 만발하도록 거름을 퍼부었다. 보들레르는 멋드러진 옷차림에 낭만적인 와인과 황홀한 아편에 빠져 2년 만에 엄청난 유산의 절반을 탕진해버렸다. 흑인 혼혈 무용수인 '검은 비너스' 잔 뒤발에게도 아낌없이 주는 사랑을 베풀었다. 오죽했으면 어머니가 요청해서, 법원이 아들을 금치산자(禁治産者)로 선고할 정도였다.

악마 같은 즐거움에 너무 깊이, 너무 오래 탐닉한 탓일 게다. 마흔도 되기 전에 온갖 악마들이 줄지어 찾아왔다. 밤에 찾아오는 악마는 악몽을 데려와서 밤새도록 놀고 갔다. 20대부터 '친했던' 아편과 매독과 고혈압은 다른 악마 같은 질병들을 자꾸 데려왔다. 1866년 어느 날, 뇌졸중이 날벼락처럼 내리 꽂혔다. 뇌의 좌반구에 '벼락'을 맞은 그는 몸의 오른쪽이 마비되어버렸다.

세상을 향해 쏟아낸 독설이 너무 많았던 탓일까? 뇌졸중이 그의 입을 막아버렸다. 실어증(失語症)이다. 좌뇌의 브로카 영역을 다친 보들레르는 우리말로 치면 "쳇!" "흥!" "헐~" 같은 외마디 소리만 냈다. 가장 자주 말한 단어는 'Crénom'(Holy Shit)이다. 말할 수 있는 거의 유일한 외마디조차 신성모독이다. 하긴, 주변에 온통 '악의 꽃'만 가득 핀 세상에선, 그럴 수밖에 없지 않을까!

다 큰 어른이 어머니 품에 안겨 죽는 경우는 없을 것이다. 침대에 누워 외마디 욕만 지르던, 가여운 보들레르는 1867년 8월 '돌아온 탕자'처럼 어머니의 품에 안겼다. 향년 46세. 탕자(蕩子)는 정말 돌아온 걸까? 시집『악의 꽃』에서 스스로 밝혔듯이, '늙은 갈보의 학대 받은 젖퉁이를 핥고 물어뜯는, 가난한 난봉꾼처럼 남몰래 맛보는 쾌락'을 즐겼을지도 모른다.

얼마나 섬뜩한 소름의 쾌락인가? 금단(禁斷)의 영역을 독설로 후벼 파던 '쾌활한 사자(死者)'가 '눈도 귀도 없는 더러운 친구들'(구더기)에게 당부했다. "방탕의 철학자, 부패의 아들들아, 주저 없이 내 송장을 파고들어가 내게 말해다오. 죽은 자들 사이에 끼어 있는 넋 없는 이 늙은 시체에게 아직 무슨 고통이 남아 있는가를!"

샤를 보들레르　　　**299**

[실어증] Aphasia. 失語症

뇌의 어떤 영역에 문제가 생겨 언어를 이해하거나 사용하는 능력에 문제가 생긴 언어장애다. 의식이 분명하고 발음기관도 정상이지만, 뇌가 망가진 위치에 따라 증상이 다르다. 브로카(Broca) 영역을 다치면 다른 사람의 말은 알아듣지만 말할 수 없고, 베르니케(Wernicke) 영역을 다치면 말은 잘 하지만 다른 사람의 말을 알아듣지 못한다. 원인 질병에 따라 뇌졸중은 증상이 바로 나타나며, 뇌종양이나 뇌염, 외상성 뇌손상은 증상이 느리게 드러난다.

군대는 물론 본인을
먹이는 데도
실패한 나폴레옹

나폴레옹 보나파르트
(1769-1821)

'군대는 뱃심으로 행군한다'(An army marches on its stomach)고 했던가? 거의 유럽 전역을 정복했던 나폴레옹의 군대는 굶고 또 굶으며 진군했다. 오죽했으면 배가 고파 '엎드려 기면서'(on its stomach) 진군했다는 농담이 나돌 정도다. 날씨나 도로가 좋지 않아 식량이 제때 오지 않았기 때문에 병사들은 민가를 약탈하면서 배를 채웠다. 가난한 폴란드나 러시아에서는 빼앗아 먹을 게 없어 쫄쫄 굶어야 했다.

1798년 시작한 이집트 원정은 비밀리에 빠르게 진행되는 바람에 물통조차 제대로 나눠 주지 못했다. 5만 명이 넘는 병사들은 알렉산드리아에서 카이로, 카이로에서 시리아로 가는 뜨거운 사막과 황무지에서 며칠씩 굶었다. 목이 말라 먹을 수 없는 딱딱한 빵은 거추장스러운 짐이었다. 더러운 물을 먼저 마시려고 하다가 우르르 깔려 죽고, 마신 병사들은 하나같이 이질에 걸려 드러누웠다.

군대는 잘 먹여야 진격한다. 이집트 원정에 나서기 3년 전, 나폴레옹은 막대한 상금을 걸고 '정복한 지역에서 식량을 구할 수 없을 때 병사들을 먹이는 방법'을 공모했다. 그나마 쓸 만한 대안이 나오는 데 15년 걸렸다. 1810년 제과업자 니콜라스 아페르트가 유리병에 넣은 음식을 끓인 뒤 밀봉하는 병조림 방법을 고안했다. 통조림의 원조다.

1812년 나선 러시아 원정도 별반 다를 게 없었다. 싸우다 죽은 병사보다 추위와 굶주림으로 쓰러진 숫자가 훨씬 많았다. 영하 20도로 꽁꽁 얼어붙은 전쟁터에서 식량을 구할 수 없어 허기진 병사들은 죽은 말에서 잘라낸 고깃덩이를 굽고 화약으로 양념해서 먹었다. 그나마 신선한 말의 간을 먼저 차지하기 위해 말 옆구리 부위를 놓고 다투기도 했다.

허술한 식량보급체계는 황제 본인에게도 마찬가지였다. 전혀 '황제스럽지' 않았다. 평소 소박한 한 끼 식사에 채 10분도 걸리지 않았다. 피곤에 지친 탓인지 대충 빨리 먹고 바로 드러누워 잤다. 선천적으로 위가 약한데다, 오랜 군사작전으로 제때 밥을 먹지 못했고 영양도 전혀 신경 쓰지 않았다. 말 위에서 빵 한 조각을 먹거나 소금으로 간을 한 감자로 끼니를 때웠다.

1815년 워털루 전투에서 무너진 황제는 오히려 유배지에서 '제대로' 식사 대접을 받았다. 아침은 8분, 저녁은 12분 만에, 혼자 후루룩 끝내버리던 식습관은 포로가 되어서야 '황제스럽게' 바뀌었다. 저녁마다 제복을 입은 영국군 장교들과 어울려 고급 도자기와 은수저가 놓인 화려한 식탁에서 상당히 긴 식사에 젖어 들었다. 마른 편이던 황제는 갑자기 배불뚝이 펭귄처럼 부풀었다.

세인트헬레나섬에 갇힌 지 5년이 조금 지났을까? 1821년 황제는 두 달 만에 몸무게가 10 kg 넘게 빠졌다. 자주 얼굴이 창백해지고 복통을 호소하다가 피를 토했고, 식은땀을 많이 흘려 하루에도 몇 번이나 옷을 갈아입곤 했다. 강퍅한 식습관이 위염→위궤양→위암으로 천천히 악화된 것이다. 두 달 뒤 황제는 51살로 세계 정복의 시계를 멈췄다.

빠른 기동력은 나폴레옹의 최고 무기였지만, 식량보급이 기동력을 따라가지 못했다. 유럽을 정복했지만, 평생 게을리한 끼니가 마지막 전투에서 황제의 발목을 잡았다. 가장 중요한 전투에서 몸이 불편해 잠시 지휘봉을 넘긴 게 패인 가운데 하나로 꼽힌다. 어쩌면 그의 불행은 평소 게을리한 끼니에서 비롯했을지도 모른다. 스스로 말하지 않았던가? "오늘의 불행은 언젠가 내가 잘못 보낸 시간의 보복이다."

[위암] Stomach Cancer. 胃癌

위장의 점막에 생긴 악성 종양이 점막을 뚫고 자라는 질환이다. 입맛이 없
어지고 윗배가 불편하고 소화불량과 함께 구토를 자주 느낀다. 헬리코박터
균에 감염되거나, 짜고 신선하지 않은 음식을 조심해야 한다. 점막을 지나
림프절을 타거나 위벽을 뚫고 다른 조직으로 빠르게 전이될 수 있다.

나폴레옹 보나파르트

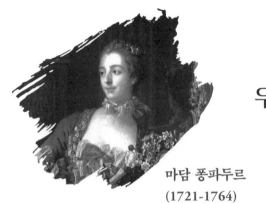

성가신 질염에도 우아한 품격을 지킨 마담 퐁파두르

마담 퐁파두르
(1721-1764)

1749년 프랑스 국왕 루이 15세는 지금으로 치면 내무부 장관을 맡은 백작을 해고했다. 요상한 노래를 퍼뜨리는 무리들을 잡아내지 못했기 때문이다. 전통민요 '깨어나라, 잠든 미녀여'(Réveillez-vous, belle endormie)에서 가사만 살짝 바꾼 노래가 갑자기 유행가처럼 떠돌았다. 아무리 심문해도 범인이 잡히지 않았다. 구전가요의 특징인 집단창작의 결과였기 때문이다.

문제가 된 가사는 '하얀 꽃'(fleurs blanches)이다. 프랑스어로 꽃 'fleurs'에 'u'자가 하나 더 들어간 'flueurs'는 월경(月經)을 뜻한다. 가사에서 '하얀 꽃'은 하얀 질분비물(냉)인 백대하(白帶下)를 은유했다. 발음은 비슷하지만 앞뒤로 야릇하게 바뀐 가사 때문에, 주인공이 누군지 쉽게 알아차렸다. 대중이 조롱한 대상은 프랑스어로 '물고기'를 뜻하는 푸아송(Poisson) 가문의 마담 퐁파두르다.

루이 15세의 사냥터에 '우연히' 나타나 왕실 가면무도회에 당당하게 초청받은 마담은 금세 국왕이 가장 자주 찾는 애첩이 됐다. 소심하고 까탈스러운 루이 15세를 다루는 방법을 잘 알았기 때문이다. 어머니에게서 미모와 재능을 물려받고, 아버지일지도 모르는 여러 아저씨 덕에 교양까지 갖춘 마담은 18세기 중반의 프랑스는 물론 유럽에 영향을 미친, '왕관을 쓰지 않은 여왕'이 됐다.

국왕은 마담이 항상 자기 주변에서 식사하도록 했다. 매일같이 억지로

방실방실 웃으며 맛있게 먹는 척해야 하는 기름진 궁중 식단은 미모와 몸매를 해치는 적일 수밖에 없다. 아무 때나 부르는 잠자리도 마찬가지다. 국왕의 아기를 가졌지만 두 번이나 유산했고, 문란한 파트너 때문에 성병까지 옮았다. 왕족과 교회는 마담이 성병을 옮긴 것으로 여겼다. 어느 쪽이든….

20대 후반에 냉(冷)이 흘러 비린내가 나고, 서른 즈음엔 불감증이 닥쳤다. 따뜻한 물이 든 비데(bidet)로 사타구니를 자주 씻고, 성욕에 좋다는 허브도 열심히 먹었다. 이때 개사한 '하얀 꽃' 민요가 떠돌았다. 30대에 불감에 이어 불임까지 되자, 마담은 베르사유 궁에 어린 소녀들이 머무는 '사슴공원'을 두고, 국왕이 '사슴'을 '사냥'하도록 했다. '뚜쟁이'로 욕먹는 이유다.

'사슴' 출신들이 슬슬 마담의 자리를 위협했다. '하얀 꽃'이나 '생선요리' 같은 유행가도 '뒤통수'를 괴롭혔다. 매일 아침 승마로 건강을 챙길 만큼 부지런했던 마담은 국왕을 만나기 전에 낳은 딸과 친정 아버지가 잇달아 죽자 무너지기 시작했다. 가족의 장례식에 슬퍼할 겨를도 없이 치장을 하고 연회에 참석해야 했기 때문이다. 쉴새 없이 접견과 행사와 잔치에 불려 다니던 마담이 고백했다. "내 인생은 끔찍해. 단 1분도 나만의 시간을 가질 수 없네".

아홉 살에 백일해로 죽을 뻔했다. 점쟁이에게서 '왕비가 될 상'이라는 점괘를 받은 어머니는 병약한 딸을 정성을 다해 키웠다. 마담은 감기와 기관지염을 달고 살았고, 대하증과 질염이 심했으며 유산도 여러 번 겪었다. '하얀 꽃' 노래로 인한 스트레스로 편두통을 호소하기도 했다. 몰래 숨어 피를 토하던 마담을 쓰러뜨린 건 폐결핵이다. 1764년 4월 국왕은 평민 출신이 베르사유 궁에서 죽는 것을 처음 허락했다. 향년 42세.

장례식 날 비가 왔다. 방에 틀어박혀 나오지 않던 국왕은 자기 곁에서 귀족보다 더 교양과 예의를 갖추고 죽을 때까지 우아하게 품격을 지킨 마담에게 경의를 표했다. "마담의 여행길에 날씨가 썩 좋지 않구려". 하지만, 왕실의 무능과 사치에 분노한 대중에겐 잔인한 묘비명이 떠돌았다. '20년을 처녀로, 15년은 창녀로, 7년을 뚜쟁이로 산 여인, 여기 잠들다'.

[질염] Vaginosis, 膣炎

여성의 생식기 질이 주로 세균에 감염돼 염증이 생긴 질환이다. 질에서 나오는 분비물, 냉(冷)의 색깔이 흐려지고 피가 나기도 하며, 가끔 생선 비린내가 나거나 가려움이나 통증까지 일으키기도 한다. 불결한 성교나 뒷물, 또는 습한 환경 때문에 박테리아, 편모충(트리코모나스), 효모(칸디다) 같은 미생물이 번식하는 게 원인이다. 골반염 등 다른 질환과 합병증으로 커질 수도 있다.

술을 산초 판자처럼
데리고 다닌
세르반테스

미겔 데 세르반테스
(1547-1616)

나이 지천명(知天命. 50)을 넘긴 삐쩍 마른 중늙은이가 갑자기 세상을 구하겠다고 나섰다. 정의를 세우고 불의를 쳐부수며 약자를 돕겠단다. 물려받은 낡은 갑옷을 꺼내고, 적잖은 재산을 팔아 비루먹은 말과 녹슨 창도 장만하고, 배불뚝이 충복 산초 판자도 옆에 데렸다. 당시 유행하던 기사도 소설에 푹 빠져 스스로 세상을 돌아다니는 기사가 되기로 결심한 것이다.

반평생 넘게 꾸려온 삶을 왜 갑자기 뒤집었을까? 잠도 안 자고 탐독한 책 속의 이야기를 현실로 혼돈할 걸까? 라만차의 기사 '돈키호테'가 앓았을 법한 질환은 '편집성 인격장애'(Paranoid Personality Disorder)다. 주변을 계속 의심하여 과장된 위협으로 받아들이며, 괴팍한 행동을 벌인 결과에 책임을 지지 않는 것이다. 묘비에 쓰인 대로 평생 '미쳐 살다가 정신 들어 죽었다'.

소설 『돈키호테』에 드러난 주인공의 정신병리학적 증상은 현대 의학이 감탄할 정도로 정확하게 묘사되어 있다. 육체적인 질환은 더 구체적이다. 소설은 출정을 떠난 기사가 혹시라도 생길 상처나 질병에 대비해서 알아야 할 약초 처방을 100가지도 넘게 제시한다. 의학적인 주제를 워낙 깊고 제대로 다뤄 의사가 아니면 이 정도로 쓸 수 없을 것이라는 분석이 나올 정도다.

미겔 데 세르반테스는 아버지가 이발사였다. 겸업 외과의사였다는 이야기다. 체계적으로 공부하지는 못했지만, 어려서 아버지에게 주워들은 풍월과 버려진 종이도 주워 읽는 타고난 지식욕으로 상당한 의학지식을 갖춘 걸로 보인다. 소설에 나오는 건강명언만 봐도 알 수 있다. '치아는 다이아몬드보다 더 가치 있다'. '건강의 시작은 질병을 알고 의사가 처방하는 약을 복용하려는 환자의 의지에 달려 있다'.

1605년 '돈키호테'를 발표할 때, 세르반테스도 돈키호테처럼 예순을 바라보는 중늙은이였다. 어릴 때부터 빚쟁이 부모를 따라 도망 다니다가 젊은 시절 한동안 전쟁과 포로와 감옥을 들락거렸다. 40대 후반에 감옥에서 떠올린 줄거리가 '돈키호테'다. 돈키호테가 던진 명제는 '나는 행동한다. 고로 존재한다'(Facio, ergo sum)는 것이다. 세르반테스가 '행동하기'(글을 쓰기) 위해 부른 산초 판자는 술이었다.

"선생님은 몸이 붓는 게 문젭니다. 바다의 소금물만큼 단물을 다 마셔도 해결되지 않을 겁니다. 먹는 걸 꼭꼭 챙기시고 술을 줄이세요. 어떤 처방보다 이게 제일 중요합니다." 환자가 대답했다. "다들 그렇게 말했죠. 하지만, 난 술을 마시기 위해 태어난 것 같네요. 술이 고픈 걸 어떻게 할 수가 없어요. 곧 맥박이 멈추고 내 삶이 끝날 겁니다. 이번 일요일쯤 죽을 수도 있어요."

세르반테스의 마지막 작품 『페르실레스와 시히스문다의 여행』에 나오는 구절이다. 대화에 등장하는 환자는 세르반테스였다. 자신의 이야기인 셈이다. 주변에서 건강을 위해 술을 줄이라는 충고를 수도 없이 들었지만, 그는 곧 죽을 걸 알면서도 등장인물의 입을 빌려 술이 고픈 심경을 고백했다. 그가 지은 돈키호테의 묘비명을 빌린다면 평생 '취해 살다가 정신 들어 죽었다'고나 할까?

실제로 그는 이 대화를 쓰고 나서 나흘 만에 죽었다. 예상한 일요일보다 하루 이른 토요일이다. 향년 68세. 사인은 당뇨병과 간경변으로 추정된다. 오랜 음주로 얻게 되는 지병이다. 의학지식이 상당히 풍부했던 그는 왜 스스로 술을 줄이지 못했을까? 그의 대답은 호방하다. '술은 핑계가 있을 때마다 마시고, 핑계가 없으면 가끔 마신다'(I drink when I have occasion, and sometimes when I have no occasion).

[당뇨병] Diabetes. 糖尿病

혈액 속의 당(糖)을 세포로 흡수하는 인슐린이 제대로 작동하지 않아 혈당이 지속적으로 높은 질환이다. 몸에서 당을 이용하지 못해 쉽게 피곤해지고, 쓰지 못한 당을 오줌으로 배출하게 된다. 혈당이 지나치게 높은 상태가 오래 가면 눈부터 발까지 온몸에 합병증이 생기기 쉽다.

[인격장애] Personality Disorder. 人格障礙

인격이 지나치게 한 쪽으로 치우친 상태로 굳어져 사회나 직장에 적응하지 못하는 기간이 길어지면서 일상 생활에 상당한 지장을 받는 질환이다. 이상하고 별나거나, 지나치게 변덕스럽거나, 불안하고 겁이 많은 증상으로 나타난다. 여러 원인 가운데 유전적인 요인과 어릴 때 학대나 무시를 당한 경험이 알려져 있다. 자신을 믿어주는 보호자가 사라지거나(사별, 이혼) 안정적인 생활이 깨지는(퇴사) 경우 더 심해진다.

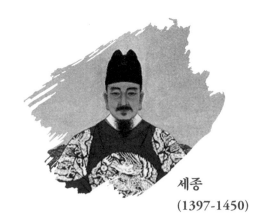

육식을 고집하면서
운동을 게을리 한
세종

세종
(1397-1450)

한국에서 가장 존경받는 세종대왕은 희한하게도 건강관리에서는 조금도 존경받을 짓을 하지 않았다. 『세종실록』을 보면 아픈 기록이 50번이 넘는다. 눈병 열두 번, 허리통증 여섯 번, 방광염 증상 다섯 번, 무릎통증 세 번, 목마른 증상 두 번, 몸무게 감소 한 번 등등. 통증도 나이에 비해 일찍 찾아왔다. 20대에 무릎통증이 나타나고, 30대에 허리통증을 호소하고, 40대에 눈이 많이 아팠다.

그 업적만큼이나 다양한 질병을 앓았다. 『세종실록』에서 풍질(風疾), 풍습(風濕), 안질(眼疾), 소갈(消渴), 임질(淋疾), 종기(腫氣)로 고통을 호소하는 안타까운 모습을 엿볼 수 있다. 이런 '종합병원'도 없다. 요즘 병명으로 해석하면 고관절염, 류머티스, 포도막염, 당뇨병, 요로결석, 종기 같은 질환을 두루 앓다가, 52세에 중풍(뇌졸중)으로 승하했다.

"고기는 씹을수록 맛이 나고, 책은 읽을수록 맛이 난다". 세종이 그만큼 고기 맛을 알았다는 이야기다. '수라상에 고기 반찬이 없으면, 상을 쳐다보지도 않았다'는 얘기가 나올 정도다. 나라가 가물어 기우제를 지낼 때도 고기를 챙겼다. 조선 2대 왕 정종이 죽자, 상주인 세종이 잠시 고기를 끊었다. 걱정스러운 태종은 '주상이 고기를 좋아하니, 내 상을 치를 때는 고기를 먹게 하라'고 미리 당부했다.

매일같이 책과 일에 빠져 살다 보니, 세종은 운동을 게을리했다. 태종이

'주상은 사냥을 좋아하지 않지만, 몸이 비중하니 가끔 밖에서 놀기도 해야 하므로 사냥을 함께 하면서 무사(武事)를 강습하려 한다'고 챙길 정도다. 육식을 많이 하고 운동을 하지 않으면 나타나는 결과는 뻔하다. 특히 '소갈'(당뇨)로 인한 합병증으로 고생한 것은 잘 알려져 있다.

세종은 왜 운동을 싫어했을까? 강직성 척추염을 앓은 것으로 보인다. 척추에 생긴 염증 때문에 움직임이 둔해지는 질환이다. 아무리 운동을 하고 싶어도 아파서 엄두를 내지 못하는 것이다. 세종은 불과 30대의 나이에 '허리와 등이 굳고 꼿꼿하여 굽혔다 폈다 하기가 어렵다'고 자주 호소했다. 강직성 척추염 환자들이 불평하는 통증이다.

강직성 척추염은 다른 조직을 침범하기도 한다. 세종의 척추염은 눈으로 번졌을까? 까끌거리는 통증이 왔다가 사라지기를 반복하는 포도막염이다. 세종을 괴롭힌 풍질이나 풍습 증상도 척추염과 관련 지을 수 있다. 아무리 말을 타고 사냥을 하고 싶어도 몸이 쑤시면 어쩔 도리가 없는 것이다. 식탐과 과로와 운동부족은 비만과 당뇨로 이어지고, 세종은 결국 '종합병원'이 됐다.

"나는 고결한 위인도 아니고 통치에도 능숙하지 않다. 하늘의 뜻에 맞지 않게 행동할 때도 분명 있을 것이다. 그러니 열심히들 나의 잘못을 찾아내어 내가 비난을 겸허히 수용하게 하라." 하지만, 세종은 신하들이 올리는 3가지 권고는 끝내 받아들이지 못했다. '많이 먹지 말라' '운동하라' 그리고 '무리하지 마라'는 지적이다. 아무리 합리적인 세종도 건강을 몸소 챙기기가 그만큼 어려운 걸까?

신하들이 전략을 바꿔야 했다. 애민(愛民)을 앞세워 백성의 건강을 염려해야 한다고 상소를 올렸으면, 세종은 백성을 가르치는 바른 체조 동작인, '훈민정동'(訓民正動)을 만들지 않았을까?

'사람의 몸이 마음과 달라 서로 통하지 않으니, 이런 까닭으로 어리석은 백성이 건강하게 살고 싶어도 마침내 제 뜻을 능히 펴지 못하는 사람이 많

노라. 내가 이를 안타깝게 여겨 새로 스물여덟 움직임을 만드니 사람마다
하여금 쉽게 익혀 날마다 쓰는 것이 건강하게 하고자 할 따름이니라.'

[강직성 척추염] Ankylosing Spondylitis. 强直性 脊椎炎

척추에 염증에 생겨 움직임이 둔해지는 질환이다. 주로 척추와 엉덩이 두껍
관절에 만성 염증이 나타난다. 허리와 엉덩이를 위주로 손, 발, 손목, 무릎
에 통증이 생긴다. 관절 외에 다른 장기를 침범하여 포도막염이나 장질환
따위를 일으킬 수 있다. 주로 20~40대의 남성이 잘 걸리기 때문에 원인은 유
전자와 관련이 높을 것으로 짐작되고 있다. 내버려 두면 척추가 대나무처럼
굳어지는 강직이 나타나 움직이기 어려워지고, 포도막에도 염증이 깊어져
시력장애로 악화될 수 있다.